U0295527

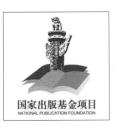
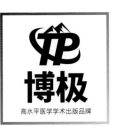

国家出版基金项目
NATIONAL PUBLICATION FOUNDATION

博极
高水平医学学术出版品牌

"十四五"国家重点出版物出版规划项目

COMPLEX DISEASES OF SENSORY SYSTEM

感官系统复杂病

主　审　范先群

主　编　贾仁兵

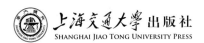

上海交通大学出版社
SHANGHAI JIAO TONG UNIVERSITY PRESS

内容提要

本书围绕眼系统、耳鼻系统、口腔系统和皮肤系统等主要感官系统，以诊疗过程为脉络，采用图文并茂的方式，详细介绍了感官系统复杂病例的难点、疑点和特殊性，包括肿瘤、炎症、免疫性和先天性疾病等多种类型病例，重点分析了诊断思维和处理方法，并在文末附有专家点评，可为相关领域从业人员认识和诊疗此类疾病提供有益参考。

图书在版编目(CIP)数据

感官系统复杂病/贾仁兵主编. —上海:上海交通大学出版社,2023.1

整合医学出版工程.复杂病系列

ISBN 978-7-313-26856-3

Ⅰ.①感… Ⅱ.①贾… Ⅲ.①疾病学 Ⅳ.①R366

中国版本图书馆 CIP 数据核字(2022)第 086715 号

感官系统复杂病
GANGUAN XITONG FUZABING

主　　编：贾仁兵

出版发行：上海交通大学出版社　　　　　　　地　　址：上海市番禺路 951 号

邮政编码：200030　　　　　　　　　　　　　电　　话：021-64071208

印　　制：上海万卷印刷股份有限公司　　　　经　　销：全国新华书店

开　　本：787mm×1092mm　1/16　　　　　印　　张：16

字　　数：385 千字

版　　次：2023 年 1 月第 1 版　　　　　　　印　　次：2023 年 1 月第 1 次印刷

书　　号：ISBN 978-7-313-26856-3

定　　价：98.00 元

本书编委会

主　审　范先群

主　编　贾仁兵

编　委（以姓氏笔画为序）

马　英（复旦大学附属华山医院）

王武庆（复旦大学附属眼耳鼻喉科医院）

王莹莹（上海交通大学医学院附属第九人民医院）

王钰璞（上海交通大学医学院附属第九人民医院）

尹慧彬（复旦大学附属华山医院）

吕霁寒（复旦大学附属眼耳鼻喉科医院）

任冬冬（复旦大学附属眼耳鼻喉科医院）

刘海芸（上海交通大学医学院附属第一人民医院）

许诗琼（上海交通大学医学院附属第九人民医院）

阮叶平（上海交通大学医学院附属瑞金医院）

孙　静（上海交通大学医学院附属第九人民医院）

孙晓东（上海交通大学医学院附属第一人民医院）

孙皓浩（复旦大学附属眼耳鼻喉科医院）

杨　晖（中山大学中山眼科中心）

李　巍（复旦大学附属华山医院）

李寅炜（上海交通大学医学院附属第九人民医院）

吴　越（上海交通大学医学院附属第九人民医院）

吴联群（复旦大学附属眼耳鼻喉科医院）

汪照炎（上海交通大学医学院附属第九人民医院）

宋　欣（上海交通大学医学院附属第九人民医院）

迟　玮（中山大学中山眼科中心）

张　硕（上海交通大学医学院附属第九人民医院）

张思奕（上海交通大学医学院附属第九人民医院）

张晓晨（上海交通大学医学院附属第九人民医院）

陈　骏（上海交通大学医学院附属第九人民医院）

陈洁琼（上海交通大学医学院附属第一人民医院）

陈钰虹（上海交通大学医学院附属第一人民医院）

陈梦雅（上海交通大学医学院附属瑞金医院）

陈聚秀（上海交通大学医学院附属第九人民医院）

苑克勇（上海交通大学医学院附属第九人民医院）

范佳燕（上海交通大学医学院附属第九人民医院）

郁春华（上海交通大学医学院附属第九人民医院）

周曾同（上海交通大学医学院附属第九人民医院）

周慧芳（上海交通大学医学院附属第九人民医院）

赵　晨（复旦大学附属眼耳鼻喉科医院）

施若菲（上海交通大学医学院附属瑞金医院）

施琳俊（上海交通大学医学院附属第九人民医院）

袁雅生（复旦大学附属眼耳鼻喉科医院）

顾超颖（复旦大学附属华山医院）

柴永川（上海交通大学医学院附属第九人民医院）

徐　慧（上海交通大学医学院附属第九人民医院）

徐　瓅（上海交通大学医学院附属第九人民医院）

徐晓宇（中山大学中山眼科中心）

徐晓芳（上海交通大学医学院附属第九人民医院）

郭文毅（上海交通大学医学院附属第九人民医院）

黄正蔚（上海交通大学医学院附属第九人民医院）

程蕙娟（上海交通大学医学院附属第九人民医院）

傅　瑶（上海交通大学医学院附属第九人民医院）

潘　萌（上海交通大学医学院附属瑞金医院）

薄其玉（上海交通大学医学院附属第一人民医院）

戴　烨（中山大学中山眼科中心）

总序

21世纪以来,现代医学获得了极大的发展。人类从来没有像现在这样长寿,也从来没有像现在这样健康,但医学受到的质疑也从来没有像现在这样激烈,史无前例的发展瓶颈期扑面而来。其中,专业过度细化、专科过度细划和医学知识碎片化是现代医学发展和临床实践遇到的难题之一。要解决问题,需要新的思维方式和先进的科学技术。于是,整合医学便应运而生。

何谓整合医学?它是从人的整体出发,将各医学领域最先进的知识理论和各临床专科最有效的实践经验加以有机整合,并根据生物、心理、社会、环境的现实进行修整与调整,形成的更加符合、更加适合人体健康和疾病诊疗的新的医学体系。整合医学是实现医学模式转变的必由之路,更是全方位、全周期保障人类健康的新思维、新模式和新的医学观,是集认识、方法、发展、创新、融合的系统工程,需要在由院校基础教育、毕业后教育及继续教育构成的进阶式医学教育体系中得以体现和实践。

长期以来,我国的医学教育基本上还是沿袭了20世纪的传统模式。在院校教育这一阶段,学生不得不面对不同课程间机械重复、相关内容条块分割、各课程间衔接不紧密的问题。医学生毕业后在临床工作中也形成了惯性思维,在处理临床病例时,往往以孤立、分割的思维诊治,从而出现了"只见树木,不见森林"的现象。因此,构建以器官系统整合为核心的教学体系,体现国内整合医学领域的最新学术成果,无疑可以让医学生和医生从器官系统的角度学习、梳理并掌握人体知识,使基础和临床结合、内外科诊治统一,更好地服务于患者。这是对医学教学的一大创新,也是临床实践的一大创新,既可以从根本上推动我国医学人才的培养和医疗改革工作的开展,又可以促进我国分级诊疗措施的实施和医学临床科研的发展,助力《"健康中国2030"规划纲要》的实施。

为培养卓越医学创新人才,上海交通大学医学院长期致力于医学教改和医改实践,从20世纪90年代就开始尝试进行医学整合教育的探索。学校成立了医学院整合课程专家指导委员会,在试点了近10年的基础上,在全国率先实现了教学改革的"最后一公里",建立了临床医学专业整合课程体系,在所有医学专业中全面铺开系统整合式教学,打破传统的三段式教学模式,使基础与临床交错融合,加强文理并重的医学通识教育,实现医学教育的三个前移,即接触临床前移、医学问题前移、科研训练前移;三个结合,即人文通识教育与医学教育

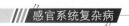

结合、临床和基础医学教育结合、科研训练和医学实践结合；四个不断线，即基础医学教育不断线、临床医学教育不断线、职业态度与人文教育不断线、科研训练和创新能力培养不断线。并于 2008 年率先组织编写并出版了国内第一套《器官系统整合教材》，引领了国内高水平医学院校的整合式教学改革。《整合医学出版工程·复杂病系列》，是在前述理论教材基础上的实践升华，是多年来整合医学在临床医学研究与应用方面的成果呈现，也是上海交通大学出版社对重大学术出版项目持续跟进、功到自然成的体现。

生命健康是关乎国计民生的大事，对于百姓来说，常见病、多发病皆能在社区医院或其他基层医院得到处理，真正困扰他们的是诊断难、治疗难的相对复杂的疾病。现阶段我国基层医疗单位处置复杂疾病的能力和设备有限的现状，直接导致了"看病难"等现象的发生。随着人民对健康需求的日益增长，这也成为影响当代中国的一个痛点。而医学科研的目的是为了临床应用，也就是解决临床诊疗中的各种问题。复杂性疾病亦是临床问题的焦点之一，全世界为此投入了巨大的人力和物力，所产生的科研成果也应用在临床具体病例的诊疗过程中。本套图书以上海交通大学医学院的临床专家为基础，邀请了协和、北大、复旦、华西等著名医学院校的一大批专家，主要抓住"复杂病"这一疾病中的主要矛盾，以人体器官系统为纲，选取了全国各大医院的典型病例，由全国著名的专家学者进行点评和解析，将医学相关领域最先进的理论知识和临床各专科最有效的实践经验加以整合，并根据患者个体的特点进行修正和调整，使之形成更加符合人体健康和疾病诊治的全新医学知识体系，是整合医学在临床研究和应用方面的具体探索，不仅可以帮助基层医师、住院医师对复杂病进行识别从而及时转诊，还可以帮助专科医师掌握诊治技能，从而提高诊治效率、服务于更多的患者，对于建立现代医疗体系、促进分级诊疗体系等也具有重大意义。

非常欣慰本套图书体现的改革传承。编者团队的权威、所选案例的典型、专家解析的深刻，给我留下了深刻印象，我相信，这种临床医学的大整合、大融合，必将为推进我国以"住院医师规范化培训""专科医师规范化培训"为核心的医学生毕业后教育的改革和发展做出重大的贡献。

中国工程院院士
上海交通大学副校长
上海交通大学医学院院长

范先群

2022 年 12 月 24 日

前言

　　感觉是人类沟通外部世界的重要渠道,也是感知生命的重要载体。人体五官汇集了最主要的感觉系统,包括视觉系统、听觉系统、嗅觉系统和味觉系统,皮肤则包含了躯体表面的感觉功能。将这些系统的疾病聚集在一起,以病例分析的方式,对一些共性问题展开讨论,是一个新的尝试,也是一件有意义的事情。

　　临床工作中,我们有时会遇到一些有意思的病例,在诊疗过程中需要花费更多的思考和精力。这些病例的复杂性可体现在以下几个方面:①罕见,跟熟悉的疾病不容易"靠得上";②不典型,不以常规面貌出现,即所谓"不像书本上说的那样";③看似简单,实则凶险,容易严重问题简单化;④看似有病,实则无病,受到心理因素影响;⑤诊疗需要特殊的技术;⑥治疗难度大、风险高、变数多等。学会诊疗这类病例的思维方法、掌握基本诊疗原则,对于从事相关领域工作的初、中级职称医生特别重要,即使是对有丰富经验的高级职称医生,也有一定的参考价值。

　　如何诊疗这些疾病,仁者见仁、智者见智。本书作者在编写过程中,就本书中这些病例的诊疗思维,在以下几个方面达成了基本共识。

一、首先把握整体系统的诊疗观念

　　从全局、系统的角度完整看待患者及其所患疾病,是开展诊疗的基础。感官系统肿瘤可向局部侵袭,可向局部和(或)远处转移,可由远处转移而来,或者是某个肿瘤相关综合征的一部分;炎症或免疫性疾病常常多系统、多器官发病;一些基因突变引起的先天或发育异常可能在多个部位出现。诊疗疾病要切忌盲人摸象,避免攻其一点、不及其余。

二、注意动态看待疾病的变化过程

　　要注意感官系统疾病的动态变化过程,每个疾病都有其演进规律,既要掌握现在时,也要掌握过去时和将来时,要善于在变化的蛛丝马迹中寻找疾病从哪来、往哪去的线索。如果说系统诊疗是从横向的空间观念上看待问题,那么动态观察疾病过程则是从纵向的时间角度看待问题,两者一起统一构成诊疗的时空观念。

三、重视一般性和特殊性的对立统一

　　对任何疾病,诊断过程中的多数时候,总能根据一般表现整理出个"子丑寅卯",从而做出基本判断。但难免有些时候,有些病例的相貌对照书本描述算是"特立独行",或者在某些方面完全走向反面,给诊断带来困惑。我们在诊断时切忌刻舟求剑、缘木求鱼,不能照本宣科地寻找答案。书本只是提供一般规律性的内容,具体病例要注意特殊性表现,做到一般性和特殊性的对立统一。

四、合理使用常规治疗与创新治疗

对任何疾病的认识都是一个不断完善的过程,现有的治疗方案多是在人群研究基础上,以现有证据最大程度上对患者可能有用,正因为如此,所谓"常规治疗方法"总会无法控制部分患者的病情。这个时候,不能墨守成规,必须采用新的治疗方法、策略,只要是符合伦理原则,只要是对患者有利,都要积极尝试。

五、始终秉持将人文融入诊疗过程

我们在工作中要始终牢记,我们面对的对象不仅仅是生病的躯体,更是有血有肉、有灵魂、在复杂社会关系和生活背景中存在的人。因此,我们首先是看人,然后才是看病,换言之,你首先让他/她感觉到关爱和温度,他/她才会把自己发自内心地交给你。要注意培养"上知天文、下知地理"的人文素养,克服"冷漠、自私、傲慢"的行为,才能完成身体和心理意义上的高质量诊疗。

在编写本书的过程中,非常有幸得到来自多方面的帮助。特别感谢我的老师范先群院士,感谢范院士为本书的思路、规划、审稿等提供了最宝贵的意见!

真诚感谢参与本书编写的人员,包括上海交通大学医学院附属第一人民医院的孙晓东教授,复旦大学附属眼耳鼻喉科医院的赵晨教授、王武庆教授、袁雅生教授、任冬冬教授,中山大学中山眼科中心的迟玮教授,上海交通大学医学院附属瑞金医院的潘萌教授,复旦大学附属华山医院的李巍教授,上海交通大学医学院附属第九人民医院的周曾同教授、黄正蔚教授、胥春教授、阮敏教授、汪照炎教授、徐慧教授、傅瑶教授、周慧芳教授、郭文毅教授等,以及参与本书编写的其他专家、同事,你们超人的智慧为本书增添了靓丽光彩!

衷心感谢上海交通大学出版社与本书的编辑,感谢你们为本书出版付出的辛勤劳动!

受学识所限,书中难免存在不足甚至谬误之处,敬请同行和读者批评指正。

贾仁兵

2022 年 11 月 28 日

目录

第一章　眼系统复杂疾病 _ 001

病例 1　初诊单侧视网膜母细胞瘤患儿:健眼再发? _ 001

病例 2　大型眼球内占位:良性肿瘤 or 恶性肿瘤? 眼球摘除 or 保眼治疗? _ 009

病例 3　脉络膜肿块:肿瘤? 假瘤? _ 016

病例 4　视力下降伴高眼压:先天性青光眼? 视网膜劈裂? BEST 病? _ 024

病例 5　间歇性出现的眼球向外偏斜:间歇性外斜视? _ 034

病例 6　当视锥、视杆细胞营养不良遇上步态不稳 _ 040

病例 7　双眼视网膜黄白色斑块:感染还是非感染性炎症? _ 047

病例 8　双眼渐进性睑球粘连:免疫性? 先天性? _ 052

病例 9　双眼球突出伴视力下降:非特异性炎症还是淋巴瘤? _ 059

病例 10　右眼视物模糊、甲亢:只是甲状腺相关眼病? _ 065

病例 11　Sturge-Weber 综合征继发性青光眼:如何治疗才是最优解? _ 073

病例 12　原发性先天性青光眼该选择什么术式? _ 078

病例 13　良性? 恶性? 扑朔迷离的泪腺肿瘤 _ 084

病例 14　"风平浪静"的结膜色素性病变:是色素痣,还是结膜黑色素瘤的
　　　　　冰山一角? _ 091

第二章　耳鼻系统复杂疾病 _ 098

病例 15　既往听力下降,孕期视力下降:听觉系统疾病? 眼科疾病? _ 098

病例 16　皮肤结节、听力下降、视力下降:皮肤疾病? 听觉疾病?
　　　　　眼科疾病? 神经系统疾病? 多系统疾病? _ 104

病例 17　突发性面瘫不愈:面神经炎? 面神经原发性肿瘤?

继发性面瘫? ___ 111

病例 18　活动后反复发作性头晕:耳源性眩晕? 占位性病变? ___ 117

病例 19　听觉、视觉和嗅觉异常:线粒体脑肌病还是 MELAS 综合征? ___ 123

病例 20　切不尽的中耳胆脂瘤? ___ 129

第三章　口腔系统复杂疾病 ___ 136

病例 21　舌部肿物伴烧灼样疼痛:难道和过世的父亲一样,是舌癌吗? ___ 136

病例 22　牙龈糜烂:相同症状是同一疾病三个案例,还是三种不同疾病? ___ 141

病例 23　全口牙变黄、釉质缺失:四环素牙? 牙釉质发育不全?
牙本质发育不全? ___ 158

病例 24　单颗牙充填治疗后头痛:颞下颌关节紊乱病还是咬合病? ___ 164

病例 25　前牙开:颞下颌关节结构紊乱还是髁突吸收? ___ 174

病例 26　左侧咽喉痛:咽炎? 肿瘤? ___ 181

病例 27　颈部包块,"元凶"竟在口腔 ___ 192

第四章　皮肤系统复杂疾病 ___ 201

病例 28　反复脓疱样皮疹,凝血功能异常:是药物作用、基因驱动还是
自身免疫反应? ___ 201

病例 29　慢性哮喘患者出现全身瘀点、瘀斑:是一元论,还是新的病程? ___ 212

病例 30　全身暗红斑伴下肢麻木、乏力:皮肌炎? 麻风? ___ 221

病例 31　全身皮疹伴瘙痒:白癜风? 蕈样肉芽肿? ___ 227

病例 32　双侧面部不对称:表皮样囊肿? 面部感染? 肿瘤? ___ 233

索引 ___ 239

第一章

眼系统复杂疾病

病例1 初诊单侧视网膜母细胞瘤患儿:健眼再发?

主诉

患儿,2岁,男性,发现右眼白瞳10余天。

病史摘要

现病史:患儿家属于2019年5月30日无意间发现患儿右眼瞳孔区白色反光。6月3日至当地医院就诊,眼部B超显示右眼玻璃体内大量密集强回声;眼眶CT示右眼球内占位性病变,其内可见斑点状高密度钙化影,右侧视神经未见明显增粗,考虑视网膜母细胞瘤(retinoblastoma,RB)可能。为求进一步诊治,6月5日来我院就诊,当日眼眶增强磁共振成像(MRI)示右眼球内占位,最大截面17 mm×13 mm×18 mm,增强后明显强化;视神经增强后未见明显异常强化,眼外肌未见增粗,球后未见异常信号,拟以"右眼视网膜母细胞瘤(E期,cT$_{2b}$期)"收入院。

病程中患儿精神可,睡眠佳,饮食可,大、小便无特殊,体重无明显减轻。

既往史:否认高血压、心脏病等全身疾病史;否认乙肝、结核等传染病史;否认手术史;否认输血史;否认食物过敏史;否认药物过敏史。

个人史:患儿为第2胎第1产,足月剖宫产,出生体重3 kg。否认抢救史,否认窒息史,否认吸氧史。人工母乳喂养,按时添加辅食。

家族史:否认家族其他成员RB及其他家族遗传病史。

入院体检

体温(T) 36.8℃,脉搏(P) 100次/分,呼吸频率(R) 20次/分,血压(BP) 90/60 mmHg。右眼无明显追光,结膜无充血,角膜透明,前房清,深浅可,瞳孔圆,轻度散大,对光反射迟钝,瞳孔区可见白色反光。左眼追光,结膜无充血,角膜透明,前房清,深浅可,瞳孔圆,对光反射可,瞳孔区未见明显异常。眼压:右眼Tn+1,左眼Tn。其余检查不配合。

辅助检查

(1) 眼部B超(2019 - 6 - 3):右眼眼轴22.65 mm,左眼眼轴22.65 mm。右眼玻璃体内

可见大量密集强回声,球壁形态正常,球界面不光滑;左眼玻璃体内未见异常回声,球壁形态正常,球界面光滑。

(2) 眼眶 CT(2019-6-3):双侧眼球大小形态基本对称,右眼球内占位性病变,可见形态不规则的稍高密度块影,其内可见斑点状高密度钙化影,视神经未见明显增粗,考虑 RB 可能性大。

(3) 眼眶增强 MRI(2019-6-6):右侧眼球占位,伴视网膜剥离积血;右侧眼球见斑片状软组织肿块影,最大截面 17 mm×13 mm×18 mm,形状不规则,T1 加权图像(T1WI)低信号,T2 加权图像(T2WI)高信号,增强后见明显强化。T2WI 压脂右侧眼底外侧见梭形异常信号,呈稍高信号,增强后无强化。增强后视神经未见明显异常强化,眼外肌未见增粗,球后未见异常信号影。

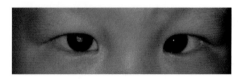

图 1-1 眼部外观

(4) 眼部外观:右眼见白瞳,左眼外观未见异常(图 1-1)。

(5) 眼前节及眼底检查:患儿局麻检查不配合,予全麻检查。

TonoPen 眼压检测:右眼 40 mmHg,左眼 15 mmHg。

RetCam3 眼底广域成像系统检查:右眼虹膜下方见大量新生血管,虹膜红变,瞳孔领外翻;右眼虹膜荧光素血管造影后见虹膜面强荧光染色及渗漏;右眼眼底见巨大肿物突出于玻璃体腔内,伴全视网膜脱离,瘤体表面出血,黄斑及视盘不可见。左眼前节及眼底未见明显异常(图 1-2)。

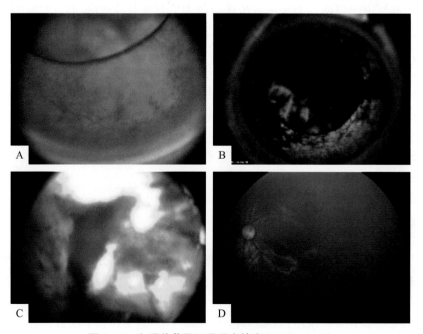

图 1-2 左眼前节及双眼眼底检查(2019-6-6)

A. 左眼前节显示虹膜新生血管;B. 左眼虹膜强荧光染色及渗漏;C. 左眼巨大肿物凸向玻璃体腔;D. 右眼眼底正常

诊断和分期

右眼 RB。根据眼内期 RB 国际分期(International Intraocular Retinoblastoma Classification, IIRC,表 1-1)和美国癌症联合会(AJCC)第 8 版肿瘤分期(表 1-2),将患者分别分为 E 期、cT_{2b} 期。

表 1-1 眼内期 RB 国际分期(IIRC)

	洛杉矶儿童医院版	费城版
A 期	肿瘤最大直径≤3 mm; 肿瘤与黄斑距离>3 mm,与视盘距离>1.5 mm; 没有玻璃体或视网膜下的种植	肿瘤最大直径≤3 mm
B 期	无玻璃体和网膜下播散病灶; 不包括 A 期大小和位置的肿瘤; 视网膜下积液与肿瘤边缘距离<5 mm	肿瘤最大直径>3 mm,或 与黄斑距离≤3 mm; 与视盘距离≤1.5 mm; 视网膜下积液与肿瘤边缘距离≤3 mm
C 期	伴有局部视网膜下或玻璃体种植以及各种大小和位置的播散性肿瘤; 玻璃体和视网膜下种植肿瘤细小而局限; 各种大小和位置的视网膜内播散性肿瘤; 视网膜下液局限于 1 个象限内	肿瘤伴有: 视网膜下种植距离原发肿瘤≤3 mm; 玻璃体腔种植距离原发肿瘤≤3 mm; 视网膜下种植和玻璃体腔种植均距离原发肿瘤≤3 mm
D 期	出现弥散的玻璃体或视网膜下种植; 肿瘤眼内弥漫生长; 呈油脂状的广泛玻璃体种植; 视网膜下种植呈板块状; 视网膜脱离范围超过 1 个象限	肿瘤伴有: 视网膜下种植距离原发肿瘤>3 mm; 玻璃体腔种植距离原发肿瘤>3 mm; 视网膜下种植和玻璃体腔种植均距离原发肿瘤>3 mm
E 期	具有以下任何 1 种或多种特征: 不可逆转的新生血管性青光眼; 大量眼内出血; 无菌性眼眶蜂窝织炎; 肿瘤达到玻璃体前面; 肿瘤触及晶状体; 弥漫浸润型 RB; 眼球结核	肿瘤>50%眼球体积,或 新生血管性青光眼; 前房、玻璃体或视网膜下出血导致屈光间质混浊; 肿瘤侵犯筛板后视神经、脉络膜(>2 mm 范围)、巩膜、前房

表 1-2 RB AJCC 分期

临床定义(cTNM)		
分类	亚类	肿瘤表现
cT_x		肿瘤无法评估
cT_0		无肿瘤存在证据
cT_1		视网膜内肿瘤,视网膜下积液距离瘤体基底部≤5 mm
	cT_{1a}	肿瘤直径≤3 mm 且距离黄斑、视盘>1.5 mm

（续表）

分类	亚类	肿瘤表现
	cT_{1b}	肿瘤直径＞3 mm 或距离黄斑、视盘＜1.5 mm
cT_2		眼内肿瘤伴视网膜脱离，玻璃体种植或视网膜下种植
	cT_{2a}	视网膜下液距离瘤体基底部＞5 mm
	cT_{2b}	肿瘤伴玻璃体种植或视网膜下种植
cT_3		眼内进展期肿瘤
	cT_{3a}	眼球萎缩
	cT_{3b}	肿瘤侵犯睫状体平坦部、睫状体、晶状体、悬韧带、虹膜或前房
	cT_{3c}	眼压升高伴虹膜新生血管和（或）牛眼
	cT_{3d}	前房出血和（或）大量玻璃体出血
	cT_{3e}	无菌性眼眶蜂窝织炎
cT_4		眼外肿瘤侵犯眼眶，包括视神经
	cT_{4a}	影像学证据显示球后视神经受累，或视神经增粗，或眶内组织受累
	cT_{4b}	临床检查发现明显眼球突出和（或）眶内肿块
cN_X		区域淋巴结情况无法评估
cN_0		未发现淋巴结转移
cN_1		局部淋巴结（耳前、颌下和颈部）受累
cM_0		无颅内或远处转移的症状
cM_1		远处转移但没有显微镜检查结果确认
	cM_{1a}	基于临床或影像学检查，肿瘤转移至远处（骨髓、肝脏等）
	cM_{1b}	影像学检查，肿瘤转移至中枢神经系统，但不包括三侧性 RB
pM_1		有组织病理学证据的远处转移
	pM_{1a}	组织病理学证实肿瘤转移至远处（骨髓、肝脏或其他）
	pM_{1b}	组织病理学证实肿瘤转移至脑脊液或中枢神经系统
H		遗传特征
H_X		*RB1* 基因突变情况未知或证据不足
H_0		血液监测等位 *RB1* 基因正常
H_1		双眼 RB，三侧性 RB， RB 阳性家族史，*RB1* 基因突变

（续表）

病理定义（pTNM）		
分类	亚类	肿瘤表现
pT_X		肿瘤无法评估
pT_0		无肿瘤存在证据
pT_1		眼内肿瘤无任何局部浸润或局灶性脉络膜浸润或视神经筛板前、筛板受累
pT_2		眼内肿瘤伴局部浸润
	pT_{2a}	局灶性脉络膜浸润或视神经筛板前、筛板受累
	pT_{2b}	肿瘤侵犯虹膜基质和（或）小梁网和（或）Schlemm's 管
pT_3		眼内肿瘤伴明显局部浸润
	pT_{3a}	脉络膜大范围浸润（最大直径＞3 mm，或多灶性脉络膜受累总计直径＞3 mm 或任何范围全层脉络膜受累）
	pT_{3b}	视神经筛板后侵犯，但不累及视神经断端
	pT_{3c}	巩膜内 2/3 侵犯
	pT_{3d}	涉及巩膜外 1/3 的全层浸润和（或）侵犯集液管
pT_4		眼外肿瘤的证据：视神经断端肿瘤阳性；肿瘤侵犯视神经周围脑膜间隙；巩膜全层浸润，邻近脂肪组织、眼外肌、骨骼、结膜或眼睑受累

治疗及转归

排除全身手术禁忌后行右眼眼球摘除术（2019 - 6 - 7）。术后病理确诊为右眼视网膜母细胞瘤（脉络膜侵犯直径＞3 mm，局部浅层巩膜浸润）。术后行第一次全身静脉化疗（VEC 方案，2019 - 6 - 7）。此后 4 周±7 天予以眼部检查及第二次（2019 - 7 - 11）、第三次（2019 - 8 - 9）VEC 方案全身静脉化疗。患儿全身情况良好，精神状态佳，右眼眼睑无红肿，结膜囊未见异常新生物；左眼眼底正常（图 1 - 3、图 1 - 4）。

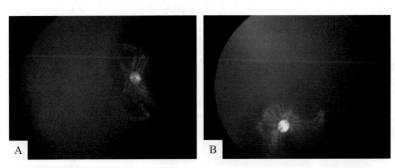

图 1 - 3 眼底检查（2019 - 7 - 11）结果

A. 右眼；B. 左眼

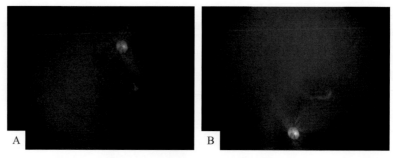

图 1-4　眼底检查(2019-8-9)结果

A. 右眼；B. 左眼

2019-9-17 患儿再次入院行术后第 4 次访视，眼底检查见左眼赤道部 7 点钟位及 11 点钟位各见一个黄白色肿物，大小分别为 4～5PD 和 3～4PD，瘤体表面均可见滋养血管(图 1-5)。其中 7 点钟位瘤体周边可见视网膜下积液，与肿瘤边缘距离＞3 mm，视网膜下种植病灶，距离肿瘤＜3 mm。根据患儿右眼 RB 病史，左眼诊断为 RB C 期(cT_{1b} 期)。和患儿家属交代病情后，左眼两处瘤体予以冷冻治疗，及第 4 次 VEC 方案全身静脉化疗。此后按照正常访视周期 4 周±7 天再次予以左眼冷冻治疗(2019-10-15、2019-11-12)以及第 5 次(2019-10-15)、第 6 次(2019-11-12)VEC 方案全身静脉化疗。

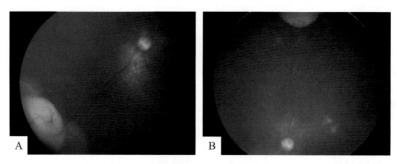

图 1-5　左眼眼底检查(2019-9-17)

A. 7 点钟位瘤体；B. 11 点钟位瘤体

患儿治疗结束后，我院定期随访(治疗结束后第一年每 1 个月随访一次，第二年每 3 个月随访一次，第三年每 6 个月随访一次)，左眼瘤体萎缩稳定(图 1-6)。

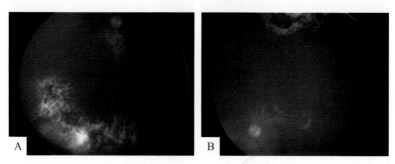

图 1-6　左眼眼底检查(2021-12-09)

A. 7 点钟位瘤体萎缩；B. 11 点钟位瘤体萎缩

该患儿初诊为单侧 RB,治疗期间对侧眼发病,更正诊断为双眼 RB。行基因检测后发现,该患儿存在 *RB1* 基因胚系突变(移码突变):c. 874(exon9)delT;p. Y292fs＊9(p. Tyr292fsTer9),属于遗传型 RB 双眼先后发病的病例。因此,对于单眼 RB 患儿,基因检测不仅可用于家庭成员筛查和遗传咨询,也可为患儿后续治疗和随访提供参考。对于存在胚系突变的患儿,应考虑双眼先后发病可能,要密切关注健侧眼情况,及时发现新发瘤体,早诊断、早治疗,以改善患儿预后。

最后诊断

双眼 RB,右眼 E 期(cT_{2b} 期),左眼 C 期(cT_{1b} 期)。

讨论与分析

RB 是婴幼儿最常见的眼内恶性肿瘤。白瞳症是 RB 最典型的症状,见于约 60% 的患儿;症状出现时间取决于肿瘤位置和大小。当肿瘤累及黄斑,中心视力丧失,患者可出现知觉性斜视,见于约 20% 患者。较大年龄患者会主诉视力下降、眼前黑影等症状。当肿瘤未得到及时干预治疗,患者病情会逐步进展,出现青光眼、眼眶蜂窝织炎,表现为眼红、眼痛;瘤体沿视神经向颅内蔓延,或是突破巩膜进入眶内,甚至突出于睑裂之外形成巨大肿瘤。RB 可单眼、双眼或三侧性(双眼及颅内)发病,具有家族遗传倾向。三侧性 RB 患儿可出现头痛、呕吐、发热、癫痫发作。一部分 RB 患儿在最初诊断为单眼,在随访期间,另一眼会新发生肿瘤,即双眼异时性 RB(metachronous bilateral retinoblastoma,MBRB)。其中,*RB1* 基因突变、多灶性病变、家族史等是 MBRB 患儿的高风险因素。

RB1 双等位基因失活是 RB 发生最主要原因。*RB1* 基因是最早被发现的抑癌基因,位于染色体 13q 长臂 1 区 4 带,是人类分离、克隆的第一个抑癌基因,全长 196 kb,包括 27 个外显子,在正常细胞中高表达,其编码蛋白能调节细胞生长和分化,发挥抑癌基因的作用。1971 年,Knudson 发现 *RB1* 基因两次突变可导致 RB 发生,据此提出了肿瘤发生的二次打击学说。*RB1* 基因一旦发生突变,视网膜核层的前体细胞向肿瘤细胞转变,其增殖、迁移和侵袭能力均显著升高,最终导致 RB 发生。随着全基因组检测技术的普及应用,越来越多的研究发现,RB 可发生远不止“二次打击”。RB 患者常合并大片段染色体结构变异,如 1q、2p、6p 的染色体倍数增加和 16q 染色体缺失,其中 2p 染色体倍数增加可导致 *MYCN* 基因表达升高,是 RB 主要的染色体畸变。此外,*RBL2*、*CDH11*、*MDM4* 等多个基因的扩增和缺失在 RB 的形成和演进中也发挥着关键作用。这些基因组的异常改变虽然不以特定顺序出现,但在晚期 RB 中显著增多,说明 RB 可能是通过连续获得染色体和基因表达异常而进展。遗传学异常往往伴随或引起不同程度的表观遗传学改变,如 DNA 甲基化异常、RNA 和组蛋白修饰异常以及染色体构象改变等表观遗传改变均在 RB 发生和发展中起重要作用。RB 发生机制的研究对发现药物治疗靶点、开发小分子药物具有重要意义。

根据突变细胞的不同来源,可将 RB 分为遗传型(约 40%)和非遗传型(约 60%)两类。其中遗传型由生殖细胞突变导致,多表现为双眼或单眼多发 RB,发病年龄偏早,平均为 15 个月。非遗传型由体细胞突变导致,多表现为单眼 RB,发病年龄相对较晚,平均为 27 个月。少量患儿突变发生于胚胎早期,只影响部分体细胞,而不是从父母遗传获得,称为嵌合型,该类患儿若发生生殖细胞突变,可遗传给后代。所以,建议以下人群行 *RB1* 基因突变检测:

①RB患者先证者;②在其他诊疗过程中发现有染色体13q14缺失的患者;③有RB家族史的家庭,父母任何一方患有RB的家庭所生子女,尤其是双眼RB患者;④父母正常,但是其中一人是RB1基因突变家庭所生子女;⑤已生育过患有双眼RB孩子的家庭。以上人员若发现存在RB1基因突变,应对其进行相关眼科检查并定期随访。遗传型RB较非遗传型RB更容易出现患眼肿瘤复发以及对侧健眼新发肿瘤(即MBRB)。MBRB患儿若一眼已经摘除,另一眼再发RB肿瘤,双眼眼球摘除意味着患儿完全失明。如果早发现第二眼RB,不仅能提高患儿本人的生活质量,也可大大降低家庭和社会的负担。

眼底检查是诊断RB的主要手段,利用数字化广域眼底成像系统可以提供清晰的眼底图片,有利于RB诊断和分期,也是评判疗效、判断预后的依据。随着RB治疗模式逐渐从"保生命"到"保生命、保眼球、保视力"的转变,2005年Linn等、2006年Shields等先后提出了IIRC,分别称为洛杉矶儿童医院版和费城版(表1-2),这两版分期均将眼内期RB分为A~E共5期,主要区别是对E期的定义略微有差异。IIRC对眼内期RB化疗和局部治疗方法选择,以及判断预后有很大帮助。

RB的治疗首要目标是保生命,在保证生命安全的前提下,最大限度地保存眼球和有用视力。治疗需多学科整合诊治(MDT to HIM)参与,包括眼科、儿科、介入科、放疗科、放射科、病理科,以及心理、康复等科。RB的治疗方法包括化疗(经静脉化疗、经动脉化疗)、局部治疗(激光治疗、冷冻治疗、玻璃体注射化疗、经瞳孔热疗、前房注射化疗、眼周注射化疗和巩膜敷贴放疗等)、放疗和手术治疗(经玻璃体肿瘤切除、眼球摘除、眼眶内容剜除等)。该患儿初诊诊断为单侧RB E期,伴有临床高危因素(新生血管青光眼),故选择眼球摘除为首选治疗方案。术后病理提示患儿同时存在病理高危因素,辅以VEC方案全身静脉化疗。右眼球摘除术后3个月,眼底检查发现健侧眼出现占位病变,高度怀疑RB。基因检测发现该患儿存在RB1基因胚系突变[c.874(exon9)delT;p.Y292fs*9(p.Tyr292fsTer9)]。结合患儿对侧眼的RB病史,诊断该患儿为双眼先后发病的RB。由于左眼瘤体位于赤道部,且瘤体较小,故选用局部视网膜冷凝治疗。应用二氧化碳为冷冻源(-80℃),冷冻至肿瘤变为冰球,1分钟完全融化后立即再次冷冻,每点重复2~3次。患儿共接受6次VEC方案全身化疗,左眼3次冷冻治疗,随访3年,目前肿瘤稳定。我们在关注患儿眼部治疗的同时也应积极考虑患儿的远期生活,定期随访,给予家庭支持、心理支持以及社会支持,提高患儿生活质量。

专家点评

随着新生儿眼病筛查的不断推广,越来越多的RB患儿得到了早发现和早治疗。双眼RB可同时发病,也可先后发病。若先后发病,可能漏诊,错过保眼治疗的时机。因此,在治疗和随访期间,应密切关注"单眼"RB患者对侧眼的情况。要通过大力科普宣教和有效的医患沟通,保证家长定期、按时带患儿复诊,直到成年。需要强调的是,单眼患儿也可能为遗传型,因此要加大对患儿的基因检测力度,以区分遗传或非遗传RB,及时采取针对性的干预措施。此外,规律的产前检查可在孕早期发现携带突变基因的胎儿,及时予流产或提前生产,并尽早给予治疗。今后,可望通过新的辅助生殖技术,降低 RB 患儿出生率,提高人口素质。

病例提供单位:上海交通大学医学院附属第九人民医院
整理:范佳燕
述评:贾仁兵

参考文献

[1] TEMMING P, VIEHMANN A, BIEWALD E, et al. Sporadic unilateral retinoblastoma or first sign of bilateral disease [J]. Br J Ophthalmol, 2013,97(4):475-480.

[2] DRYJA TP, CAVENEE W, WHITE R, et al. Homozygosity of chromosome 13 in retinoblastoma [J]. N Engl J Med, 1984,310(9):550-553.

[3] KNUDSON AG JR. Mutation and cancer: statistical study of retinoblastoma [J]. Proc Natl Acad Sci U S A, 1971,68(4):820-823.

[4] KOOI IE, MOL BM, MASSINK MP, et al. A meta-analysis of retinoblastoma copy numbers refines the list of possible driver genes involved in tumor progression [J]. PLoS One, 2016,11(4): e0153323.

[5] BERRY JL, XU L, MURPHREE AL, et al. Potential of aqueous humor as a surrogate tumor biopsy for retinoblastoma [J]. JAMA Ophthalmol, 2017,135(11):1221-1230.

[6] CHAI P, JIA R, LI Y, et al. Regulation of epigenetic homeostasis in uveal melanoma and retinoblastoma [J]. Prog Retin Eye Res, 2021:101030.

[7] RUSHLOW D, PIOVESAN B, ZHANG K, et al. Detection of mosaic RB1 mutations in families with retinoblastoma [J]. Hum Mutat, 2009,30(5):842-851.

病例2 大型眼球内占位:良性肿瘤 or 恶性肿瘤? 眼球摘除 or 保眼治疗?

主诉

患者,58 岁,男性,右眼视力下降 1 个月。

病史摘要

现病史:患者于 1 个月前无明显诱因下出现右眼视力下降,视物变形,无眼红、眼痛等症状,于当地眼科医院行眼底检查后发现右眼内占位性病变;进一步行眼眶增强 MRI 检查提示病变 T1WI 高信号,T2WI 低信号伴斑片状混杂信号,视神经未见明显增粗,考虑葡萄膜黑色素瘤可能,并建议至上海交通大学医学院附属第九人民医院就诊。经门诊复查眼 B 超、眼底照相,结合患者的眼眶 MRI 表现,初步诊断为右眼葡萄膜黑色素瘤,拟收入院行手术治疗。

病程中患者精神可,睡眠佳,饮食可,大、小便无特殊,体重无明显减轻。

既往史:否认高血压、心脏病等全身疾病史;否认乙肝、结核等传染病史;否认手术史;否认输血史;否认食物过敏史;否认药物过敏史。

个人史:患者长期居住于浙江省,否认疫水、疫区接触史,否认化学性物质、放射性物质接触史,少量吸烟史。

婚育史:24 岁结婚,已育 2 子,配偶及子女均体健。

家族史:否认家族成员家族性遗传性疾病史和肿瘤病史。

入院体检

T 36.8℃;P 80 次/分;R 20 次/分;BP 150/90 mmHg。右眼视力(VOD):指数(finger count,FC)/30 cm,不能矫正。左眼视力(VOS):0.5,矫正 0.8。双眼眼睑无肿胀,双眼结膜无充血,角膜透明,前房清,Tyn(一),房角宽,虹膜纹理清,瞳孔圆,直径约 3 mm,对光反射灵敏,晶体密度轻度增高。右眼玻璃体混浊呈絮状,伴少许色素性颗粒沉着,视网膜鼻上方见一巨大棕黑色圆形实质性隆起,肿瘤下方视网膜脱离,视盘、黄斑可见。左眼底未见明显异常。眼压:右眼 11 mmHg,左眼 12 mmHg。

辅助检查

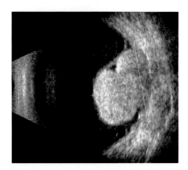

图 2-1　患者右眼 B 超影像

右眼球内占位性病变呈蘑菇样生长,伴脉络膜凹陷征

(1) 眼部 B 超(2019-8-3):右眼眼轴 24.15 mm,左眼眼轴 23.85 mm。右眼玻璃体内强回声,大小为 13.2 mm×12.83 mm×11.24 mm,低到中等回声反射,伴有声衰减、挖空征和脉络膜凹陷征,球壁形态正常,球界面不光滑(图 2-1)。左眼玻璃体内未见异常回声,球壁形态正常,球界面光滑。

(2) 眼眶 CT(2019-8-3):双侧眼球大小形态基本对称;右眼球内可见形态不规则的稍高密度块影,视神经未见明显增粗,考虑眼内占位性病变。

(3) 眼眶增强 MRI(2019-8-6):右眼眼球占位,玻璃体腔可见斑片状软组织肿块影,形状不规则,T1WI 高信号,T2WI 低信号伴斑片状混杂信号(图 2-2)。增强后视神经未见明显异常强化,眼外肌未见增粗,球后未见异常信号影。

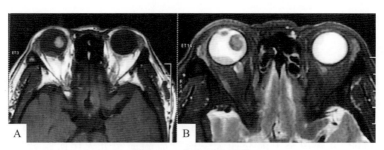

图 2-2　患者 MRI 影像

A. T1WI 右眼球内高信号肿块;B. T2WI 为低信号

（4）眼底检查：眼底广域成像系统检查见右眼眼底鼻上方一色素性肿物，突出于玻璃体腔内，伴下方视网膜脱离；黄斑及视盘可见（图 2-3）。左眼前节及眼底未见明显异常。

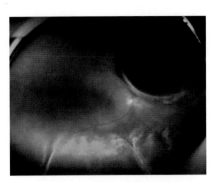

图 2-3　患者右眼眼底照片

右眼底鼻上方巨大肿物，凸向玻璃体腔，下方渗出性视网膜脱离

初步诊断

右眼球内占位，葡萄膜黑色素瘤可能。

治疗及转归

结合患者临床特点（①中年人；②单眼发病，既往无眼部病变；③右眼球内占位性病变）、眼部 B 超和增强 MRI 特点，初步诊断为右眼葡萄膜黑色素瘤。根据 AJCC 第 8 版肿瘤分期（表 2-1），诊断为 T_{3a} 期。

表 2-1　AJCC 第 8 版 TNM 分期中睫状体和脉络膜黑色素瘤 T 分期及特征

T 分期	特　征
T_x	原发肿瘤无法评估
T_0	未见原发肿瘤
T_1	肿瘤基底＜9 mm，厚度≤6 mm
	肿瘤基底 9.1～12 mm，厚度≤3 mm
T_{1a}	T_1 期肿瘤未累及睫状体，没有球外扩散
T_{1b}	T_1 期肿瘤累及睫状体
T_{1c}	T_1 期肿瘤未累及睫状体，球外扩散病灶最大直径≤5 mm
T_{1d}	T_1 期肿瘤累及睫状体，球外扩散病灶最大直径≤5 mm
T_2	肿瘤基底＜9.0 mm，厚度 6.1～9.0 mm
	肿瘤基底 9.1～12.0 mm，厚度 3.1～9.0 mm

（续表）

T 分期	特　征
	肿瘤基底 12.1～15 mm，厚度≤6.0 mm
	肿瘤基底 15.1～18 mm，厚度≤3.0 mm
T_{2a}	T_2 期肿瘤未累及睫状体，没有球外扩散
T_{2b}	T_2 期肿瘤累及睫状体
T_{2c}	T_2 期肿瘤未累及睫状体，球外扩散病灶最大直径≤5 mm
T_{2d}	T_2 期肿瘤累及睫状体，球外扩散病灶最大直径≤5 mm
T_3	肿瘤基底 3.1～9 mm，厚度 9.1～12 mm
	肿瘤基底 12.1～15 mm，厚度 6.1～15 mm
	肿瘤基底 15.1～18 mm，厚度 3.1～12 mm
T_{3a}	T_3 期肿瘤未累及睫状体，没有球外扩散
T_{3b}	T_3 期肿瘤累及睫状体
T_{3c}	T_3 期肿瘤未累及睫状体，球外扩散病灶最大直径≤5 mm
T_{3d}	T_3 期肿瘤累及睫状体，球外扩散最大直径≤5 mm
T_4	肿瘤基底 12.1～15 mm，厚度＞15.0 mm
	肿瘤基底 15.1～18 mm，厚度＞12.1
	肿瘤基底＞18 mm，厚度不限
T_{4a}	T_4 期肿瘤未累及睫状体，无球外扩散
T_{4b}	T_4 期肿瘤累及睫状体
T_{4c}	T_4 期肿瘤未累及睫状体，球外扩散病灶最大直径≤5 mm
T_{4d}	T_4 期肿瘤累及睫状体，球外扩散病灶最大直径≤5 mm
T_{4e}	任何大小的肿瘤球外扩散病灶最大直径＞5 mm

　　患者入院行全身检查，尤其是胸腹部 CT 检查，未见局部淋巴结转移和肝脏等远处器官转移。排除全身手术禁忌后，于 2019 年 8 月 19 日全麻下行右眼超声乳化白内障摘除术＋玻璃体切除＋脉络膜肿物切除＋激光＋冷凝＋硅油注入＋^{125}I（碘- 125）巩膜敷贴器植入术。术中先沿瘤体周边激光、电凝止血后使用 23G 玻璃体切割头完整切除瘤体，复位视网膜后眼内填充硅油，肿瘤相应的巩膜面缝置巩膜敷贴器，瘤体组织送病理。术后病理确诊为右眼脉络膜黑色素瘤，梭形细胞型。荧光原位杂交（FISH）染色体检测示 3 号染色体缺失和 8 号染色体扩增。2 周后（2019 - 9 - 3）局麻下行右眼巩膜敷贴器取出术。分别于术后 1 个月、3 个月、6 个月、1 年随访，第 2 年每年复查 2 次。目前，患者右眼视力 0.02，眼底视网膜平复，未见肿瘤复发（图 2 - 4、图 2 - 5）。全身检查未见转移。

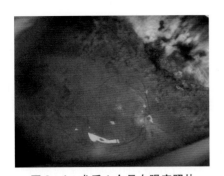 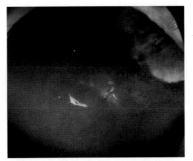

图 2-4 术后 1 个月右眼底照片

视网膜平伏,原瘤体处脉络膜缺损,伴少量出血周边可见激光斑,未见肿瘤复发

图 2-5 术后 15 个月右眼底照片

视网膜平伏,原瘤体处瘢痕,可见巩膜,周边可见激光斑,未见肿瘤复发

最后诊断

右眼葡萄膜黑色素瘤,$T_{3a}N_0M_0$ 期。

讨论与分析

葡萄膜黑色素瘤(uveal melanoma,UM)是成人最常见的原发性眼内恶性肿瘤,欧美白色人种多见。美国 UM 的发病率约为 5.1/1 000 000;欧洲 UM 的发病率为(1.3~8.6)/1 000 000,近 50 年全世界范围内 UM 的发病率和病死率无明显变化。UM 90%位于脉络膜,6%位于睫状体,4%源自虹膜。UM 好发于中老年人,70 岁时达到峰值。早期 UM 没有明显症状,一旦出现症状,常见的包括飞蚊症、闪光感、眼前黑影和视力下降,其中视物模糊最为常见。肿瘤侵犯睫状后神经或发生继发性青光眼时会引起剧烈眼痛。脉络膜黑色素瘤眼底检查比较具有特征:视网膜色素上皮下扁平或隆起的肿瘤,界限清楚;约 20%肿瘤顶端可突破 bruch 膜,肿瘤形成头大、颈窄、底宽蘑菇状的实体肿块;5%为罕见的弥漫型,肿瘤沿脉络膜平面发展,无明显结节或肿块。肿瘤周围的网膜下可出现液体积聚,形成浆液性视网膜脱离。如肿瘤不能得到有效控制,瘤体可突破巩膜进入眶内,或经血液向远处转移,90%转移至肝脏。

UM 诊断主要依靠临床特征。虹膜黑色素瘤 90%为局限型,好发于下方虹膜,表现为虹膜结节样隆起肿块,伴有不同程度的色素化,色素较少的肿瘤常可见扩张的滋养血管;睫状体黑色素瘤早期较难发现,较大的肿瘤在充分散瞳后可在晶体后发现肿块,前房角镜检查和超声生物显微镜(ultrasound biomicroscopy,UBM)检查可以发现肿瘤呈局限性或环状,通常存在巩膜外层的滋养血管;典型的脉络膜黑色素瘤表现为眼底单发的色素性肿块,可伴有渗出性视网膜脱离。

影像学检查在 UM 的诊断中有重要意义:①眼部 A 超和 B 超检查。A 超显示眼内中等到低的内部回声,具有平滑衰减;B 超检查有以下典型特征:圆顶状或蕈状隆起的低回声区、脉络膜"挖空征"、视网膜下液和眼眶阴影。②UBM 检查。UBM 的检查厚度是 20~50 μm,组织穿透力达 4 mm,可以观察和评估肿瘤表面的低反射斑块、肿瘤特有的血管、内部反射性,适用于前部葡萄膜黑色素瘤和评估组织病理学特征和邻近组织侵犯。③眼底荧光素血管造影(fundus fluorescein angiography,FFA)检查。早期局部弱荧光,动-静脉期瘤体内荧光逐渐增强,呈斑驳状强荧光,晚期呈弥漫性强荧光渗漏。部分肿瘤可见走形迂曲、螺旋状的肿瘤血管与视网膜血管同时显影,形成"双循环征"。④MRI 检查。由于黑色素的顺磁性作用,UM 在 MRI 中呈现特征性的短 T1、短 T2 信号,T1WI 显示高信号,T2WI 显示低信号,增强后病灶中度强化。

UM 的鉴别诊断包括脉络膜痣、视盘黑色素细胞瘤、脉络膜转移癌、周边渗出性脉络膜病变、先天性视网膜色素上皮肥大、脉络膜血管瘤等。大多数患者依靠临床特征和影像学检查可明确临床诊断,部分患者需要行病理检查,主要包括细针穿刺活检(fine needle aspiration biopsy,FNAB)和组织病理学检查。FNAB 的适应证:①诊断不确定,如玻璃体积血影响肿瘤成像或影像学表现不典型;②对肿瘤进行分型,细胞遗传学检测评估转移风险和预后。禁忌证:①可疑视网膜母细胞瘤患者;②肿瘤组织黏附性差,容易播散;③良性肿瘤,例如脉络膜血管瘤。FNAB 可经巩膜或者经玻璃体途径进行,由于存在采样不足、医源性损伤和眼外扩散的风险,应严格掌握适应证,谨慎运用。

本例患者的临床特点支持 UM 的诊断,术后的组织病理学检查也可进一步确诊。

UM 的治疗目的是在保证生命安全的前提下,最大限度地保存眼球和有用视力。治疗方法包括放射治疗(近距离放疗和质子重离子放疗)、局部治疗(激光治疗和经瞳孔温热疗法)和手术治疗(眼内肿瘤切除、眼球摘除、眼眶内容剜除)。治疗方案的制订主要是依据肿瘤的临床分期,采取综合序贯治疗。巩膜外敷贴放疗(近距离放疗)是将放射源[^{125}I、^{106}Ru(钌)、^{103}Pd(钯)或^{60}Co(钴)]置入肿瘤相应的巩膜表面进行放射治疗,其优点是将辐射剂量完全集中于瘤体,减少了放射线对正常组织的影响,又能保存患者眼球和部分视力。眼黑色素瘤合作研究小组(COMS)比较了^{125}I巩膜表面敷贴放疗和眼球摘除对中等大小 UM 患者的疗效后发现,两种治疗方法在患者的 5 年生存率、肿瘤复发率、转移率方面均无显著差异。目前,巩膜敷贴放疗是治疗小型和中型 UM 的一线治疗方法。但是对于厚度超过 10 mm 或伴有较多网膜下积液的肿瘤,单纯巩膜外敷贴放疗效果差,如何提高这部分患者的保眼率,避免摘除眼球带来的面部畸形和心理障碍,是临床上急需解决的难题。近年来的研究发现,眼内肿瘤切除术可积极提高 UM 的保眼率。适应证通常包括:①肿瘤基底最大直径不超过 15 mm;②肿瘤无眼外浸润,未累及巩膜及眼眶;③肿瘤无全身转移;④肿瘤不超过赤道部。手术可以完整或大部分切除瘤体组织,残余的肿瘤可进一步放疗,极少出现肿瘤眼内播散和远处转移。本例患者临床特点符合 UM,瘤体大小 13.2 mm×12.83 mm×11.24 mm,属于大型肿瘤,肿瘤大小超出常^{125}I粒子射线覆盖的最大范围,仅仅通过巩膜外敷贴放疗难以有效控制肿瘤。但患者年龄较轻,术前检查肿瘤局限于眼内且无局部淋巴结和远处转移,患者自身也有较强的保眼意愿,故选择眼内肿瘤切除联合^{125}I巩膜敷贴放疗为治疗方案。经玻璃体肿瘤切除术,明显减少了肿瘤体积,在随后的放射治疗中,仅需要较低的照射剂量就可以杀灭肿瘤,减少了放射性视网膜病变发生的风险。手术可同时处理渗出性视网膜脱离,保留患者黄斑部的视功能。

专家点评

UM 是眼内肿瘤,治疗重点除了生存率,还应包括患者的眼球保存率和视功能。对于中、大型 UM,如果肿瘤局限于眼内,无球外扩散和远处转移征象,眼内肿瘤切除术联合^{125}I巩膜表面敷贴放疗或其他局部治疗(如经瞳孔温热疗法)可以提高中、大型肿瘤患者的保眼率并保留部分视功能。

UM 治疗后的密切随访非常重要。复查的重点是肿瘤是否复发、眼部并发症及其全身情况,眼部检查内容包括视力、眼压和瞳孔散大后眼底检查。保眼治疗最常见的并发症是肿瘤复发,多见于肿瘤边缘,大多数复发发生在 5 年内,眼底照相和超声检查可评估局部肿瘤的控制情况;视力预后与肿瘤大小、肿瘤与视盘和黄斑的距离相关,OCT和 OCTA 可用于观察黄斑病变;广角荧光素血管造影检查可用于评估放疗后的周围部肿瘤和视网膜血管灌注情况。腹部 B 超或 CT 主要用于检测全身情况,及早发现转移病灶。如果有条件做基因检测,则可依据基因检测结果结合肿瘤临床病理特征划分转移风险等级,指导患者随访。

UM 恶性程度较高,容易发生转移,约 50% 的患者最终发生远处转移。一旦发生转移,患者的中位生存时间约 6 个月,因此治疗后的密切随访尤为重要。UM 转移的危险因素包括肿瘤大小、上皮样类型、睫状体或视神经受累以及巩膜外延伸。近年来兴起的染色体检测不仅有助于揭示 UM 的发病机制,也可为患者预后提供参考。UM 染色体异常包括染色体 1p 的丢失,3 号染色体单体、染色体 6q 和 8p 的丢失,以及染色体 6p 和 8q 的获得。其中 3 号染色体单体是最常见的核型畸变,8q 的增加多出现在 UM 晚期,预示着不良预后。该患者 FISH 检查有 3 号染色体缺失(15%)和 8 号染色体扩增(27%),属于高危因素,应加强术后的随访。

病例提供单位:上海交通大学医学院附属第九人民医院

整理:徐晓芳

述评:贾仁兵

参考文献

[1] SINGH AD, TURELL ME, TOPHAM AK. Uveal melanoma: Trends in incidence, treatment, and survival [J]. Ophthalmology, 2011,118(9):1881-1885.

[2] CHATTOPADHYAY C, KIM DW, GOMBOS DS, et al. Uveal melanoma: from diagnosis to treatment and the science in between [J]. Cancer, 2016;122(15):2299-2312.

[3] JIANG P, PURTSKHVANIDZE K, KANDZIA G, et al. [106]Ruthenium eye plaque brachytherapy in the management of medium sized uveal melanoma [J]. Radiat Oncol, 2020,15(1):183.

[4] REICHSTEIN D, KARAN K. Plaque brachytherapy for posterior uveal melanoma in 2018: improved techniques and expanded indications [J]. Curr Opin Ophthalmol, 2018,29(3):191-198.

[5] DIENER-WEST M, REYNOLDS SM, AGUGLIARO DJ, et al. Development of metastatic disease after enrollment in the COMS trials for treatment of choroidal melanoma: Collaborative Ocular Melanoma Study Group Report No. 26 [J]. Arch Ophthalmol, 2005,123(12):1639-1643.

[6] AFSHAR AR, DAMATO BE, STEWART JM, et al. Next-generation sequencing of uveal melanoma for detection of genetic alterations predicting metastasis [J]. Transl Vis Sci Technol, 2019,8(2):18.

病例3 脉络膜肿块：肿瘤？假瘤？

主诉

患者，21岁，女性，左眼眼红、眼痛伴头痛，渐进性视力下降3周。

病史摘要

现病史：患者于2020年7月29日因左眼眼红伴眼痛3天，于当地医院眼科就诊。眼部检查：右眼视力1.0，眼压23 mmHg，余眼部检查未见异常。左眼视力1.0，眼压23 mmHg，结膜充血，下方结膜血管迂曲，角膜明，瞳孔圆，对光反射可。虹膜纹理清，晶体明，玻璃体轻度混浊，眼底视网膜平伏，视盘旁鼻下象限可见视网膜下一椭圆形、无色素性隆起肿块。脉络膜视网膜皱褶斜向延伸累及黄斑区（图3-1A）。眼底光学相干断层扫描成像（OCT）提示视网膜脉络膜皱褶及脉络膜下球形隆起肿物（图3-1B、C），眼部B超提示后极部扁平中高回声影，内回声欠均匀（图3-1D、E）。建议患者行眼部MRI进一步明确诊断。

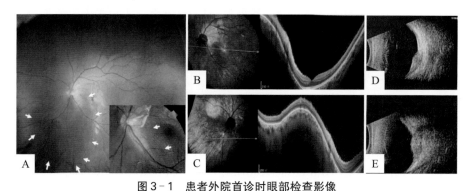

图3-1　患者外院首诊时眼部检查影像

A. 眼底照相；B、C. 眼底OCT检查；D、E. 眼部超声检查

1周后患者复诊，主诉视力下降3天。眼部检查：右眼视力1.0，眼压23 mmHg，余眼部检查未见异常。左眼视力0.8，眼压15 mmHg，结膜充血，下方结膜血管迂曲，角膜明，瞳孔圆，对光反射可。虹膜纹理清，晶体明，玻璃体轻度混浊，眼底视网膜平伏，视盘水肿伴周边线性出血，视盘旁鼻下象限仍可见一椭圆形、无色素性隆起肿块，脉络膜视网膜皱褶斜向延伸累及黄斑区（图3-2A）。眼部B超提示后极部视盘周围扁平梭形中高回声包块，伴低回声间隙（图3-2B）。眼眶MRI检查所见：左眼球后壁近视神经乳突可见约1.3 cm×0.4 cm大小、双凸透镜状等T1、稍短T2信号影，边界清晰，信号较为均匀（图3-2C、D），增强扫描轻度强化（图3-2E）。眼球无增大，眼环连续、清楚，眶内组织结构未见异常改变。右眼眼眶未见异常改变（图3-2F），提示左眼眼球内占位病变，考虑脉络膜良性肿瘤。建议患者进一步完善眼底荧光血管造影（FFA）检查以明确诊断。

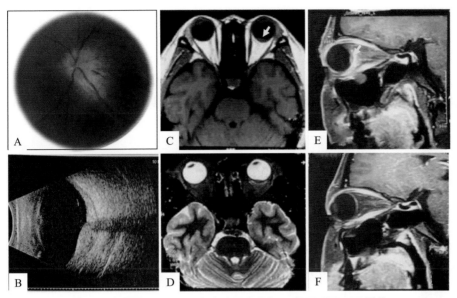

图 3-2　发病 1 周后，患者外院眼底照相、B 超及眼眶 MRI 影像

A. 左眼眼底照相；B. 左眼眼部超声检查；C. T1 加权像眼眶 MRI；D. T2 加权像眼眶 MRI；E. 左眼增强 MRI；F. 右眼增强 MRI

但是，患者由于血压偏高(160/110 mmHg)，无法完成 FFA 检查，而在预约等待 FFA 检查期间，患者视力呈渐进性下降，眼痛持续。2020 年 8 月 14 日患者再次复诊，眼部检查：右眼视力 1.0，眼压 21 mmHg，余眼部检查未见异常。左眼视力 FC/10 cm，眼压 18.8 mmHg，结膜充血，下方结膜血管迂曲，角膜明，瞳孔圆，对光反射迟钝。虹膜纹理清，晶体明，玻璃体轻度混浊，眼底视盘高度水肿，周边视网膜隆起并向后极部延伸累及黄斑区，视盘旁鼻下象限仍可见一椭圆形、无色素性隆起肿块(图 3-3A)，眼底 OCT 提示视网膜浅脱离，可见视网膜下液、视网膜层间积液及脉络膜皱褶(图 3-3B、C)，诊断为"脉络膜占位性病变、渗出性视网膜脱离"。外院未给予相应治疗，于是来我院进一步诊治。发病过程中无发热、盗汗，食欲可，大、小便正常，体重无明显减轻。追问病史，患者眼痛存在夜间加重的情况。

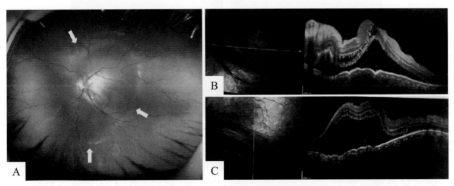

图 3-3　发病 2 周后，患者外院左眼眼底照相及眼底 OCT 影像

A. 广角眼底照相；B. 眼底 OCT 检查

既往史:既往体健,1年前支原体肺炎病史,口服药物治疗,恢复可。否认高血压、心脏病、糖尿病等疾病史;否认乙肝、结核等传染病病史;否认外伤史及眼部相关及全身手术史;否认发病前有相关输血史;否认相关食物过敏史;否认药物过敏史。

个人史:否认吸烟史、饮酒史;无疫水、疫区接触史,否认冶游史。

婚育史:未婚未育,月经史 13 岁初潮,周期 28 天,时长 3~5 天,末次月经时间 2020 - 8 - 5。

家族史:否认家族其他成员有肿瘤及家族遗传病病史。

◆ 入院体检

T 36.7℃;P 100 次/分;R 20 次/分;BP 130/90 mmHg。患者神清,步入诊室,面色红润,皮肤、黏膜未见黄染及瘀点、瘀斑,浅表淋巴结未及肿大。颈软,气管居中,胸骨无压痛,双肺呼吸音清,未及干、湿啰音;心率 100 次/分,律齐,未及病理性杂音。腹平软、无压痛,肝脾肋下未及,无触痛;双下肢无水肿,神经系统检查正常。

◆ 辅助检查

(1) 实验室检查。

(2020 - 8 - 17)血常规、凝血常规、生化常规及肝肾功能检验结果未见异常。

(2020 - 8 - 17)感染及免疫指标:T - spot 斑点试验(+),梅毒(-),HIV(-),乙肝病毒(-),核周型抗中性粒细胞胞质抗体(pANCA)(-),抗核抗体(ANA)(-),抗双链 DNA 抗体(-),C 反应蛋白(CRP)(-),抗链球菌溶血素 O(ASO)(-),类风湿因子(RF)(-),人类白细胞抗原(HLA)- B27(-),抗 SS - A 抗体(-),抗 SS - B 抗体(-),抗髓过氧化物酶(MPO)抗体(-),抗蛋白酶 3(PR3)(-),血管紧张素转换酶(ACE)(-)。

(2) 影像学检查。

眼底照相(2020 - 8 - 17):左眼视盘水肿、充血,黄斑区视网膜隆起伴星芒状改变(图 3 - 4)。

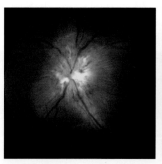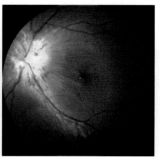

图 3 - 4　患者 2020 年 8 月 17 日就诊时眼底照相

眼底荧光血管造影检查(2020 - 8 - 17):右眼眼底荧光造影未见异常改变。左眼血管造影示视网膜及脉络膜血管充盈时间正常,造影早期(23 秒)可见视盘周围动静脉血管迂曲扩张,视盘颞下方可见与视盘相连的弱荧光条带。视盘随时间延长而渗漏明显。造影中晚期(4 分 17 秒、7 分 31 秒)颞侧视网膜血管管壁轻度着染,有轻微渗漏;造影晚期 ICG 弱荧光条带更加明显,提示与视盘相连的视网膜下积液(图3-5)。

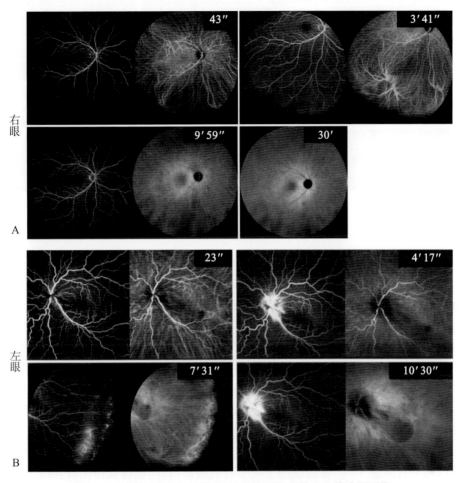

图3-5　患者2020年8月17日就诊时眼底荧光血管造影影像

A. 右眼;B. 左眼

眼底OCT及眼部B超检查(2020-8-17):左眼视盘高度水肿,视网膜浅脱离,可见视网膜下积液、视网膜层间积液及脉络膜皱褶,脉络膜后组织隆起(图3-6A)。B超显示后极部巩膜增厚,合并筋膜囊水肿,视盘处筋膜囊呈"T型"水肿(图3-6B)。

胸部CT正位片(2020-8-20):未见异常改变。

◉ 初步诊断 ▶▶▶

左眼脉络膜占位性病变? 左眼后巩膜炎? 左眼渗出性视网膜脱离。

◉ 治疗及转归 ▶▶▶

本例患者发病初始以眼红、眼痛伴头痛为主,且头痛具有夜间加重的特点,经过眼部B超、眼眶MRI、眼底荧光血管造影检查,排除了眼内占位性病变(如脉络膜血管瘤、无色素性脉络膜黑色素瘤、脉络膜转移癌、眼内淋巴瘤等)的可能性,经过血液化验进一步排除了感染

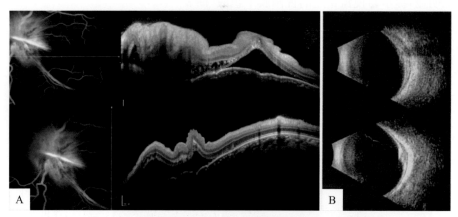

图 3-6　患者 2020-8-17 就诊时眼底 OCT 及 B 超影像

A. 眼底 OCT 检查；B. 眼部超声检查

性疾病（如类风湿、结核、梅毒、艾滋病等）的可能，初步判断炎症性疾病（后巩膜炎）可能性大。给予妥布霉素地塞米松滴眼液每日 3 次（tid）治疗前节炎症反应，同时给予甲泼尼龙（美卓乐，每粒 4 mg），48 mg 口服（po），每日 1 次（qd），1 周后患者复诊时左眼眼红、眼痛症状明显缓解，视力较前提升，眼底 OCT 提示视盘水肿缓解，视网膜下积液明显吸收，脉络膜隆起消失。随后，继续使用糖皮质激素甲泼尼龙治疗，每周减量，用药 21 天后，患者眼红、眼痛症状已基本消失，视力提高至 0.05，视盘水肿完全消退，视网膜下积液及脉络膜隆起消失（图 3-7）。眼底照相及眼部 B 超检查也进一步证明了糖皮质激素治疗有效：视盘水肿消退，巩膜厚度减小，后极部中高回声肿块消失（图 3-8）。因此，本例患者后巩膜炎的诊断是明确的。

但是，本例患者的疾病进展较快，预后较差。尽管该患者在甲泼尼龙减至 16 mg 时，维持 1 个月，每个月减量 4 mg，继续使用了 4 个月的激素，其间辅以鼠神经营养因子注射治疗，至最后一次电话随访（2022 年 1 月），患者左眼视力较治疗后 21 天无明显提高。视神经萎缩以及黄斑区外层结构缺失可能是患者视力预后差的主要原因。

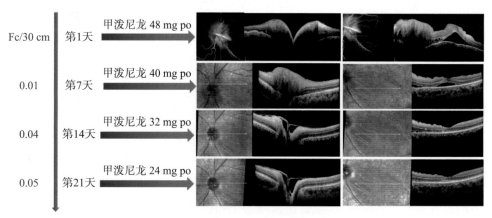

图 3-7　患者治疗经过、眼底 OCT 影像表现及视力转归

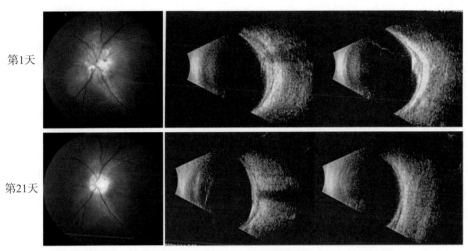

第1天

第21天

图3-8　患者治疗初始及治疗3周后眼底影像及B超影像

最后诊断

左眼结节型后巩膜炎,左眼渗出性视网膜脱离。

讨论与分析

在眼部,脉络膜肿块的存在需要进行细致且广泛的鉴别诊断,其可能涉及的疾病包括眼内良、恶性肿瘤或是假瘤(pseudotumor)。在众多假瘤相关眼病中,后巩膜炎是其中一种炎症性疾病,可继发于感染、外伤、既往眼科手术、相关全身性疾病;也可是特发性炎症,这些均可导致脉络膜肿块形成。后巩膜炎有两种临床和超声表现形式:弥漫型和结节型。在弥漫型中,后巩膜广泛增厚,通常在颞部最明显。而结节型较为少见,文献中仅发表了散发性病例报告,以无色素性脉络膜肿块(即巩膜结节)为主要表现,常伴有相邻的视网膜下积液和脉络膜视网膜皱褶。在临床上,这种脉络膜肿块可伪装成脉络膜黑色素瘤、淋巴瘤、转移癌或血管瘤。它与脉络膜肿瘤的临床鉴别诊断有时很困难,有时需要进行脉络膜视网膜活检。不适当的诊断会导致错误的侵入性诊断检查和治疗,如放疗、化疗,并且有因怀疑脉络膜恶性黑色素瘤而摘除眼球的报道。本例患者的"结节型后巩膜炎"的诊断,就是在综合多模式影像、血液检验结果,排除眼内肿瘤、感染性疾病及全身免疫性疾病的情况下明确的,激素治疗有效也进一步证明了我们的诊断。

首先,患者的眼部体征是我们怀疑巩膜炎的重要线索。巩膜位于眼球的最外层,色白,由结缔组织组成,起自角膜缘,终止于视神经周围,具有支撑与保护眼内容的作用,并作为眼外肌的附着点。巩膜在前部与角膜相接,深部与葡萄膜及其相邻结构(如玻璃体、视网膜、视神经)相邻。因此,当巩膜炎症波及这些组织时,就会表现为相应的体征。眼红、眼痛是巩膜炎的主要症状。巩膜炎的疼痛较为剧烈,且不限于眼及眶周,常放射到头面部甚至下颌。夜间疼痛加重,部分患者会被痛醒。炎症累及巩膜及结膜组织之间的浅层和深层血管网,就会表现为结膜充血、血管迂曲等;巩膜炎累及角膜,可出现周边溃疡性角膜炎或角膜基质浸润而导致视力下降;如累及葡萄膜,可出现飞蚊影、视物变形、继发性青光眼等症状;如累及视网膜及视神经,可表现为视盘水肿、囊样黄斑水肿、渗出性视网膜脱离等;如累及眼眶及眼外肌,可表现为眼球突出、眼部运动受限、复视等。另外,巩膜炎如与全身疾病相关,可伴发热、乏力、关节酸痛、皮疹等全身症状。本病例中,患者表现为眼红、眼痛伴头痛,眼痛夜间加剧,眼部查体可见结膜充血、眼压升高(25 mmHg)、视盘水肿、浆液性视网膜脱离,十分符合后巩膜炎的临床表现。然而,眼内肿瘤也会引起炎症反应。例如,坏死性脉络膜黑色素瘤与表层巩膜炎和巩膜炎有关,可能会引起疼痛。另外,部分后巩膜炎的患者,虽然具有脉络膜肿块和视网膜脱离体征,但伴随的炎症体征很少,这类患者极易与脉络膜肿瘤相混淆,需要借助其他影像手段进行鉴别诊断。

无色素性脉络膜肿块的鉴别诊断包括无色素性脉络膜黑色素瘤、脉络膜血管瘤、转移癌、淋巴瘤以及结节型后巩膜炎等。目前,MRI是临床上区分脉络膜黑色素瘤与其他脉络膜肿瘤的最有用的检查方法。正常巩膜组织在MRI检查中,其T1WI和T2WI均显示为低信号,但当巩膜有炎症浸润时,T1WI显示中高信号,T2WI显示低信号。本病例中,患眼肿块在T1WI上呈中等高信号,在T2WI上呈低信号,可以首先排除脉络膜血管瘤,因为脉络膜血管瘤在T1WI和T2WI上应均呈等高信号。脉络膜淋巴瘤MRI平扫T1WI呈稍低或等信号,T2WI呈稍低或略高信号强度,增强呈较均质性的明显强化,与该病例不符,可排除。脉络膜转移癌多有原发肿瘤病史,病灶多发且常累及双眼,其MRI检查T1WI呈高信号,在T2WI上呈低信号,内部信号不均匀,可基本排除。脉络膜黑色素瘤引起的肿块在T1WI上呈特征性高信号,在T2WI上呈低信号,然而,这些发现在存在炎症的情况下可能具有欺骗性。炎症细胞和自由基可以在T1WI上产生高信号,从而模仿脉络膜黑色素瘤的特征性MRI表现,这恰恰是患者在外院被高度怀疑脉络膜肿瘤的重要原因,非典型MRI特征会使诊断复杂化,因而脉络膜黑色素瘤的鉴别诊断还需要借助其他手段。

在后巩膜炎中,B型超声是一种重要的无创检查手段。如本例患眼B超影像所示(图3-1D、E),巩膜结节在B超上表现为均匀中、高回声隆起病灶,同时可见后部巩膜增厚以及Tenons囊膜下与视神经周围因积液形成的"T"形暗区,即"T"征,是诊断后巩膜炎的可靠佐证。而脉络膜黑色素瘤的B超表现为半球形隆起实性病变,但内回声较低且不均匀,可伴有"挖空征"。脉络膜血管瘤B超可表现为半球形或扁平隆起的中、高回声实性病变,但其通常不伴球壁回声增厚。脉络膜转移癌病灶B超可表现出球壁回声的广泛增厚,以及球后的低回声区,但其内回声较低,且病变表面回声不规则。脉络膜淋巴瘤B超显示球壁回声广泛增厚,通常伴有眼外扩展,其内部回声多呈现中、低回声,常伴有明显玻璃体混浊,这与结节型后巩膜炎不同,后者虽有脉络膜组织增厚,但内部回声多呈现中、高回声。综上所述,结合患者眼部体征,以及B超、MRI等影像学特点,可基本明确该脉络膜肿块继发于后巩膜炎,而非脉络膜肿瘤。

此外,还要进行分析的是该结节型后巩膜炎形成的病因。文献报道,后巩膜炎可以继发于感染、外伤、既往眼科手术、相关全身性疾病,也可以是特发性的。据报道,近1/3的后巩膜炎患者与全身性疾病有关,包括类风湿关节炎(RA)、颞动脉炎/巨细胞动脉炎(GCA)、结节病、肺结核、韦格纳动脉炎、系统性红斑狼疮(SLE)、炎症性肠病、HLA-B27结缔组织或血管炎性疾病等。本病例患者做了详细的血液学检查和胸部CT检查,没有发现典型的RA临床症状,类风湿因子滴度正常,因而排除了RA的存在。虽然T-spot试验(+),但患者胸部CT没有任何实变或淋巴结肿大,血清ACE水平正常,因此排除了眼结节病和结核病的可能性。正常的血清 ANA、ANCA、抗双链 DNA 抗体、抗 SSA 抗体、抗 SSB 抗体水平排除了韦格纳动脉炎和 SLE 的可能性。HLA-B27 阴性排除了强直性脊柱炎及相关系统性结缔组织或血管炎性疾病。虽然 GCA 的确诊需要进行颞动脉活检，但患者缺乏 GCA 相关的全身特征，如除头痛、失明以外的间歇性下颌运动障碍，同时患者眼底荧光血管造影检查也不支持眼部巨细胞动脉炎的表现，因此可以基本排除 GCA 的可能性。此外，部分患者也可并发感染性疾病。在感染性巩膜炎病例中，病毒感染是最常见的，此外还有细菌、寄生虫、真菌感染等。本病例患者排除了梅毒、艾滋病、乙肝等病因，亦没有发现细菌、真菌、寄生虫感染的证据，因此排除了感染性致病因素的可能。总而言之，本病例缺乏与系统性疾病相关的有效证据。因此，我们得出结论，患眼结节型后巩膜炎很可能是特发性的。

最后，验证本病例诊断正确性的证据就是治疗的有效性。对于某些症状体征均不明显的脉络膜肿块，结节型后巩膜炎与脉络膜肿瘤的鉴别会变得比较困难。在这种情况下，在排除感染性病因后，试验性治疗也不失为一种损害相对更小且更安全的方法。文献表明：若拟诊巩膜炎，应视巩膜炎类型、严重程度等决定使用药物的类型，包括非甾体抗炎药、激素、免疫抑制剂及生物制剂。用药方式原则上采取阶梯式逐步升级的方法，并可由局部用药升级为全身用药，单一用药升级为联合用药。对轻、中度的结节或弥漫性巩膜炎，首选口服非甾体抗炎药，合并激素滴眼，多数会取得良好效果，无效时，可改用全身激素。中到重度的非坏死性前巩膜炎或后巩膜炎需全身激素治疗。激素无效或需用大剂量方能控制炎症且不能减量时，可加用免疫抑制剂。本病例患者就诊于我院时，已出现明显的视盘水肿及渗出性视网膜脱离，因此给予全身激素治疗[5 mg/(kg·d)]，合用激素类滴眼液缓解前节炎症。经过 1 周的治疗，患者的症状体征均有了明显的改善，脉络膜肿块完全消失，证明治疗有效，诊断明确。文献指出，全身应用激素时，一旦病情得到控制，应逐渐减量，直至停药。因此本病例治疗 1 周后，患者的甲泼尼龙用量应每周递减，减至每天 20 mg 后每月递减，直至停药。

虽然巩膜炎症及脉络膜肿块对激素治疗相当敏感，但该患者最终的视力恢复不佳。有文献表明，后巩膜炎从出现症状到诊断的间隔时间与视力预后呈负相关，说明治疗启动的时间延迟是患者视力预后差的因素之一。另外，患者从出现症状到出现渗出性视网膜脱离仅间隔 15 天的时间，说明患者巩膜炎的严重程度较重。分析最后一次随访的 OCT（图 3-7，第 21 天），我们可以发现患者左眼黄斑区 RNFL 消失、EZ 带不连续、Helen 纤维及外核层相对于颞侧明显萎缩，可以解释患者较差的视力。重新回顾患者的疾病进展情况，我们发现，患者的视力下降是从视盘水肿开始的，随后出现的视网膜内积液和视网膜下积液，破坏 Helen 纤维层以及光感受器细胞外节与视网膜色素上皮（RPE）的紧密连接，可能是引起视力损害的共同机制。

这个病例让我们认识到，文献报道中后巩膜炎的那些常见体征，如视盘水肿、囊样黄斑水肿、渗出性视网膜脱离等实际上是代表了疾病的不同阶段，或许是遵循一样的视力损害机制：当感染、免疫或炎症因素侵扰巩膜时，发生后巩膜炎。由于视神经的筛板是巩膜组织的延续，因而最先受累，出现视盘水肿，导致视神经纤维受压萎缩，RNFL 层受损。此外，若炎症不能及时被缓解，炎性渗出液将通过巩膜脉络膜之间的管道进入较为疏松的 Helen 纤维层，引起 Helen 纤维和外核层的萎缩。另外，当炎性渗出液进入视网膜下后，会破坏光感受器与 RPE 的紧密连接，形成渗出性视网膜脱离。多种因素一起导致神经纤维层及外层视网

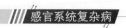
膜的损伤,最终导致视力预后不佳。眼科医师如能掌握巩膜炎的各种临床表现,早期做出正确诊断并给予合理处理,可挽救患者视力甚至延长患者寿命。

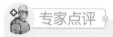

　　巩膜炎在临床上较为少见,故眼科医师易误诊、漏诊,尤其是后巩膜炎更易被错误诊断,应综合分析多模态成像结果,包括 OCT、FFA、ICGA、超声检查和 MRI 等进行诊断和鉴别诊断,必要时进行试验性治疗以避免不必要的放疗、化疗甚至眼球摘除等。由于巩膜炎与许多眼部和系统性疾病相关联,因此当诊断巩膜炎时,眼科医生还要关注患者的全身及眼部临床表现,结合相关全身检查进行综合考虑,以选择适宜的治疗方案。尤其当病情紧急甚至危及生命时,往往需要多学科医师联合诊治,以控制病情、挽救患者视力并降低病死率。

病例提供单位:上海交通大学附属第一人民医院

整理:薄其玉　刘海芸

述评:薄其玉　孙晓东

参考文献

[1] BABU N, KUMAR K, UPADHAYAY A, et al. Nodular posterior scleritis-the great masquerader [J]. Taiwan J Ophthalmol, 2021, 11(4):408 - 412.

[2] AGRAWAL R, LAVRIC A, RESTORI M, et al. Nodular posterior scleritis: clinico-sonographic characteristics and proposed diagnostic criteria [J]. Retina, 2016, 36(2):392 - 401.

[3] SHIELDS JA, MASHAYEKHI A, RA S, et al. Pseudomelanomas of the posterior uveal tract: the 2006 Taylor R. Smith Lecture [J]. Retina, 2005, 25(6):767 - 771.

[4] FINGER PT, PERRY HD, PACKER S, et al. Posterior scleritis as an intraocular tumour [J]. Br J Ophthalmol, 1990, 74(2):121 - 122.

[5] CALTHORPE CM, WATSON PG, MCCARTNEY AC. Posterior scleritis: a clinical and histological survey [J]. Eye (Lond), 1988, 2(Pt 3):267 - 277.

[6] 王文吉. 巩膜炎[J]. 中国眼耳鼻喉科杂志, 2021, 21(2):79 - 85.

[7] 夏燕婷,闫晓玲,韦企平. 巩膜炎的诊治进展[J]. 中国实用眼科杂志, 2014, 32(9):1044 - 1047.

病例4　视力下降伴高眼压:先天性青光眼? 视网膜劈裂? BEST 病?

主诉

　　患者,女性,28 岁,自幼双眼视力较差,视力下降加剧 4 年余。

病史摘要

现病史：患者自诉自幼双眼视力较同龄人差，4 年前无明显诱因下出现双眼视力显著下降，逐渐加重，否认眼痛、眼胀，否认全身不适等症状。2 个月前于外院就诊，查眼压右眼37 mmHg、左眼 35 mmHg，黄斑 OCT 示"双眼黄斑区囊样改变"，余体征记录不详。外院诊断为"双眼先天性视网膜劈裂症，双眼青光眼"，予盐酸卡替洛尔和布林佐胺滴眼液降眼压治疗。患者未感缓解，为求进一步诊治，至我院就诊。患者自起病以来，饮食、睡眠可，大小便正常，儿童及青少年时期生长发育和体重增长在正常范围内，成年后体重无明显增减。

既往史：平素体健，否认糖尿病、高血压、心脏病等疾病史；否认长期药物服用史；否认乙肝、结核、梅毒等传染病史；否认发病前有相关输血史；否认相关食物、药物过敏史；否认眼部手术史、外伤史；否认高度近视史。

个人史：出生、生长于原籍。否认化学物质、放射性物质、有毒性物质接触史。否认吸毒史，否认吸烟史、饮酒史。否认冶游史，无疫水、疫区接触史。

婚育史：未婚未育。

家族史：否认家族成员有眼部及其他系统家族性遗传病病史。

眼部专科检查

双眼最佳矫正视力（BCVA）：右眼，0.1［＋0.75 球镜度数（DS）/－0.5 柱镜度数（DC）×10°］；左眼，0.05（＋1.0 DS/－0.5DC×180°）。双眼眼位正，无眼球震颤，外眼未见明显异常，结膜无充血，角膜透明、无水肿，前房清，中央前房深度约 2 倍角膜厚度（CT），周边前房深度约 1/4 CT，Tyn（－）。虹膜纹理清，未见虹膜新生血管。瞳孔圆，无粘连。晶状体透明。玻璃体腔清，眼底视盘界清，色苍白，视乳头杯盘比（C/D）约 0.9，A∶V≈2∶3，黄斑区色素紊乱，可见明显边界；黄斑区可见视网膜下黄色物质沉积，中心凹反光消失，周边视网膜未见明显异常。非接触眼压（NCT）：右眼，35 mmHg；左眼，28 mmHg。

辅助检查

（1）眼底照相（2018－5－26，图 4－1）。

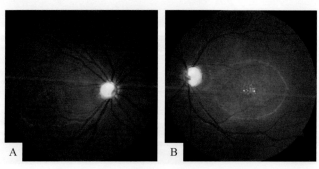

图 4－1　眼底照相。双眼视盘色苍白，C/D 约 0.9，对称性黄斑区色素紊乱，左眼中心凹区黄色颗粒样物质沉积

A. 右眼；B. 左眼

（2）广角眼底照相及自发荧光图像（2018-5-29，图4-2）。

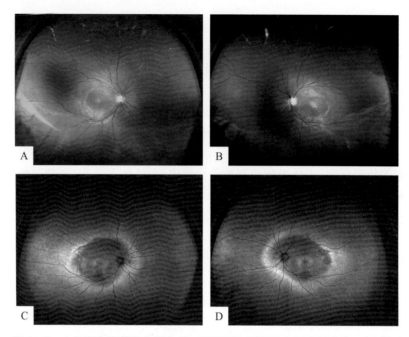

图4-2　广角眼底彩照和自发荧光。双眼周边视网膜未见明显异常，对称性后极部及视盘周围环形弱自发荧光伴边缘强荧光

A. 右眼广角眼底彩照；B. 左眼广角眼底彩照；C. 右眼广角自发荧光；D. 左眼广角自发荧光

（3）光学相干断层扫描检查（2018-5-26，图4-3）。

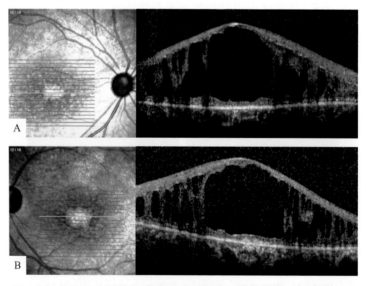

图4-3　光学相干断层扫描检查。双眼黄斑囊样改变，视网膜近全层结构受累，左眼视网膜外层RPE上可见不均匀高反射信号

A. 右眼；B. 左眼

初步诊断

①双眼视力下降待查;②遗传性视网膜病变;③X连锁视网膜劈裂症(XLRS)待排;④双眼青光眼。

进一步辅助检查

(1)全外显子组测序(2018-8-23,表4-1)。

表4-1 全外显子组测序报告

基因	转录本	Exon编号	核苷酸改变	氨基酸改变	纯合/杂合	推测遗传方式
BEST1	NM_004183	4	c. C463T	p. Q155X	Het	AR
BEST1	NM_004183	2	c. C5G	p. T2S	Het	AR

(2)患者遗传家系图,显示家系共分离(2018-8-23,图4-4)。

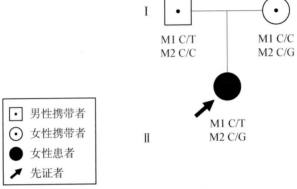

图4-4 患者遗传家系图

患者父亲携带 *BEST1* p. Q155X 杂合突变,母亲携带 *BEST1* p. T2S 杂合突变,均未患病。患者为 *BEST1* p. Q155X/p. T2S 复合杂合突变

治疗及转归

本例患者于我院明确诊断后,予盐酸卡替洛尔、布林佐胺以及贝美前列素滴眼液降眼压。2周后复查眼压,双眼 22 mmHg。由于患者居住偏远,拒绝进一步治疗,便在当地随访观察。

最终诊断

双眼常染色体隐性遗传性卵黄样黄斑营养不良,双眼合并闭角型青光眼(晚期)。

讨论与分析

本例患者病例特点为:28岁,女性,双眼视力明显下降4年余,并且自幼视力比同龄人差一些，否认全身病史，双眼对称性前房浅、对称性眼底改变。根据病史和临床体征推测可能是先天性疾病累及眼底，同时合并眼球发育异常的病变。这一类疾病首先应该考虑遗传性疾病，在临床诊断不确定时，给予对症治疗，并进行基因检测，辅助临床诊断。

常染色体隐性遗传性卵黄样黄斑营养不良（autosomal recessive bestrophinopathy，ARB）是一类罕见的遗传性视网膜营养不良疾病，人群患病率约为 1/1 000 000，视力下降通常开始于 10 岁之前，发病年龄的范围从 2 岁到 54 岁均有报道，随病情进展，视力逐步下降，发生中度至重度视力损伤。眼底改变以后部视网膜下广泛分布的多灶性卵黄样物质沉积为特征，病灶不局限于黄斑区，亦可见于赤道甚至更周边视网膜。部分病程较长的患者可以合并多灶性视网膜色素上皮（RPE）萎缩、瘢痕，在 RPE 瘢痕区域也可发生脉络膜新生血管。眼底自发荧光可观察到弥漫性异常自发荧光，但缺乏特异性；眼底的卵黄病灶为高自发荧光，主要分布于黄斑区、后极部或（和）赤道部，而中心凹多呈低自发荧光，赤道及周边部的高自发荧光呈闭合环形排列。OCT 在 ARB 患者诊断中具有重要参考价值，常可以观察到视网膜下积液、视网膜下及 RPE 下高反射信号。90%～95% 的患者合并有黄斑囊样改变，可累及视网膜内核层、外丛状层、外核层。电生理检测在 ARB 的诊断中具有一定的参考价值，在疾病早期 ERG 基本正常，晚期出现 b 波下降，EOG 的光峰/暗谷比值（Arden 比）降低，但也有约 27% 的 ARB 患者 Arden 比值正常。ARB 患者除眼底病变以外，常常合并眼部其他的异常，例如眼轴偏短，合并中度至重度的远视，周边视网膜血管渗漏。值得注意的是，约有 1/2 的 ARB 患者同时合并青光眼，表现为浅前房、窄房角以及脉络膜肥厚等特征，而在合并青光眼的 ARB 患者中均观察到黄斑的囊样改变。

ARB 的临床表现多样，基因检测在其临床诊断中非常关键。目前，ARB 相关的致病基因只有 *BEST1* 基因，该基因编码 BEST1 蛋白，表达于全身多种组织，眼内包括视网膜色素上皮（retinal pigment epithelium，RPE）、Müller 细胞、虹膜上皮细胞，同时也参与形成 Ca^{2+} 激活的 Cl^- 通道，调控眼球发育。*BEST1* 基因突变可以引起显性 BEST 病，也可以引起 ARB，后者是常染色体隐性遗传病，通常是 *BEST1* 两个等位基因的复合杂合突变，纯合突变较为少见。关于与视网膜功能障碍程度或眼前节异常严重程度相关的突变类型，未观察到明确的基因型-表型相关性。

在本例患者中，我们观察到眼底黄斑区视网膜下黄色物质沉积（图 4-1，图 4-2A、B），OCT 所示的黄斑囊样改变、视网膜下高反射以及黄斑区外层结构破坏（图 4-3），广角自发荧光上可见后极部和视盘大片的弱荧光伴边缘强荧光，以及黄斑区的异常荧光（图 4-2 C～D）。自发荧光的异常表现可能与 RPE 细胞损伤及边缘交界区脂褐素沉积有关。本例患者还同时伴有其他眼部异常，如浅前房引起的闭角型青光眼。在全外显子组测序中，发现 *BEST1* c.463T(p. Q155X) 和 c.C5G(p. T2S) 复合杂合突变（表 4-1）。结合患者父母正常的眼底表现和所携带的杂合突变，绘制遗传家系图（图 4-4），确定该患者的遗传方式为常染色体隐性遗传。

本例患者的诊断难点主要在于我们在门诊遇到此类患者时，如何根据患者主诉、临床体征及基本的眼科检查考虑遗传性视网膜病变的诊断，做出可能性的预判，并考虑进一步的基因检测；以及在得到 *BEST1* 突变的基因检测结果时，我们如何去鉴别这一类与 *BEST1* 基因相关的疾病。

首先，基于本例患者的主诉、临床体征和门诊常规检查，我们需要做以下鉴别。

1. 基于眼底表现的鉴别诊断

该患者黄斑区可见特征性的视网膜下黄色物质沉积,应与以下疾病相鉴别。

(1) 非典型 Stargardt 病:Stargardt 病是一种遗传性黄斑病变,常在儿童或者青少年时期出现视力下降,且视力下降程度常与眼底表现不符。该类疾病在进展期以黄斑萎缩及周围视网膜特征性的黄色斑点为特点,黄斑区牛眼样外观,一般 OCT 无黄斑水肿或积液;初期病灶始于视网膜外层,自发荧光显示黄斑区病灶中央低自发荧光周围可见环形高自发荧光。在 FFA 中表现为典型的"脉络膜湮灭征",EOG 正常。典型的 Stargardt 病根据上述检查可以诊断,但非典型 Stargardt 病的眼底表现可能与 ARB 难以鉴别,此时应该结合基因检测结果加以鉴别。Stargardt 病常见的遗传方式为常染色体隐性遗传,其主要致病基因为 *ABCA4*。也有部分病例为常染色体显性遗传(*ELOVL4* 基因或 *PROM1* 基因)。同时,本例患者的异常自发荧光并非局限于黄斑区还累及视盘区域,可作鉴别。

(2) 年龄相关性黄斑变性(AMD):发生于老年人群,玻璃膜疣在 RPE 下沉积,所呈现黄色沉积物外观与本例患者相似,但患者年仅 28 岁,可排除该诊断。

2. 基于 OCT 的鉴别诊断

XLRS:XLRS 好发于男性,对称性的黄斑受累始于青少年时期。OCT 表现为典型的黄斑区囊样改变伴斜行或桥状组织相连,病变处视网膜神经上皮层间劈裂。XLRS 中自发荧光异常多局限于后极部黄斑区,显示黄斑区的低荧光伴周围环形高荧光,ERG 的 b/a 倒置的特征波形以及正常的 EOG,可有典型的 X 连锁隐性遗传方式家族史,常由 *RS1* 基因突变导致。

本例患者 OCT 表现为黄斑区视网膜内层囊样改变和类似"桥样"连接,结合患者"自幼视力差"的主诉,易被误诊为 XLRS。因此,需要同时结合眼底表现和自发荧光检查进行鉴别。在本例患者中,黄斑区可见 XLRS 所没有的视网膜下黄色沉积物,且该患者自发荧光显示包含视盘和后极部大片区域的低自发荧光伴周围环形高荧光,而 XLRS 的异常荧光一般不累及视盘周边区域。患者性别也在一定程度上作为排除诊断的辅助依据。

其次,基于本例患者的基因检测结果,我们做出以下的疾病鉴别。

本例 ARB 患者全外显子组测序发现 *BEST1* 基因复合杂合突变。ARB 为 *BEST1* 基因双位点突变,遗传方式为常染色体隐性遗传。迄今为止,已发现 *BEST1* 突变至少与 6 种不同的视网膜退行性疾病有关,这些视网膜疾病统称为"bestrophinopathies"。除本例的 ARB 外,还包含常染色体显性卵黄样黄斑营养不良(ADBVMD)、成人型卵黄样黄斑营养不良(AVMD)、常染色体显性玻璃体视网膜脉络膜病(ADVIRC)、常染色体显性遗传性小角膜、视杆锥细胞营养不良、早发性白内障、后巩膜葡萄肿综合征(即 MRCS 综合征)和视网膜色素变性(RP)。这些视网膜病变相关的 *BEST1* 突变谱差异很大,涉及 200 多种不同的突变。

(1) ADBVMD:ADBVMD 相关的 *BSET1* 基因突变位点多在第 2～6 外显子,多编码 bestrophin-1 蛋白的 N 末端;突变体为杂合子,携带者即可患病。在表型上,ADBVMD 的主要临床表现位于后极部,根据病程分为 4 期:①卵黄前期,患者视力正常,眼底未见明显病变,唯一的表现是 RPE 窗样缺损。②卵黄期,后极部出现黄色、界限清楚的卵黄样病变,其特征是黄斑区直径为 2～3 mm 的淡黄色卵黄样隆起。在这个阶段,视力可能会略有下降。后期由于液体的部分吸收,卵黄样病灶出现分层,导致类似假性积脓眼底表现(假性积脓期）。③卵黄破裂期,随着病程的发展,卵黄样病灶变得"混乱"。这一阶段视力会显著下降。④萎缩期,通常是双侧且相对对称的,黄斑区出现色素瘢痕,部分患者并发脉络膜新生血管。

ADBVMD 在早期阶段,视力受到的影响较小,经常症状和体征不相符,随着疾病的进展,患者可能会出现双侧视力缓慢下降、中心暗点或变形,对于继发性脉络膜新生血管(CNV),视力下降可能很快。当患者没有症状且眼底尚正常时,约 3/4 的患者可检出 EOG 的 Arden 比值下降。当病变发展到卵黄破裂期时,患者眼底可见黄斑区黄色物质的散在分布,与本例 ARB 患者十分相似,有时难以鉴别。此时,可以根据自发荧光和基因检测辅助鉴别。自发荧光中 ADBVMD 常常显示后极部斑片样高低不等不规则的荧光,一般不似本例患者累及视盘区域;ADBVMD 遗传方式提示为常染色体显性遗传,与本例患者不符。

(2) AVMD:成人发病的卵黄样黄斑营养不良是一种常染色体显性遗传性病变,通常为散发性,尽管有报道称有一些家族聚集性。目前已知的突变基因包括 PRPH2、BEST1、IMPG1 和 IMPG2。其体征和症状通常开始于成年中期,即 30～50 岁。AVMD 可以是无症状或轻到中度视力下降,也可能表现为各种视觉症状,包括视力下降和(或)变形,视觉恶化过程缓慢。AVMD 患者呈现大小为 500～700 μm 的卵黄样病变。随着时间的推移,病变逐渐增大然后缩小,留下一片萎缩的外层视网膜和 RPE。这个过程伴随着视力的丧失。在卵黄破裂期,病灶变平,大部分液体被吸收,外层视网膜和视网膜色素上皮明显萎缩。OCT 上显示为 RPE 和感光器之间存在高反射物质,多不伴有黄斑水肿,EOG 和全视野 ERG 可能是正常的。卵黄样物质在自发荧光中显示高荧光改变。

本例患者自诉"自幼视力较差",起病较早,与 AVMD 不符。自发荧光的大片异常荧光与 OCT 的黄斑水肿也不符合 AVMD 的诊断;结合全外显子组测序得到的常染色体隐性遗传方式,排除 AVMD 的诊断。

(3) ADVIRC:BEST1 基因突变是导致 ADVIRC 的原因,遗传方式为常染色体显性遗传。迄今已报道了与 ADVIRC 相关的 4 种错义突变[p.(V86M)、p.(V239M)、p.(Y236C)和 p.(V235A)]。这些突变被认为会导致前体 mRNA 剪接异常、框内缺失或重复。ADVIRC 是一种罕见的外周脉络膜视网膜色素障碍,临床医生尚未充分认识。患者青少年时期通常没有症状,成年期才开始出现夜盲和视野异常,疾病进展缓慢。大部分 ADVIRC 在一生中能保存较好的视力,但仍可因为黄斑水肿、玻璃体积血、视网膜脱离和闭角型青光眼等并发症导致视力严重损伤。其典型特征包括玻璃体纤维凝结,在赤道区和锯齿缘之间形成环形、边界清晰的视网膜色素沉着带,视网膜上白色混浊,视网膜新生血管以及因血-视网膜屏障破坏引起的黄斑水肿等。如果在眼底检查中发现特征性的外周色素沉着带,应考虑 ADVIRC 并进行 BEST1 基因检测。此外,ADVIRC 常伴有眼前节异常,如小角膜、真性小眼球、远视、前房狭窄等。本病经常在疾病的晚期被误诊为是其他更常见的视网膜营养不良。

在本例患者中,我们检测到 BEST1 基因的复合/杂合突变,常染色体呈隐性遗传的方式,并且在广角眼底照相和自发荧光中并未见到特征性的色素沉着带,因此不考虑此诊断。

(4) MRCS 综合征:MRCS 综合征是一种罕见的遗传性视网膜营养不良疾病,与 BEST1 基因突变有关,为常染色体显性遗传。与 ADVIRC 有相似的临床特征但程度更为严重。有人认为 MRCS 综合征是一种 ADVIRC 的变体,其特征是双眼小角膜、浅前房、视杆、视锥细胞营养不良、早发性白内障和眼轴正常的后部葡萄肿,没有其他全身特征。年轻患者后部葡萄肿且周围 RPE 萎缩和视网膜色素异常,随着年龄的增长,可能会延伸到后极和葡萄肿。最早期的症状是青少年时期的夜盲症,30 岁后视力逐渐下降,可能是由于进行性白内障或感光细胞退行性改变,通常导致在 20～30 岁进行白内障手术。在晚期,全视野 ERG 呈熄灭型,且伴有 EOG 异常。

在本例患者中,并无 MRCS 综合征特征性的双眼小角膜、视锥细胞营养不良、早发性白内障和后部葡萄肿,遗传方式为常染色体隐性遗传。因此可基本排除此诊断。

(5) RP:一些患有 RP 样视网膜营养不良的患者被发现在 BEST1 基因中携带错义突变。BEST1 基因突变导致的 RP 呈现周边视网膜象限的色素改变、视盘苍白、中心凹黄色沉积、黄斑水肿和视力下降。目前尚不清楚这种突变如何导致 RP 表型,部分报道表明 BEST1 基因相关的 RP 可能是多基因致病。

在本例患者中,周边部视网膜未见到色素异常,病变仅局限在后极部及视盘区域。外显子组测序中检测到 BEST1 基因复合杂合突变,又合并 ARB 常伴发的眼前节表现,基本可以排除 RP 的诊断。

BEST1 基因突变是引起 ARB 表型的机制是什么呢?

BEST1 基因位于 11q12 染色体长臂,全长 11.5 kb,含有 11 个外显子。BEST1 基因编码 BEST1 蛋白。BEST1 蛋白有多种亚型,是一种多功能蛋白。BEST1 是一种五聚体钙敏感氯离子通道,定位于 RPE 的基底外侧质膜,具有 4 个跨膜区域(图 4-5)。BEST1 对 $[Ca^{2+}]i$ 和 pHi 的影响是离子转运和稳态的关键调节剂。

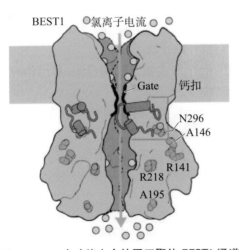

图 4-5 一个功能齐全的同五聚体 BEST1 通道

由 WT 亚基(绿色)组装形成,允许氯离子(黄色圆)在钙离子(浅蓝色圆)结合后移动(基于真核 Best1 晶体结构)。引自参考文献 10

(1) 视网膜下典型的黄色沉积和自发荧光异常的可能机制:有研究发现,ARB 患者的 RPE 细胞对光感受器外节的吞噬能力降低,导致脂褐素沉积,推测 ARB 的发病是由 RPE 细胞功能障碍导致的,这点与 ADBVMD 相似。另外有学者认为,ARB 视网膜下沉积物的生成机制与 ADBVMD 黄斑区卵黄样物质沉积不一致,ADBVMD 的沉积主要是由溶酶体功能障碍引起,而 ARB 患者 BEST1 基因突变类型可能与内质网相关蛋白降解(ERAD)的激活有关。ARB 携带者中的突变蛋白在内质网中被质控网络识别并被纠正,因而临床表型正常,而 ARB 患者中更多变性蛋白潴留于内质网导致内质网应激,引起蛋白酶体功能障碍。该机制目前尚未被阐明。

（2）EOG 异常的可能机制:EOG 异常为 ARB 的典型表现,但其与 BEST1 蛋白间的机制尚不明确。已知 BEST1 是一种钙敏感的氯离子通道,*BEST1* 突变可能通过调节 RPE 细胞内钙离子水平影响氯离子通道、钙离子依赖性的色素颗粒迁徙和 RPE 细胞吞噬作用,这些效应均与 EOG 反应有关。

（3）黄斑水肿发生的可能机制:机制不明,可能与 RPE 基底膜 HCO_3^- 通道功能及其屏障功能受损有关,或与 RPE、Müller 细胞及视网膜细胞内高表达的碳酸酐酶有关。

（4）伴发的浅前房和远视的可能机制:这些伴发的眼部异常为 *BEST1* 基因突变相关疾病谱的共同表型,可能与 RPE 和 BEST1 在眼部发育过程中的作用有关,目前机制尚不明确。有相关研究发现,BEST1 与其他转录因子相互作用可能影响小梁网等眼前节发育。

目前对于 ARB 本身尚无有效的治疗方法,主要是针对伴发和继发的眼部疾病的治疗。对于伴有青光眼的患者主要为控制眼压,改善黄斑水肿。大多数 ARB 患者并发的高眼压难以控制,为难治性青光眼。局部和全身多种降眼压方法联合应用,其中碳酸酐酶抑制剂在该类患者中降眼压效果相对较好。在药物控制眼压不佳时可考虑青光眼手术治疗,青光眼虹膜周切术和小梁滤过手术的疗效均差,甚至可能加重黄斑水肿,而睫状体光凝对于药物和青光眼术后可能具有一定的降眼压效果。有报道显示,采用睫状体光凝后,可部分控制晶体摘除联合小梁滤过手术仍无法控制的高眼压。对于 ARB 继发黄斑囊样水肿,可尝试予以碳酸酐酶抑制剂帮助患者部分恢复视力,但目前的疗效尚有争议。此外,针对 CNV 的抗血管内皮生长因子(VEGF)治疗也有助于提升患者视力。合并弱视、远视时,幼儿可配镜配合弱视训练治疗。合并 CNV 者可行抗 VEGF 治疗。

ARB 的治疗:目前新型的治疗方式如新药物疗法、基因治疗和干细胞治疗尚在研究阶段,具有巨大的潜力。

（1）新药物疗法:体外研究发现,蛋白酶抑制剂 4-苯基丁酸和硼替佐米可以挽救在细胞基底外侧质膜的 BEST1,并恢复氯离子电导。

（2）基因治疗:由于单基因突变和常染色体隐性遗传的特点,使 ARB 的基因治疗值得期待,而 ARB 患者保留了一定的视力和黄斑感光结构,使治疗窗口似乎足够宽,以至于可以实行基因治疗干预。

（3）干细胞治疗:近几年,诱导多能干细胞(iPSC)-RPE 移植研究有了可喜的进展,使用 iPSC 的干细胞治疗正在深入研究,用于治疗视网膜退行性疾病,为其应用于 ARB 等 RPE 相关疾病的研究提供了新思路和方法。

本例患者 ARB 诊断明确,伴发闭角型青光眼和继发黄斑囊样改变。目前应以降眼压和改善黄斑囊样病变治疗为主。全外显子组测序显示 *BEST1* 复合杂合突变,在后期也许可考虑基因治疗。

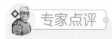 专家点评

本例患者的诊断难点在于:①我们如何根据患者主诉、眼底改变和门诊常规的检查

结果做出遗传性视网膜病变的初步诊断,并考虑用基因检测来辅助诊断;②根据基因检测发现的 *BEST1* 基因突变,我们又如何去做一类 *BEST1* 相关疾病的鉴别诊断,得到最终的答案。在本例中,患者自诉视力差发生于年幼时期,OCT 显示的黄斑囊样改变、视网膜层间桥样连接,在首诊时容易被误诊为 XLRS。但在仔细分辨 OCT 影像后,发现本例患者双眼黄斑区囊样改变同时伴有 RPE 上高反射物质沉积而非劈裂,这也提示我们:在临床上需要仔细去观察 OCT 中每个扫描层面的情况,而非仅仅根据病变最为严重的一张扫描报告。同时,因为 XLRS 是一种 X 连锁隐性遗传性视网膜病变,我们在考虑 XLRS 的诊断时更应该仔细询问患者家族史以做出判断。本例中,我们结合患者主诉、双眼对称的眼底表型以及合并的闭角型青光眼这一类同时累及眼前节发育和后极部病变的疾病,应该考虑先天性异常,并且是发育相关或者遗传相关,而同时表现为眼底后极部病变合并闭角型青光眼的疾病,ARB 的可能性最大。下一步应该考虑基因检测,全外显子测序分析出可疑的致病基因,然后通过家系内 Sanger 测序验证并确定致病基因。*BEST1* 基因突变可以引起一组 *BEST1* 相关视网膜病变,包括 ARB、ADBVMD、AVMD、ADVIRC、RP 和 MRCS 综合征等,在基因诊断结果出来后可以根据临床特征逐个进行鉴别诊断。本例患者从临床特征到基因诊断均符合 ARB,给予患者针对闭角型青光眼和黄斑水肿等相关症状的对症治疗。目前 *BEST1* 基因可能是基因治疗的一个可靠靶点,特别是在 ARB 这样一种常染色体单基因隐性遗传性病,可考虑基因增补治疗。目前已经成功构建出犬 ARB 模型,并通过腺相关病毒载体介导的 *BEST1* 基因转染至 RPE 细胞后,可使视网膜病变逆转,如此可喜的研究结果为 ARB 的基因治疗带来了新的希望。同时,使用 iPSC 的干细胞治疗也可能是缓解或治疗 ARB 的潜在疗法。

病例提供单位:上海交通大学医学院附属第一人民医院

整理:陈洁琼　陈钰虹

述评:陈洁琼　孙晓东

参考文献

[1] MARMORSTEIN AD, CROSS HE, PEACHEY NS. Functional roles of bestrophins in ocular epithelia [J]. Prog Retin Eye Res,2009,28(3):206 - 226.

[2] BOON CJ, VAN DEN BORN LI, VISSER L, et al. Autosomal recessive bestrophinopathy: differential diagnosis and treatment options [J]. Ophthalmology, 2013,120(4):809 - 820.

[3] CHOWERS I, TIOSANO L, AUDO I, et al. Adult-onset foveomacular vitelliform dystrophy: A fresh perspective [J]. Prog Retin Eye Res, 2015,47:64 - 85.

[4] JOHNSON AA, GUZIEWICZ KE, LEE CJ, et al. Bestrophin 1 and retinal disease [J]. Prog Retin Eye Res,2017,58:45 - 69.

[5] BOULANGER-SCEMAMA E, SAHEL JA, MOHAND-SAID S, et al. Autosomal dominant vitreoretinochoroidopathy: When molecular genetic testing helps clinical diagnosis [J]. Retina, 2019,39(5):867 - 878.

［6］ PFISTER TA，ZEIN WM，CUKRAS CA，et al. Phenotypic and genetic spectrum of autosomal recessive bestrophinopathy and best vitelliform macular dystrophy［J］. Invest Ophthalmol Vis Sci，2021，3；62(6)：22.

［7］ BOON CJ，KLEVERING BJ，LEROY BP，et al. The spectrum of ocular phenotypes caused by mutations in the BEST1 gene［J］. Prog Retin Eye Res，2009，28(3)：187－205.

［8］ 刘珏君，陈长征.常染色体隐性遗传 Best 病的临床特征及治疗研究进展［J］.中华眼底病杂志，2020，36(1)：70－74.

［9］ 王光璐，王明扬，魏文斌.成年人型卵黄样黄斑营养不良的临床特征［J］.眼科，2010，19(4)：250－252.

［10］ SINHA D，STEYER B，SHAHI PK，et al. Human iPSC modeling reveals mutation-specific responses to gene therapy in a genotypically diverse dominant maculopathy［J］. Am J Hum Genet，2020，107(2)：278－292.

病例5 间歇性出现的眼球向外偏斜：间歇性外斜视？

主诉

患者，37 岁，女性，自觉左眼有时向外偏斜 1 年。

病史摘要

现病史：患者于 1 年前开始自觉左眼有时候向外偏斜，多于疲劳时候出现，偏斜时伴有视物重影。否认眼球运动困难，否认眼红、眼痛，否认视力下降。为了改善外观，要求斜视矫正手术，于是来我科进一步诊治。

病程中体温正常，饮食正常，大小便正常，体重稳定。

既往史：3 年前患者照镜子时无意中发现自己左眼瞳孔散大，来我院就诊，进行了头颅 MRI 检查，动态和静态视野、VEP、眼部 B 超、视力和眼压检查，未发现异常，0.05％毛果芸香碱实验阳性，后经神经眼科专家会诊，最后考虑为 Adie 瞳孔。否认高血压、糖尿病、心脏病等疾病史；乙肝"小三阳"，否认结核等传染病；否认手术、外伤史；否认相关食物过敏史；否认药物过敏史。

个人史：无特殊。

婚育史：已婚已育。

家族史：无特殊。

眼科体检

屈光度：右－0.25DS－1.0，左－0.5DS／－1.25DC＊140－1.0。双眼眼压正常。

眼睑位置正常，闭合良好，无代偿头位。双结膜无充血，角膜透明，前房深清，右瞳孔直径 3 mm，光反射存在；左瞳孔直径 5 mm，直接、间接对光反射消失；玻璃体透明，视盘界清，视网膜平伏。

斜视专科检查

眼位

33 cm HT：－25°L/R5°，可控正位，眼球运动大致正常。

三棱镜交替遮盖：

REF　　　　X(T)cc'＝80PD　　　　X(T)cc＝80PD
　　　　　　LH(T)cc'＝10PD　　　　LH(T)cc＝25PD
LEF　　　　X(T)cc'＝80PD　　　　X(T)cc＝80PD
　　　　　　LH(T)cc'＝10PD　　　　LH(T)cc＝25PD

初步诊断

间歇性外斜视，左眼 Adie 瞳孔。

治疗及转归

给予患者预约斜视矫正手术，手术日期安排在 4 个月之后。

4 个月之后患者进行术前检查，斜视角度一致，但是出现了左眼内转功能不足（－2）。结合左眼瞳孔散大的体征，我们考虑左眼动眼神经不全麻痹。给患者进行头颅 CT 血管成像（CTA）、数字减影血管造影（DSA）、眼眶增强 CT 和增强 MRI 检查，并进行神经外科、神经内科、神经眼科和眼眶科的多次会诊，均未发现明确的占位病变。

16 个月之后患者前来眼科复诊，出现持续性复视，面朝右视线向左的代偿头位，外斜视角度增大，左眼内转完全不能（－5），外下转不足（－1）（图 5-1）。

三棱镜交替遮盖：

REF　　　　XTcc'＝140PD　　XTcc＝110PD
　　　　　　LHTcc'＝20PD　　LHTcc＝20PD

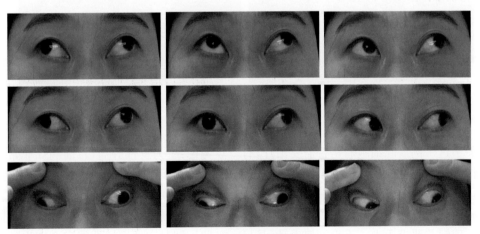

图 5-1　患者九方位眼位照

患者眼底照相未见明显异常（图 5-2）。

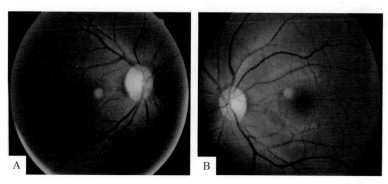

图 5-2　眼底照片

A. 右眼；B. 左眼

根据表现，考虑左眼动眼神经下支不全麻痹。该病例的临床体征在数年内逐步呈现，此时已经非常典型，但是病因和病灶仍未明确。最后，又重新仔细地对眼眶增强 MRI 图像进行阅片，终于发现了问题：T1 加权像，在左眼视神经下方，也就是动眼神经下支的位置，发现一个很小、圆形、高信号病灶，只有 3 个层面可以看到，另外还发现左眼内直肌萎缩（图 5-3）。最后诊断为：左眼动眼神经下支不全麻痹，雪旺细胞瘤（Schwannoma）。

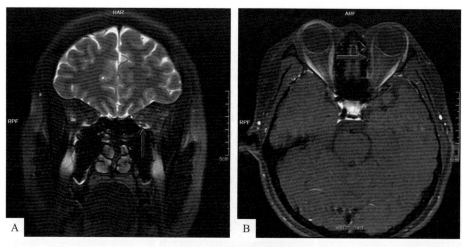

图 5-3　眼眶增强 MRI

A. 冠状位 T1 增强，动眼神经下支附近占位信号（红色箭头）；B. 水平位 T1 增强，左眼内直肌萎缩（红色箭头）

关于这一例雪旺细胞瘤是否需要治疗，有三点考虑：①为良性肿瘤，目前病灶非常小，没有占位效应；②进展缓慢；③动眼神经下支目前还保留部分功能，而任何针对雪旺细胞瘤的治疗，都会导致该神经功能的完全丧失。所以，对于患者的现状而言，治疗雪旺细胞瘤的弊大于利。患者有强烈改善外观的要求，和其沟通以后，告知斜视不稳定，有继续加重可能，患者表示理解并要求手术。手术如何设计，是另一难题。针对这种内转功能完全丧失的病例，传统退截手术效果欠佳，需要做肌肉转位手术。考虑到该病例上直肌功能正常，下直肌功能受累较轻，进行了左眼反 Jensen 手术，即将左眼上、下直肌鼻侧一半肌束分别与内直肌的上、下一半肌束联结。

术后1个月复诊,第一眼位正位,第一眼位和正下方视野无复视。左眼内转功能改善,达中线,下转轻度落后(图5-4)。

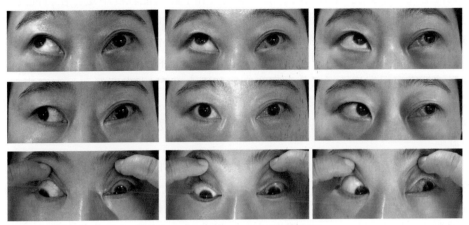

图5-4　术后1个月九方位眼位照

术后4个月复诊,第一眼位正位、无复视,下方视野间歇性复视。左眼内转达中线,下转轻度落后(图5-5)。患者后续仍在进一步随访当中。

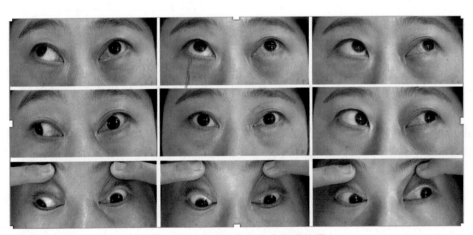

图5-5　术后4个月九方位眼位照

最后诊断

左眼动眼神经下支不全麻痹,雪旺细胞瘤。

讨论与分析

动眼神经麻痹是临床上并不少见的一种麻痹性斜视,典型的病例诊断并不困难,但是这个病例的诊断非常具有特殊性和挑战性,特点在于:①极其缓慢的发病过程,早期临床表现不典型;②微小且隐蔽的病灶;③病因非常罕见。以下围绕这3点逐一展开讨论与分析。

(1)极其缓慢的发病过程,早期临床表现不典型。这个病例从发病到明确诊断总共经历 4 年、3 个阶段：第 1 阶段，孤立性的左眼瞳孔散大；第 2 阶段，发病 3 年后出现左眼间歇性外斜视；第 3 阶段，发病 4 年后，出现左眼恒定性外斜视和内转功能不足，之后逐渐加重，表现为左眼恒定性外上斜视，左眼内转功能完全丧失和下转功能轻度不足。在斜视发病早期，患眼运动功能正常，外斜视呈间歇性发作，可控正位，此时即使是非常有经验的斜视专科医生，也难以与常见的间歇性外斜视做鉴别。好在患者的手术有一个等待期，在等待期内出现了典型的动眼神经不全麻痹表现，从而使得诊断得以修正和明确。

动眼神经麻痹根据病情可以分为完全麻痹和不全麻痹、上支麻痹和下支麻痹。动眼神经进入眼眶后分成上下 2 支，上支支配上睑提肌和上直肌，下支支配内直肌、下直肌和下斜肌。这个病例表现为左眼内直肌完全麻痹和下直肌部分受累，所以诊断为左眼动眼神经下支不全麻痹。

（2）微小且隐蔽的病灶。针对神经麻痹性疾病，诊治的重点需要明确疾病定位。这个病例为动眼神经下支不全麻痹，同时伴有瞳孔受累，所以病灶应该定位在眼眶内动眼神经下支靠近睫状神经节附近。疾病定位已经明确，但是由于病灶极小，进展极其缓慢，所以对影像学检查和阅片提出了挑战，一般需要进行增强薄层 MRI 检查和非常仔细地阅片，常规 MRI 检查非常容易遗漏。患者最初出现孤立性瞳孔散大，已经进行了常规的头颅 MRI 检查，未发现病灶。在出现眼球运动障碍之后，又进行了一系列的头颅血管造影，以及增强薄层的 CT 和 MRI 检查，一开始仍然未发现病灶，在后续反复阅片过程当中才发现了极小的隐匿病灶。

（3）病因非常罕见。明确病灶之后，还需要确定病灶的性质。这个病灶是什么？由于无法获得组织病理学结果，我们需要根据临床特征、影像学表现以及排除法，逐一进行病因学分析。眶尖部位的实质性占位，常见的原因包括炎症、感染和肿瘤。这个患者从出现瞳孔散大到现在已经有 4 年时间，其间从未出现过眼部的红肿、疼痛等炎症性表现，病程非常缓慢，并且病灶很小、很局限，边界非常清晰，信号均匀，不符合炎症和感染的表现。如果考虑肿瘤，我们需要明确肿瘤的细胞来源问题，周围神经除了神经轴索，就只有包绕的髓鞘，髓鞘由雪旺细胞形成，因此最终考虑是雪旺细胞增生形成的雪旺细胞瘤，也称为神经鞘瘤。

雪旺细胞瘤是雪旺细胞来源的良性周围神经鞘瘤，占眼眶肿瘤的 1%～6.5%。头颈部的雪旺细胞瘤，95.5% 来源于听神经，眼眶内主要累及三叉神经，位于眼眶上方，累及动眼神经少之又少，非常罕见。Yulek 等进行了一项回顾性研究，在 647 例斜视病例中发现 8 例雪旺细胞瘤，约占 1.2%，其中 1 例累及滑车神经，2 例累及展神经，5 例累及动眼神经。因为病灶直径很小，只有 3～9 mm，所以其中有 6 例在常规的 MRI 检查中被遗漏。

累及眼外肌的雪旺细胞瘤有以下特征，本病例的表现与这些特征高度吻合：①逐渐进展的临床病程；②受累眼外肌萎缩；③颅神经高度选择性累及；④结节或梭形，T2 和 T1 增强 MRI 表现为高信号神经病变；⑤累及眶内动眼神经分支的雪旺细胞瘤表现为逐渐进展的外斜视，极其容易被误认为是间歇外斜视逐渐失代偿的表现。

针对这个病例，治疗顺序如何安排？先治疗雪旺细胞瘤，还是先矫正斜视？一般来说首先要针对病因进行治疗。雪旺细胞瘤的治疗措施包括手术切除、伽马刀和放疗。手术切除是雪旺细胞瘤确切的治疗方法，一般用于比较大的病灶，或具有恶性生长特征的病灶。手术切除一般会导致神经功能的完全丧失，而放疗和伽马刀有可能保留部分神经功能。针对无症状或者微小的雪旺细胞瘤,可以采取观望策略。这例患者的雪旺细胞瘤非常小,生长缓慢,仅仅累及部分动眼神经下支功能,目前对其采取任何治疗措施都有可能导致更为严重的神经功能损伤,弊大于利,所以暂时采取保守随访的策略。因为患者有强烈的改善外观需求,在和患者充分沟通之后,告知斜视仍有继续加重可能,术后斜视复发可能,患者表示理解并要求手术,我们对其进行斜视矫正手术。

动眼神经麻痹性斜视是斜视领域极具挑战的斜视类型,主要在于动眼神经支配 4 条眼外肌,不同病情累及的眼外肌不同,病情复杂,手术难度大。对于完全性动眼神经麻痹,传统手术包括超常量外直肌后徙和内直肌截除术,或联合垂直移位,术后以轻度过矫为宜,远期容易发生回退。其中,外直肌减弱术非常重要,方法包括:超常量后徙、切除,以及外侧骨膜固定。可以同时联合上斜肌鼻侧转位。最近临床上还报道了一种新的术式——外直肌劈开转位术,即把外直肌劈为两束,分别转位至内直肌止端上方和下方,取得了不错的效果。但是该手术范围较大,难度较高,术后有出现脉络膜渗出性脱离、视神经受压的风险。部分动眼神经麻痹可以根据麻痹的眼外肌和功能健全的眼外肌,选择合适的眼外肌转位术,以达到矫正眼位和改善运动的目的。比如动眼神经上支麻痹可以选择 Knapp 手术,孤立的下直肌麻痹可以选择反 Knapp 手术,孤立的内直肌麻痹可以选择垂直肌转位术。本病例虽然是动眼神经下支麻痹,但下直肌的功能受累较轻,以内直肌完全麻痹为特点,所以我们选择反 Jensen 术,即将上、下直肌鼻侧的一半肌束,与内直肌的上、下半束分别联结,联合外直肌后徙和调整缝线技术。该病例术后短期内达到令人满意的临床治疗效果,远期效果仍在进一步随访当中。

专家点评

本病例在斜视发生的 3 年之前已经出现单眼瞳孔散大,当时无其他动眼神经麻痹的表现,常规头颅 MRI 检查未发现异常,所以考虑为 Adie 瞳孔。在外斜视发病的早期,眼球运动功能几乎正常,临床表现与常见的间歇性外斜视几乎相同,完全可能作为一个常规病例进行手术处理。这个患者在手术等待期内出现了典型的动眼神经麻痹表现,才得以确诊。但是,后续的病因诊断颇为曲折,最后通过反复阅片才发现病灶,确诊为雪旺细胞瘤,警示临床工作需要极其谨慎和高度细心。病因明确之后,治疗策略也非常具有挑战性:先治疗雪旺细胞瘤,还是先矫正斜视,需要进行充分论证。考虑利弊得失,以及与患者充分沟通,才能顺利推进,保障患者利益。最后经过综合考虑,对雪旺细胞瘤采取密切随访的策略,对斜视先进行手术矫正,短期之内取得了满意的临床效果。但是由于病灶仍有可能继续进展,后续斜视可能复发,需要密切随访。另外,也可能需要对雪旺细胞瘤的病灶进行治疗。

病例提供单位:复旦大学附属眼耳鼻喉科医院

整理:吴联群

点评:赵晨

参考文献

[1] PUSHKER N, KHURANA S, KASHYAP S, et al. Orbital schwannoma：a clinicopathologic study [J]. Int Ophthalmol, 2015,35(4)：481－486.

[2] OSTROM QT, GITTLEMAN H, TRUITT G, et al. CBTRUS statistical report：primary brain and other central nervous system tumors diagnosed in the United States in 2011－2015 [J]. Neuro Oncol，2018,20(suppl_4)：iv1－iv86.

[3] YULEK F, DEMER JL. Isolated schwannoma involving extraocular muscles [J]. J AAPOS, 2016,20(4)：343－347.

[4] CHASKES MB, RABINOWITZ MR. Orbital schwannoma [J]. J Neurol Surg B Skull Base， 2020,81(4)：376－380.

[5] KIM MS, PARK K, KIM JH, et al. Gamma knife radiosurgery for orbital tumors [J]. Clin Neurol Neurosurg, 2008,110(10)：1003－1007.

[6] SADAGOPAN KA, WASSERMAN BN. Managing the patient with oculomotor nerve palsy [J]. Curr Opin Ophthalmol, 2013,24(5)：438－447.

[7] GOKYIGIT B, AKAR S, SATANA B, et al. Medial transposition of a split lateral rectus muscle for complete oculomotor nerve palsy [J]. J AAPOS, 2013,17(4)：402－410.

[8] KHAN SS, SHAH AS, DAGI LR, et al. Complication and management of optic nerve edema resulting from nasal transposition of the split lateral rectus muscle [J]. J Pediatr Ophthalmol Strabismus，2021,58(3)：e12－e15.

病例6 当视锥、视杆细胞营养不良遇上步态不稳

主诉

患者，男性，22岁，双眼进行性视力下降伴畏光5年。

病史摘要

现病史：患者约从5年前(17岁时)开始无明显诱因下出现双眼进行性视力下降伴畏光，其间于当地医院就诊，诊断为"屈光不正"，予验光配镜，视力无明显改善；当时因其杯盘比大，怀疑青光眼可能，但未予特殊治疗。于我院青光眼科检查后基本排除青光眼可能，考虑双眼视锥、视杆细胞营养不良。予以口服神经营养药物、改善微循环药物及维生素治疗，患者视力无明显改善，半年后再次就诊于我院神经眼科。追问病史，患者除视觉症状外，诉约3年前起出现双下肢无力、行走不稳且左右摇摆、易摔跌等情况，症状呈缓慢进行性加重，致不能奔跑。患者同时存在语速减慢、言语不清。无复视、头晕、头痛、恶心、呕吐、吞咽障碍、肢体麻木、无力、认知能力障碍等表现。

患者自发病以来，饮食、睡眠可，大小便正常，体重无明显增减。

既往史：否认高血压、糖尿病、冠心病、慢性支气管炎等慢性病史。否认肝炎、结核等传染病史，无外伤、输血史，否认药物及食物过敏史，按计划预防接种。

个人史：否认异地及疫区久居史、毒物接触史，否认烟酒嗜好。

家族史：父母非近亲婚配。父系、母系家族中 5 代以内均无近亲婚配史。患者外祖母 50 岁发病，患者母亲 48 岁发病，均以进行性加重的行走不稳为首发症状，无视力异常，现均有独立行走能力。据家属回忆，患者外祖母之母、外祖父之父有可疑类似表现，均已去世。

入院体检

T 36.5℃，P 74 次/分，BP 118/71 mmHg，神清，查体合作，表情呆滞，反应迟钝，构音障碍，阔基底步态。咽反射正常。双上肢肌力、肌张力正常。双手轻度意向性震颤且轮替笨拙。双下肢肌力正常、肌张力降低、感觉正常。双上肢腱反射正常，双下肢腱反射亢进，双侧巴宾斯基征阳性，闭目难立征、指鼻试验及跟膝胫试验均阳性。全身浅表淋巴结未触及肿大。胸廓无畸形，心脏、肺部及腹部查体未及异常。脊柱、四肢无畸形，关节无红肿，双下肢无水肿。

眼部检查

裸眼视力右眼 0.1，左眼 0.2；最佳矫正视力无提升。非接触眼压计测量眼压：右眼 13 mmHg、左眼 17 mmHg。双眼球扫视慢，未见眼球震颤，双眼各方向运动均受限（图 6 - 1）。双眼睑对称，睑裂高度正常，无迟落、退缩、缺损，外观无明显异常；双眼角膜透明，无角膜后沉着物（KP）。中央前房轴深 4.5CT，周边前房轴深 1CT，无房水闪辉，无房水细胞；虹膜纹理清晰、无异色、无萎缩。双侧瞳孔等圆、等大，大小约 4 mm×4 mm，直接和间接对光反射灵敏。晶状体、玻璃体无混浊。双眼视盘边界清，颞侧颜色稍淡；双眼杯盘比约为 0.6，动、静脉比例为 1∶2；黄斑区色素紊乱，中心凹反光消失；视网膜平伏，未见裂孔、变性区。

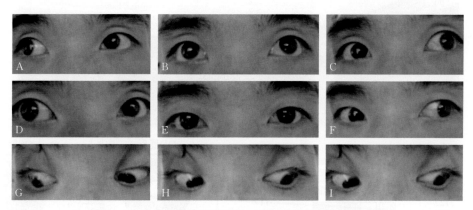

图 6 - 1　患者双眼球运动照片。患者眼球各方向运动受限

A. 向右上方注视；B. 向上方注视；C. 向左上方注视；D. 向右侧注视；E. 向前正中注视；F. 向左侧注视；G. 向右下方注视；H. 向下方注视；I. 向左下方注视

辅助检查

（1）Goldmann 压平眼压计测量全天多次眼压，眼压测量值及波动范围均正常。

（2）彩色眼底照相：视网膜动脉稍变细，黄斑区色素紊乱，颞侧视盘颜色淡（图 6 - 2）。

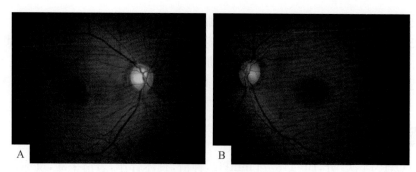

图6-2 双眼彩色眼底照相

A. 右眼；B. 左眼

（3）光学相干断层扫描（OCT）检查：双眼后极部视网膜变薄，视盘周围神经纤维层厚度颞侧变薄，黄斑区节细胞内丛状层厚度弥漫性变薄（图6-3）。

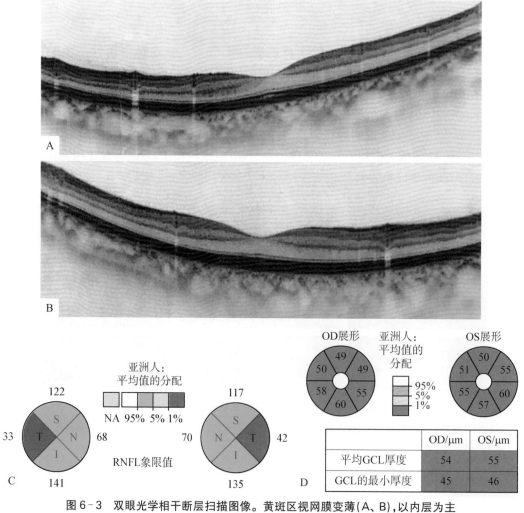

图6-3 双眼光学相干断层扫描图像。黄斑区视网膜变薄（A、B），以内层为主

A. 右眼；B. 左眼；C. 双眼视盘周围神经纤维层厚度颞侧变薄；D. 双眼黄斑区节细胞内丛状层厚度弥漫性变薄

（4）荧光素眼底血管造影（FFA）检查：双眼中周部及周边部视网膜散在小灶性色素上皮损害，无荧光素渗漏（图6-4）。

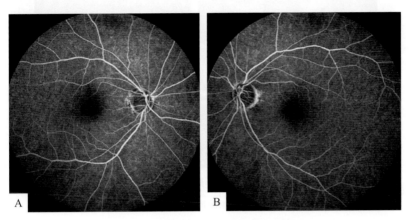

图6-4　双眼荧光素眼底血管造影图像

A. 右眼；B. 左眼

（5）中心视野检查：双眼均检出中心暗点及与生理盲点相连的上、下方旁中心暗点（图6-5）。

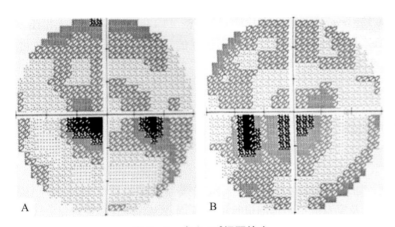

图6-5　中心30°视野检查

A. 右眼；B. 左眼

（6）视网膜电图（ERG）检查：双眼暗视反应 b 波峰潜时延迟、峰幅值降低；明视反应 b 波峰潜时在正常范围内，峰幅值降低。

（7）图形视觉诱发电位（PVEP）检查：双眼大方格波形异常，波峰潜时中度延迟、峰幅值降低；中方格波形正常，波峰潜时轻度延迟、峰幅值降低；小方格波形异常，波峰潜时重度延迟，峰幅值降低。

（8）头颅 MRI 检查：环池稍大，小脑半球脑沟增宽、小脑、脑干（延髓、脑桥、中脑）较细、萎缩（图6-6）。

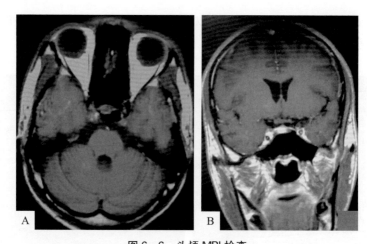

图 6-6　头颅 MRI 检查

A. 示环池稍大、小脑半球脑沟稍增宽；B. 示脑干(中脑、脑桥)

初步诊断

①双眼视锥、视杆细胞营养不良；②遗传性共济失调。

进一步检查

(1) 线粒体基因(*mtDNA*)突变检测：11 778、14 484、3 460 位点未检出变异。

(2) *ATXN7* 基因突变检测：*ATXN7* 基因的三核苷酸(CAG)重复数目为 50 次(正常值为 9~18 次，平均 10 次)。

最后诊断

脊髓小脑性共济失调 7 型。

治疗及转归

明确诊断后，通过合理的生活指导、配戴助视器及神经系统康复治疗，提升了患者的生存质量。建议患者及家系成员婚育前进行遗传咨询、产前诊断，尽量避免后代携带致病突变。

讨论与分析

视锥、视杆细胞营养不良(cone-rod dystrophy，CRD)是一种相对罕见的遗传性、致盲性黄斑病变，发病率为 1∶30 000~1∶40 000。CRD 的遗传方式多样，可为常染色体显性遗传、常染色体隐性遗传或 X 染色体连锁遗传。CRD 以视锥细胞损害为主，并伴有不同程度的视杆细胞损害，患者常于学龄期起病，临床表现为渐进性视力下降、畏光、昼盲、色觉障碍、中心暗点等，常于中年时进展至法定盲范畴。眼底检查早期可见黄斑中心凹反光消失、黄斑区色素紊乱，可合并视网膜动脉变细、颞侧视盘苍白等异常表现。晚期可见黄斑区"牛眼征"样表现或黄斑区色素沉着、视网膜血管进一步变细、视盘蜡样苍白等表现。CRD 一般单独出现，但也有综合征型的 CRD，如 Bardet-Biedl 综合征与脊髓小脑性共济失调 7 型(spinocerebellar ataxia type 7，SCA7)。

脊髓小脑性共济失调(spinocerebellar ataxia,SCA)是遗传性神经系统变性疾病,遗传方式多为常染色体显性遗传,具有明显的临床和遗传异质性。SCA 主要的病理改变为小脑、脑干与脊髓的变性和萎缩,临床上以进行性脊髓小脑性共济失调为突出表现,尚可合并构音障碍、眼外肌麻痹、复视、锥体束征、锥体外系征、周围神经病变、智能减退等神经系统表现。通常,步态异常是首先出现的神经系统体征,然后出现肢体共济失调和构音障碍,其后出现眼球扫视运动变慢、眼肌麻痹、吞咽困难与锥体束征。

SCA 可根据不同的致病基因分为不同亚型,但 SCA7 是 SCA 中唯一确定伴有视锥、视杆细胞营养不良和进行性、不可逆性视力下降的亚型。单纯性 CRD 即使在疾病晚期,也不会出现脊髓小脑共济失调的各种临床表现。因此当 SCA7 的患者以 CRD 的相关表现首诊于眼科时,要求眼科医师不仅能准确识别其眼底表现,还能不忽略眼球运动的检查及全身神经系统症状的问诊和检查,最终经基因检测而确诊该病。

SCA7 的发病原因是编码共济失调蛋白 7(ataxin 7)的基因 ATXN7(NM_000333,OMIM:607640)发生突变。该基因位于染色体 3p12-13 区域,发生突变的基因中,CAG 三联体拷贝数增加(正常拷贝数应小于 20,平均为 10,而致病突变的拷贝数通常为 36～400)。SCA7 的主要病理改变为橄榄体、脑桥及小脑的萎缩,并伴有视网膜视锥细胞和视杆细胞的变性,具体表现为光感受器细胞及视网膜神经节细胞的变性。其中,视锥细胞首先受累,然后视锥细胞与视杆细胞均逐渐萎缩。因此,在疾病早期,患者可主诉双眼进行性视力下降、视野中心暗点、畏光,但周边视力和夜间视力相对保存较好。色觉损害通常早于视力损害出现,且可相对严重。视力最终会进展至全盲。视网膜的体征主要包括黄斑区颗粒样色素紊乱,晚期偶可表现为"牛眼征",常可合并继发的视盘苍白,然而这些较为明显的眼部体征可能在疾病晚期才表现出来。SCA7 的眼部表现,尚有角膜内皮细胞密度下降和中央角膜厚度增加的报道。

SCA7 早期的 OCT 改变亦较为轻微,晚期方出现较为明显的外核层萎缩和椭圆体带、嵌合体带的损害,以及脉络膜毛细血管层萎缩等。因此,早期诊断可能较为困难,有可能被误诊为单纯型 CRD、隐匿性黄斑营养不良、其他类型的黄斑营养不良等。视觉电生理检查方面,多焦视网膜电图较全视野视网膜电图更为敏感。除中心视野检查外,黄斑区微视野检查也可作为疾病严重程度与疾病进展评估的补充手段。

目前尚无治疗 SCA7 的有效方法,但尽早确诊可使患者及家系成员避免因误诊造成的不必要错误治疗,以及指导遗传咨询和产前诊断,避免下一代患者出生。在基因治疗方面,基于核酸分子的 ATXN7 基因表达静默策略正在研发过程中。

专家点评

50% 的 SCA7 患者以视力下降作为首发表现。但本例患者在眼科历时半年余方得到正确诊断,原因是:眼部体征不明显,没有复视主诉,故未详细检查眼球运动功能,未及时询问全身症状及全身病家族史,未能从年轻人较不寻常的 MRI 报告"小脑、脑干萎缩"中获得提示。眼科医师,尤其是神经眼科和眼底病专科的医师须熟悉本病特点,注意检查眼球运动功能及神经系统体征,并及时进行基因检查,才能做到及时诊断。

眼球运动障碍是 SCA7 患者较为常见的临床表现。早期体征为扫视运动变慢,提示脑干网状系统受损;随后出现进行性眼肌麻痹。在疾病早期,眼肌麻痹的影响可被前庭刺激部分代偿，但最终会表现出眼肌麻痹的相应临床症状。本例患者的眼球运动异常，表现为扫视运动慢、双眼向各个方向运动均不到位，但因为各条眼外肌肌力相对平衡，故患者尚无主观症状如复视等。

SCA7相关的视锥、视杆细胞营养不良可能存在视力下降程度与眼底形态学改变程度不相符的特点。例如本例患者，双眼视力损害严重，但眼底仅表现为轻微的黄斑区色素沉着，视盘的继发苍白也局限于颞侧。但其全视野视网膜电图已检出明视与暗视b波异常，提示视锥与视杆细胞均已受累，病变程度已非疾病早期。准确、及时的诊断需要借助于包括高分辨率OCT、自发荧光眼底照相、多波长眼底照相在内的眼底多模态影像，以及全视野视网膜电图、多焦视网膜电图、中心视野检查、黄斑区微视野检查等视觉电生理检查。

值得注意的是，尽管SCA7为常染色体显性遗传，但患者的家族史可能常为"阴性"。本病具有"遗传早现"的特点，即下一代的发病时间会比上一代提前，且病情更加严重，这是由于下一代被遗传者的CAG拷贝数会较上一代增加。例如本例患者的祖辈均为高龄发病，仅有轻度共济失调表现，无眼部异常；患者母亲48岁发病，也仅表现为轻度步态异常，眼部检查和视野检查均未见异常。因此患者在最初几次就诊时，均否认家族史，增加了诊断的难度，这需要接诊医师熟知该病的眼部及神经系统表现，引导患者全面表述家族史。

病例提供单位：中山大学中山眼科中心

整理：徐晓宇

述评：迟玮 杨晖

参考文献

［1］ TSANG SH, SHARMA T. Progressive cone dystrophy and cone-rod dystrophy (XL, AD, and AR)［J］. Adv Exp Med Biol, 2018,1085:53 - 60.

［2］ GILL JS, GEORGIOU M, KALITZEOS A, et al. Progressive cone and cone-rod dystrophies: clinical features, molecular genetics and prospects for therapy［J］. Br J Ophthalmol, 2019,103 (5):711 - 720.

［3］ KLOCKGETHER T, MARIOTTI C, PAULSON HL. Spinocerebellar ataxia［J］. Nat Rev Dis Primers, 2019,5(1):24.

［4］ SULLIVAN R, YAU WY, O'CONNOR E, et al. Spinocerebellar ataxia: an update［J］. J Neurol, 2019,266(2):533 - 544.

［5］ MARTIN JJ. Spinocerebellar ataxia type 7［J］. Handb Clin Neurol, 2012,103:475 - 491.

［6］ ZOU X, YAO F, LI F, et al. Clinical characterization and the improved molecular diagnosis of autosomal dominant cone-rod dystrophy in patients with SCA7［J］. Mol Vis, 2021,27:221 - 232.

［7］ NIEWIADOMSKA-CIMICKA A, TROTTIER Y. Molecular targets and therapeutic strategies in spinocerebellar ataxia type 7［J］. Neurotherapeutics, 2019,16(4):1074 - 1096.

病例 7　双眼视网膜黄白色斑块：感染还是非感染性炎症？

主诉

患者，23 岁，男性，双眼突然视力下降 10 天。

病史摘要

现病史：患者 10 天前双眼突发视力下降，不伴眼红、眼痛、分泌物增多，于当地医院诊治，诊断为"双眼巨细胞病毒性视网膜炎"，予以全身及局部抗病毒治疗后未见好转，遂至我院诊治。发病以来无发热、盗汗，食欲欠佳，大小便正常，无体重下降。

既往史：自诉发病前曾有感冒、发热症状，后至当地医院诊治，症状消失。否认乙肝、结核等传染病；否认发病前有相关手术史；否认发病前有相关输血史；否认相关食物过敏史；否认药物过敏史；否认外伤史。

个人史：无不良嗜好，无疫水、疫区接触史。

婚育史：已婚已育。

家族史：否认家族遗传病病史。

入院体检

T 36.3℃；P 100 次/分；R 20 次/分；BP 112/70 mmHg。神清，皮肤、黏膜未见黄染及瘀点、瘀斑，浅表淋巴结未触及肿大。颈软，气管居中，胸骨无压痛，双肺呼吸音清，未闻及干、湿啰音，心率 100 次/分，律齐，未及病理性杂音。腹平软，无压痛，肝肋下未及；脾肋下 10 cm，质中，无触痛；脊柱、四肢无畸形，关节无红肿，双下肢无水肿；神经系统检查正常。

眼部检查

视力：右眼（OD）0.5，左眼（OS）0.03（矫正无提高）。眼压（IOP）：OD 13.3 mmHg，OS 10.3 mmHg。眼前段检查：双眼角膜透明，KP（－）、Tydln（－）、cell（－），前房深度可，瞳孔对光反射存在，晶状体透明，玻璃体清。眼后段检查：双眼眼底后极部可见散在黄白色斑块。

辅助检查

（1）眼底照相（图 7-1）。

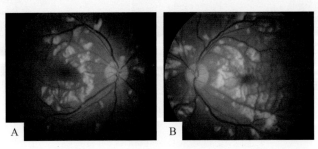

图 7-1　双眼底照片。患者双眼后极部散在多发黄白色斑块

A. 右眼；B. 左眼

（2）眼底 FFA（图 7-2）。

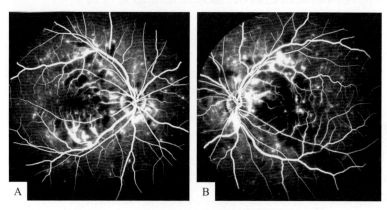

图 7-2　眼底 FFA。患者双眼视网膜黄白色斑块呈斑片状遮蔽荧光，后极部视网膜小动脉变细、迂曲，末端瘤样扩张

A. 右眼；B. 左眼

（3）眼底 OCT（图 7-3）。

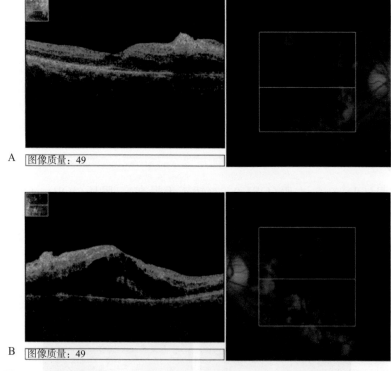

图 7-3　OCT 检查图片。患者双眼黄斑区及周围的视网膜水肿，视网膜内层局灶性增厚、反射增强

A. 右眼；B. 左眼

● **辅助检查** ⟩⟩⟩

发病时当地医院检查示：血清巨细胞病毒抗体 IgG 升高（2976.61 AU/ml），巨细胞病毒 IgM 升高（14.89 AU/ml），CRP 升高（6.81 mg/L）。

● **初步诊断** ⟩⟩⟩

双眼巨细胞病毒性视网膜炎。

● **治疗及转归** ⟩⟩⟩

本例患者在当地医院就诊时因血清 CMV IgG 和 IgM 升高，被当地医生诊断为"巨细胞病毒性视网膜炎"，给予了局部及全身抗病毒（更昔洛韦静脉注射）治疗 10 天，症状未见好转。于我院就诊时，我们发现患者双眼眼底表现不符合巨细胞病毒性视网膜炎典型的"奶酪加番茄"表现，因此我们进一步进行了眼部和全身检查，深入探寻引起双眼眼底多灶性黄白色斑块的原因。

根据可能引起双眼眼底黄白色病灶的原因，我们进一步与 HIV 视网膜病变/高血压视网膜病变等引起的棉绒斑、多灶脉络膜炎、点状内层脉络膜炎、Susac 综合征相鉴别。HIV 视网膜病变通常表现为棉绒斑、视网膜中心白色的卵圆形出血（Roth 斑）、微动脉瘤、眼底造影 FFA 显示毛细血管扩张和无灌注。高血压视网膜病变引起的棉绒斑 FFA 表现为早期低荧光、晚期组织染色、荧光增强，与本病例的 FFA 呈持续遮蔽荧光的表现不同。多灶性脉络膜视网膜病变通常表现为急性期眼底散在多个圆形、椭圆形或多边形边界模糊的黄白或灰黄病灶，病灶位于深层的 RPE 和脉络膜毛细血管层，与本病例表现不符。点状内层脉络膜病变通常表现为后极部多发小的黄白色病灶，病变位于 RPE 和内层脉络膜，眼底 FFA 显示病灶早期呈高荧光，晚期组织染色，也与本病例表现不符。我们给患者做了感染四项、结核 T-spot 试验，排除了 HIV、梅毒螺旋体、结核分枝杆菌、乙肝病毒、丙肝病毒等感染引起的视网膜病变，多灶性脉络膜视网膜病变，以及点状内层脉络膜病变。Susac 综合征可表现为视网膜内水肿，视网膜小动脉分支多发闭塞（呈动脉 Gass 斑）的表现，并伴有急性脑病和听力受损，但本病例无脑部和听力问题。我们发现患者的双眼视网膜病变与远达性视网膜病变高度相符，视网膜后极部呈多发黄白色病灶，表现为视网膜黄白色斑（Purtscher 斑），荧光造影表现为多发小片状遮蔽荧光。远达性视网膜病变或类远达性视网膜病变可由于急性胰腺炎、严重外伤、脂肪栓塞综合征、自身免疫疾病、肾功能衰竭、羊水栓塞等出现补体活化，导致白细胞聚集，从而导致小动脉的闭塞。该例患者否认外伤史，故考虑可能是其他疾病引起的类远达性视网膜病变。我们给患者做了肝肾功能、风湿免疫方面的检查以明确引起类远达性视网膜病变的可能原因。发现系统性红斑狼疮五项中抗核抗体（ANA）以及抗双链 DNA 抗体水平均有显著升高，提示系统性红斑狼疮的可能。我们向患者交代可能患全身系统性疾病的可能，并给予患者激素和甲氨蝶呤治疗 1 个月后，患者的脸部双颊出现了蝶形红斑，遂嘱患者至皮肤科进一步诊治。皮肤科行病损部位皮肤病理活检，显示符合红斑狼疮皮肤改变（图 7-4）。遂嘱患者进一步至风湿免疫科诊治，请风湿科医生会诊后最后明确诊断为系统性红斑狼疮。

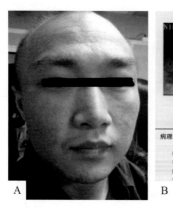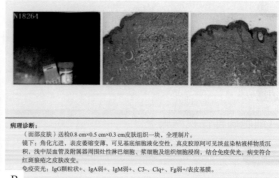

病理诊断：

（面部皮肤）送检0.8 cm×0.5 cm×0.3 cm皮肤组织一块，全埋制片。

镜下：角化亢进，表皮萎缩变薄，可见基底细胞液化变性，真皮胶原间可见淡蓝染粘液样物质沉积，浅中层血管及附属器周围灶性淋巴细胞、浆细胞及组织细胞浸润，结合免疫荧光，病变符合红斑狼疮之皮肤改变。

免疫荧光：IgG颗粒状+、IgA弱+、IgM弱+、C3-、C1q+、Fg弱+/表皮基膜。

图7-4 患者外观照片和皮肤病理检查结果

A. 患者脸部双颊蝶形红斑；B. 皮肤病理显示狼疮皮肤改变

最后诊断

①双眼类远达性视网膜病变；②系统性红斑狼疮。

讨论与分析

巨细胞病毒（cytomegalovirus，CMV）感染在器官移植、艾滋病患者中得到了足够的重视，被认为是这些严重免疫抑制患者常见的机会性感染，病死率高，但在系统性红斑狼疮（systemic lupus erythematosus，SLE）等自身免疫病患者中还没有得到足够的重视。CMV是一种DNA疱疹病毒，感染人体后病毒DNA整合到患者DNA中，在机体免疫系统的控制下长期无复制，临床无症状，成为隐性感染。人群普遍易感，但随着人种和地域的不同，其感染率可能不同。SLE患者由于免疫系统功能异常以及应用激素及免疫抑制剂等原因，对CMV的易感性增加。有研究发现，SLE患者合并CMV感染有以下临床特点：①CMV IgG抗体的阳性率与普通人群相似，高达90.3%，而CMV IgM抗体的阳性率远高于普通人群。②SLE患者中CMV活动性感染率（尤其是CMV PP65抗原阳性率）非常高，而这些患者绝大多数没有CMV活动性感染特异的临床症状，如CMV视网膜炎、CMV肺炎等，即没有CMV病发生；最后，CMV活动性感染多数发生在SLE疾病活动期，尤其是首次发病时。因此本例患者虽然血清中CMV IgM抗体有升高，但未表现出CMV视网膜炎的改变，且既往未发现SLE。因而，我们眼科医生在接诊以视力下降为首发表现来诊的患者时，发现血清CMV IgM抗体升高，除了要排查CMV视网膜炎外，还要注意排查是否合并SLE。

关于SLE患者合并CMV感染的发病机制尚不清楚，可能与以下原因有关。研究表明，一种CMV蛋白PP65的C端肽键，免疫系统对其产生的抗体与核蛋白及双链DNA有交叉反应，提示了CMV感染有可能触发SLE。此外，SLE活动期体内处于炎症状态，而炎症状态本身是CMV活跃复制的土壤；反之，CMV活跃复制本身又会诱发多种细胞产生炎症因子，并通过抗原模拟、抗原表位扩张以及交叉反应等方式加速SLE病情的恶化，因此两者互为因果，容易形成恶性循环。所以，SLE患者合并活动性CMV感染者病情往往更重。

SLE伴发的眼部病变主要表现为葡萄膜炎，其中又以视网膜血管炎及视网膜血管病变为主。通常为主要累及动脉的闭塞性视网膜血管炎，典型的表现为视网膜棉絮状渗出（视网膜小动脉梗死），以及累及视盘周围小动脉栓塞的Purtscher斑。此外，还可出现类似糖尿病视网膜病变的毛细血管闭塞、视网膜微动脉瘤。除此以外，SLE患者还可伴发非肉芽肿性虹膜睫状体炎、脉络膜炎、视神经病变、巩膜炎等其他眼部病变。本例患者的眼部病变就是以Purtscher斑表现为主的类远达性视网膜病变，也称为Purtscher样视网膜病变。

　　远达性视网膜病变是指胸腹部严重的挤压伤或粉碎性骨折后发生的一种特殊的视网膜病变，眼底表现为Purtscher斑、视盘周围的棉絮斑、出血等改变。而类远达性视网膜病变是指在非外伤的全身性疾病，如SLE、急性胰腺炎、慢性肾功能衰竭等疾病中眼底出现类似的视网膜病变，典型表现为多发性Purtscher斑，故远达性视网膜病变以及类远达性视网膜病变也分别称为Purtscher视网膜病变和Purtscher样视网膜病变。Purtscher斑是指后极部多灶的视网膜小动脉和小静脉之间的视网膜变白区，通常在视网膜小动脉周围有直径约50 μm的透明区。本例患者的双眼眼底就表现为非常典型的后极部多发Purtscher斑。黄斑区Purtscher斑较广泛时，黄斑区可以显示为假性樱桃红点。棉絮斑和视网膜出血常集中在视盘周围，出血呈线状或点状，周边部视网膜大致正常。

　　远达性视网膜病变和类远达性视网膜病变的发生机制尚不清楚，大多数学者认为是由视盘周围小动脉栓塞所致。Purtscher斑小动脉周围直径50 μm范围的透明区符合小动脉旁大约50 μm的无血管区，此现象的存在也说明，Purtscher斑的产生与毛细血管前小动脉的阻塞有关，因为近端大血管的阻塞会导致大片的视网膜白斑。小动脉和毛细血管的阻塞可以引起棉絮斑和出血。类远达性视网膜病变一般不累及视网膜周边部，可能是因为视盘周围的毛细血管网供养动脉较少，血管吻合较少。类远达性视网膜病变中小动脉闭塞的原因同样尚不清楚。有学者认为在急性胰腺炎、严重外伤、脂肪栓塞综合征、自身免疫疾病、肾功能衰竭、羊水栓塞中时出现补体活化，导致白细胞聚集，从而导致小动脉的闭塞，以及其他凝血系统的活化、血管内皮的损伤、血小板的活化和聚集，也可导致小动脉的闭塞而出现Purtscher斑。

　　关于类远达性视网膜病变的治疗，除了控制好原发病以外，针对眼部病变一般采取临床观察，无须治疗，也有研究者采用糖皮质激素冲击治疗获得较好效果。也可考虑采用盐酸罂粟碱、高压氧等治疗，但所有这些治疗均无明确的证据显示其效果优于单纯临床观察。有研究者分析了文献中25例远达性或类远达性视网膜病变的视力情况，结果发现预后差别很大，可能影响预后的因素是视盘水肿和眼底血管荧光素渗漏、脉络膜低灌注、外层视网膜受累及视网膜毛细血管无荧光灌注。

专家点评

　　本例患者以双眼视力下降为首诊表现，最后诊断却发现SLE，提示我们眼科医生在接诊眼科患者时应有全局观念，注意全身疾病的排查。在发现不典型CMV感染的眼底表现时，应考虑到有可能合并SLE，并进一步行SLE相关的全身免疫系统的检查。远达性视网膜病变和类远达性视网膜病变均以典型的后极部多发黄白色Purtscher斑为表现，因原发病不同而命名不同，因外伤引起的称为远达性视网膜病变，非外伤的全身疾病引起的称为类远达性视网膜病变。关于远达性视网膜病变以及类远达性视网膜病变的治疗,除了控制好原发疾病以外目前尚无更好的治疗方法,这有待我们进一步研究和探索。

病例提供单位:中山大学中山眼科中心

整理:戴烨

述评:迟玮

📖 参考文献

[1] 邓晓莉,迟妮妮,李欣艺,等. 系统性红斑狼疮患者巨细胞病毒感染的临床特点分析[J]. 中华风湿病学杂志,2016,20(6):378-381.

[2] SÖDERBERG-NAUCLÉR C. Autoimmunity induced by human cytomegalovirus in patients with systemic lupus erythematosus [J]. Arthritis Res Ther,2012,14(1):101.

[3] HALENIUS A, HENGEL H. Human cytomegalovirus and autoimmune disease [J]. Biomed Res Int,2014,2014:472978.

[4] DAMMACCO R. Systemic lupus erythematosus and ocular involvement:an overview [J]. Clin Exp Med,2018,18(2):135-149.

[5] MIGUEL AI, HENRIQUES F, AZEVEDO LF, et al. Systematic review of Purtscher's and Purtscher-like retinopathies [J]. Eye (Lond),2013,27(1):1-13.

[6] AGRAWAL A, MCKIBBIN MA. Purtscher's and Purtscher-like retinopathies:a review [J]. Surv Ophthalmol,2006,51(2):129-136.

[7] WU C, DAI R, DONG F, et al. Purtscher-like retinopathy in systemic lupus erythematosus [J]. Am J Ophthalmol,2014,158(6):1335-1341. e1.

病例8 双眼渐进性睑球粘连:免疫性? 先天性?

▶ 主诉

患者,男性,13 岁,双眼渐进性眼球运动受限 3 年。

▶ 病史摘要

现病史:患者 3 年前无明显诱因下出现双眼眼球转动受限,伴眼红、眼干、异物感,无眼痛,无分泌物增多,视力较前下降。3 年间情况逐渐加重,遂至我科门诊就诊,查体发现双眼鼻侧睑球粘连,门诊拟"双眼睑球粘连"于 2019 年 4 月 1 日收治入院,拟手术治疗。

自发病以来,患者食欲可,睡眠可,大小便无特殊,生长发育基本正常。

既往史:G_1P_1,足月顺产,出生体重 2.8 kg,生后 Apgar 评分 10 分。患者自出生起受到轻微外伤或摩擦后皮肤即出现破损、水疱或大疱改变,伴甲营养不良、甲变厚、毛发稀疏,逐渐四肢运动乏力,2008 年被确诊为遗传性大疱性表皮松解症(单纯型,伴肌营养不良);否认高血压、糖尿病、冠心病等慢性病史;否认肝炎、结核等传染病史,否认外伤史、手术史,否认输血史,否认药物及食物过敏史,预防接种史不详。

个人史:无疫水、疫区接触史,无毒物接触史,无吸烟史、饮酒史。

家族史:父母体健,2个妹妹及1个弟弟均体健,否认家族性遗传病史。

入院查体

T 36.5℃,P 85次/分,R 18次/分,BP 115/60 mmHg。神志清,手、肘、膝、足皮肤多处破损、水疱或大疱,部分已结痂,四肢指(趾)甲变厚、甲营养不良,浅表淋巴结未触及肿大。颈软,气管居中,胸骨无压痛,双肺呼吸音清,未闻及干、湿啰音。心率85次/分,律齐,未及病理性杂音。腹平软无压痛,肝脾肋下未触及。脊柱、四肢无畸形,关节无红肿,双下肢无水肿;四肢肌力Ⅳ级,肌张力可。余神经系统检查无异常。

专科查体

VOD:0.9(矫正),VOS:0.3(矫正)。眼压:双眼 Tn。右眼眼睑无红肿,结膜轻充血,鼻上方可见结膜瘢痕及睑球粘连,下方及颞侧眼球转动受限,累及鼻上方角膜,可见新生血管长入,余部分角膜透明,前房清,瞳孔圆,晶体清,眼底平。左眼眼睑无红肿,结膜轻充血,鼻上方可见大片结膜瘢痕及睑球粘连,下方及颞侧眼球转动受限,累及上方角膜,可见新生血管长入,余部分角膜透明,前房清,瞳孔圆,晶体清,眼底平。

辅助检查

(1) 实验室及影像学检查(2019-4-1)。血常规:白细胞计数(WBC) 5.36×10⁹/L,中性粒细胞(N)% 40%,血红蛋白(Hb) 128 g/L,血小板计数(PLT) 269×10⁹/L;尿常规、粪常规正常。肝肾功能:白蛋白(ALB) 40 g/L,丙氨酸氨基转移酶(ALT) 16U/L,天冬氨酸氨基转移酶(AST)18 U/L,碱性磷酸酶(ALP)194 U/L,肌酐 42 μmol/L;电解质、凝血功能均正常。传染病:甲、乙、丙肝病毒均阴性,TPPT、TRUST、HIV 均阴性。心电图:窦性心律,窦房结内游走。胸部 CT:两肺未见明显异常。

(2) 眼前节照相(2019-4-1):右眼眼睑无红肿,结膜轻充血,鼻上方可见结膜瘢痕及睑球粘连,累及鼻上方角膜,可见新生血管长入,余部分角膜透明(图 8-1)。前房清,瞳孔圆。左眼眼睑无红肿,结膜轻充血,鼻上方可见大片结膜瘢痕及睑球粘连,累及上方角膜,可见新生血管长入,余部分角膜透明,前房清,瞳孔圆。

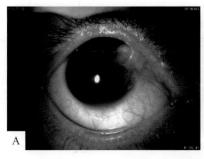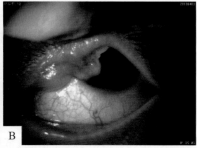

图 8-1　患者双眼眼前节照片

A. 右眼;B. 左眼

（3）超声生物显微镜（UBM，2019-4-1）：右眼前房中央深度约 2.88 mm，鼻侧角膜前隆起高回声，累及角膜，后部结构不清，窥及处房角开放；左眼前房中央深度约 2.68 mm，鼻侧角膜前隆起高回声，其内囊样中低回声，后部结构不清，窥及处房角开放（图 8-2）。

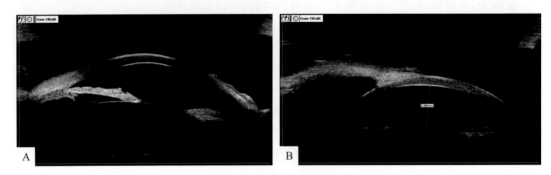

图 8-2　患者双眼 UBM 图像

A. 右眼；B. 左眼

（4）眼部 B 超（2019-4-1）：双眼玻璃体未见明显异常（图 8-3）。

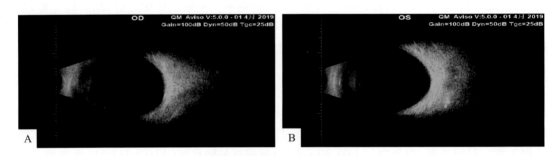

图 8-3　患者双眼 B 超图像

A. 右眼；B. 左眼

初步诊断

双眼睑球粘连，原因待定。遗传性大疱性表皮松解症（单纯型，伴肌营养不良）（EBS-MD）。

鉴别诊断

本病例主要是与导致睑球粘连的病因进行鉴别：

（1）外伤性睑球粘连：多发生于化学性（酸、碱）烧伤、热烧伤、物理伤后，患者有明确的外伤史。

（2）先天性睑球粘连：见于隐眼畸形、Goldenhar 综合征等先天性疾病，患者自出生后就出现眼睑缺损的先天疾病病史。

（3）医源性睑球粘连：常由翼状胬肉术后复发所致，患者有明确的眼部手术史。

（4）免疫性眼表疾病导致的睑球粘连：常见于眼瘢痕性类天疱疮、Steven-Johnsons 综合征、中毒性表皮坏死松解症、干燥综合征等自身免疫性疾病。该类疾病多伴有全身免疫系统异常,检查可发现自身抗体异常,通过临床表现联合免疫病理学明确诊断。

治疗及转归

后因左眼睑球粘连严重影响视力和眼球运动,故于全麻下行左眼睑球粘连分离术+羊膜移植术,术后左眼睑球结膜无粘连,结膜囊深度可,结膜轻充血。术后早期给予左氧氟沙星滴眼液(一天4次)、0.1%氟米龙滴眼液(一天2次)、小牛血去蛋白提取物眼用凝胶(一天4次)点术眼,1个月内逐渐减量至停用,应用人工泪液(一天4次)维持。术后随访过程中,患者睑球粘连无明显复发。

为查明病因,对患者及家属进行了基因检查:提取患者及其父母外周血DNA,采用遗传性大疱性表皮松解症致病基因芯片检测所有致病基因,并采用PCR-Sanger法测序进行验证。结果发现,患者的 PLEC 基因存在 c. 4746_4747 ins GGCAGGCAGAGGCGGCTGAGCGC 纯合突变,导致其编码氨基酸发生 p. S1583Gfs * 84 改变。其父母均为 PLEC 基因 c. 4746_4747insGGCAGGCAGAGGCGGCTGAGCGC 杂合突变携带者(图8-4)。所有结果经过双向 Sanger 法测序验证。

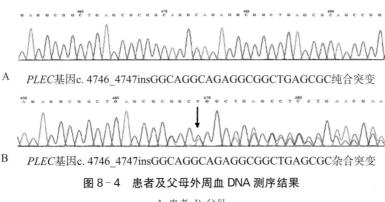

A PLEC基因c. 4746_4747insGGCAGGCAGAGGCGGCTGAGCGC纯合突变

B PLEC基因c. 4746_4747insGGCAGGCAGAGGCGGCTGAGCGC杂合突变

图8-4 患者及父母外周血 DNA 测序结果

A. 患者;B. 父母

最后诊断

双眼睑球粘连,遗传性大疱性表皮松解症(单纯型,伴肌营养不良)(EBS-MD)。

讨论与分析

遗传性大疱性表皮松解症(inherited epidermolysis bullosa,IEB)是一组罕见的遗传性皮肤病,是由于编码表皮和基底膜带结构蛋白成分的基因突变,使这些蛋白质合成障碍或结构异常,导致不同解剖部位水疱的产生。该病主要表现为皮肤或黏膜脆性增加,即皮肤受到轻微外伤或摩擦后就出现水疱或大疱改变。本病可呈常染色体显性或隐性遗传,常染色体显性遗传的发病率约为 1/50 000,常染色体隐性遗传的发病率约为 1/300 000。目前本病已发现 20 个不同的致病基因,患者的预后与疾病类型、基因突变位点及护理情况等有关。

根据电镜下皮肤水疱在显微结构中发生的位置,可将大疱性表皮松解症(EB)分为单纯型 EB(epidermolysis bullosa simplex,EBS)、交界型 EB(junctional epidermolysis bullosa,JEB)、营养不良型 EB(dystrophic epidermolysis bullosa,DEB)和 Kindler 综合征 4 个临床

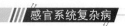

类型。EBS 水疱位于表皮内,JEB 水疱发生于透明层,DEB 水疱发生在致密下层,Kindler 综合征的皮肤分离可以发生在表皮、交界部位或致密板下层,各型又包括不同的亚型,对应不同的遗传模式及致病分子(表 8-1)。

表 8-1 EB 的分型及致病因子

EB 类型	亚型	病种	遗传模式	致病分子
EBS	基底层上亚型(suprabasal)	致死性棘层松解性 EB	AR	桥粒斑蛋白
		班菲索蛋白缺陷型	AR	班菲索蛋白 1
		浅表型 EB(EBSS)	AD	不明
	基底层亚型(basal)	EBS,局限型(EBS-loc)	AD	K5,K14
		EBS,Dowling-Meara(EBS-DM)	AD	K5,K14
		EBS,其他泛发型	AD	K5,K14
		EBS,伴斑驳异色症(EBS-MP)	AR	K5
		EBS,伴肌营养不良(EBS-MD)	AR?	网格蛋白
		EBS,伴幽门闭锁(EBS-PA)	AR	网格蛋白,α4β6 整合素
		EBS,隐性遗传型(EBS-AR)	AD	K14
		EBS,Ogna 型(EBS-Og)	AD	网格蛋白
		EBS,游走性环状红斑型(EBS-migr)		K5
JEB	JEB,Herlitz 型(JEB-H)		AR	板层素 332
	JEB,其他类型(JEB-O)	JEB,非 Herlitz 泛发型(JEB-nH gen)	AR	板层素 332,ⅩⅦ型胶原
		JEB,非 Herlitz 局限型(JEB-nH loc)	AR	ⅩⅦ型胶原
		JEB,伴幽门闭锁型(JEB-PA)	AR	α4β6 整合素
		JEB,反相型(JEB-I)	AR	板层素 332
		JEB,晚发型(JEB-lo)	AR	不明
		喉-甲-皮肤综合征(LOC综合征)	AR	板层素 332 的 α3 链
DEB	显性遗传型(DDEB)	DDEB,泛发型(DDEB-Gen)	AD	Ⅶ型胶原
		DDEB,肢端型(DDEB-Ac)		
		DDEB,胫前型(DDEB-Pt)		
		DDEB,痒疹型(DDEB-Pr)		
		DDEB,甲局限型(DDEB-Na)		
		DDEB,新生儿大疱性表皮松解(DDEB-BDN)		
	隐性遗传型(RDEB)	RDEB,重症泛发型(RDEB-Sev gen)	AR	Ⅶ型胶原
		RDEB,其他泛发型(RDEB-O)		

（续表）

EB 类型	亚型	病种	遗传模式	致病分子
		RDEB,反相型(RDEB-I)		
		RDEB,胫前型(RDEB-Pt)		
		RDEB,痒疹型(DDEB-Pr)		
		RDEB,向心型(RDEB-Pt)		
		RDEB,新生儿大疱性表皮松解松解(RDEB-BDN)		
Kindler综合征			AR	Kindler-1

EB 的诊断从以下 5 个方面考虑：①家族史。患者可能有 EB 的家族史。②典型症状。患者出生时或出生后不久出现水疱及大疱，多发生在摩擦部位。③透射电镜检查。可确定皮肤水疱裂隙的层次，确定大的分型。④免疫荧光检查。针对各个不同致病基因编码的结构蛋白进行免疫荧光染色，可以初步确定可疑致病基因。⑤基因检测。可发现致病基因的致病性突变位点，确定致病基因，明确诊断。

EBS 是 EB 中最常见的临床类型，患儿出生时或出生不久就有水疱、大疱，多出现在手、肘、膝、足等易摩擦部位。多数患儿在水疱愈合后还会有皮肤色素异常，肤色变浅或加深，但通常不会留下瘢痕或者皮肤萎缩。部分会出现口腔黏膜水疱或溃疡，但不太严重。甲营养不良、甲变厚、毛发稀疏等表现通常会缺如或程度较轻。EBS-MD 是由位于 8q24 染色体上的 *PLEC* 基因突变引起的，该基因编码网格蛋白。网格蛋白是一种存在于几乎所有哺乳动物细胞中的巨型蛋白质，是基底细胞半桥粒的细胞内成分。网格蛋白连接着细胞骨架的 3 种主要成分——肌动蛋白微丝、微管和中间丝，将细胞骨架与质膜上的连接处连接起来；这些连接处在结构上连接着不同的细胞，将这些不同的网络连接在一起，在维持细胞骨架的稳定性、细胞和组织的完整性以及调节信号复合物方面起着至关重要的作用；而突变的蛋白质会导致肌纤维中间装置的破坏和半桥粒与中间丝的异常结合，分别导致肌肉损失和皮肤起疱。迟发性肌营养不良会对患者的生活质量造成较大影响，导致全身骨骼肌出现萎缩、无力，甚至影响肋间呼吸肌，导致呼吸困难，部分患者最终需要机械辅助呼吸，增加该病的病死率。

EB 眼部并发症较为常见，约 40% 的患者可有不同程度的眼部表现，且可发生在任何年龄，已报道的眼部症状最早出现在 1 月龄婴儿。EB 常见的眼部症状和体征有：眼红、眼痛、畏光、结膜水肿、结膜下出血、睑结膜炎、暴露性角膜炎、角膜上皮脱落、角膜大疱、角膜溃疡、角膜缘干细胞失代偿、假性胬肉、睑球粘连、睑外翻、泪道阻塞、视力下降等。角膜疾病是 EB 最常见的眼部表现，可发生在所有亚型的患者中。根据既往的病例报道及病例回顾研究，睑球粘连多发生在 JEB 和 DEB 患者中，目前尚无 EBS 的患者合并睑球粘连的报道，本病例是首次报道的 EBS-MD 合并睑球粘连的患者。已报道的各亚型常发生的眼部并发症及发生频率见表 8-2。

表 8-2　EB 常见的眼部表现及各亚型发生的频率

	EBS	JEB	DEB
角膜大疱	＋	＋＋＋	＋＋＋
角膜瘢痕	＋	＋＋	＋＋＋
睑球粘连	－	＋	＋
睑结膜炎		＋	＋＋
睑外翻		＋＋	
泪道阻塞	＋	＋	＋
视力下降	＋＋	＋＋	＋＋＋

－，无已报道的案例；＋，发生的频率

目前,EB 尚无有效的治疗方法,主要的治疗手段是保护皮肤、处理伤口和并发症的对症治疗。EB 的眼部治疗是全身治疗的重要一环,治疗原则是以对症处理、护理为主。眼部的护理主要是使用不含防腐剂的人工泪液,以减轻泪膜缺乏和眼睑功能差导致的干眼。若有眼部感染,应进行微生物培养,根据培养结果选择抗生素滴眼液。若有角膜上皮脱落,可佩戴绷带镜,以保护角膜,防止角膜瘢痕和血管翳的形成;若佩戴绷带镜不能缓解,可考虑进行羊膜移植术。若已有角膜瘢痕形成或角膜缘干细胞失代偿,可考虑行角膜移植或角膜缘干细胞移植。若有睑球粘连,且影响患者视功能,可考虑行睑球粘连分离术及羊膜移植术。其他眼部并发症均应对症处理以提高患者的生活质量,但对症治疗仅能暂时缓解患者症状。由于基础疾病目前尚无有效的治疗方法,大多易复发,仍需探求有效的治疗措施。

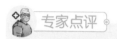 专家点评

　　睑球粘连是眼科临床上常见的难治性眼表疾病,可导致穹窿狭窄,眼球运动受限,严重者可导致视力下降,甚至失明。常见的病因有外伤性(如化学伤、热灼伤)、免疫性(如 Stevens-Johnson 综合征)、医源性(如复发性胬肉)和先天性(如隐眼畸形)。本例患者是非常罕见的遗传性疾病相关的睑球粘连。患者表现为双眼渐进性睑球粘连,通过病史、临床表现及基因检测结果可明确诊断为遗传性大疱性表皮松解症(单纯型,伴肌营养不良),该病是由于 PLEC 基因突变导致网格蛋白编码异常,主要表现为皮肤脆性增加,以及严重肌肉并发症。皮肤反复出现水疱、血疱,伴甲营养不良,部分患者牙齿及毛发可出现异常。另一个严重临床表现是患者会出现进展性肌营养不良,导致全身骨骼肌出现萎缩、无力,甚至影响肋间呼吸肌,导致呼吸困难。本例患者的睑球粘连则明确与该基础疾病有关。EB 患者的睑球粘连若未影响患者视功能,不建议手术干预;若睑球粘连较严重,影响患者视力及眼球运动,可通过睑球粘连分离联合羊膜移植进行眼表重建,以改善功能。但由于基础疾病,EB 目前尚无有效的治疗方法,患者术后有复发倾向,如何减少睑球粘连复发和探索基因治疗方法是今后需要努力研究的方向。

病例提供单位:上海交通大学医学院附属第九人民医院

整理:张思奕

述评:傅瑶

参考文献

[1] BARDHAN A，BRUCKNER-TUDERMAN L，CHAPPLE ILC，et al. Epidermolysis bullosa [J]. Nat Rev Dis Primers，2020,6(1):78.

[2] MARIATH LM，SANTIN JT，SCHULER-FACCINI L，et al. Inherited epidermolysis bullosa：update on the clinical and genetic aspects [J]. An Bras Dermatol，2020,95(5):551 - 569.

[3] HAS C，FISCHER J. Inherited epidermolysis bullosa：New diagnostics and new clinical phenotypes [J]. Exp Dermato，2018,28(10):1146 - 1152.

[4] ALVAREZ VC，PENTTILA ST，SALUTTO VL，et al. Epidermolysis bullosa simplex with muscular dystrophy associated with PLEC deletion mutation [J]. Neurol Genet，2016,2(6)：e109.

[5] FEIZI S，ROSHANDEL D. Ocular manifestations and management of autoimmune bullous diseases [J]. J Ophthalmic Vis Res，2019,14(2):195 - 210.

[6] FINE JD，MELLERIO JE. Extracutaneous manifestations and complications of inherited epidermolysis bullosa：part I. Epithelial associated tissues [J]. J Am Acad Dermatol，2009,61(3):367 - 384;quiz 85 - 86.

[7] FIGUEIRA EC，MURRELL DF，CORONEO MT. Ophthalmic involvement in inherited epidermolysis bullosa [J]. Dermatol Clin，2010,28(1):143 - 152.

[8] KOULISIS N，MOYSIDIS SN，SIEGEL LM，et al. Long-term follow-up of amniotic membrane graft for the treatment of symblepharon in a patient with recessive dystrophic epidermolysis bullosa [J]. Cornea，2016,35(9):1242 - 1244.

病例9　双眼球突出伴视力下降：非特异性炎症还是淋巴瘤？

主诉

患者，男性，28岁，双眼突出半年，伴左眼视力下降10日余。

病史摘要

现病史：患者半年前因家庭重大变故情绪低落，出现双眼明显突出，且时有胀痛，逐渐加重。到当地医院就诊，被诊断为"双眼眶炎性假瘤"，予静脉激素冲击治疗，静脉滴注甲泼尼龙琥珀酸钠（具体剂量不详）。后改为每天口服甲泼尼龙片100 mg，治疗效果不佳，故自行中途停药。停药后症状迅速加重，并且出现视物模糊，近10日余左眼视力急剧下降，伴眼球运动受限，眼睑高度水肿，结膜脱垂至眼睑外，遂至我院眼科门诊就诊。

患者自发病以来，精神和睡眠较差，饮食可，大小便正常，体重无明显增减。

既往史：一般身体情况可，否认高血压、糖尿病、冠心病、慢性支气管炎等慢性病史。否认肝炎、结核等传染病史，无外伤、输血史，否认药物及食物过敏史，预防接种史不详。

个人史：无异地及疫区久居史，无毒物接触史，否认吸烟、饮酒史。

家族史：否认家族性遗传病及传染病病史。

入院查体

最佳矫正视力:右眼 0.8,左眼 0.15。眼压:右 24 mmHg,左 35 mmHg。眼球突出度:右 22 mm,左 33 mm。左眼球固定,各方向运动受限。左眼结膜充血水肿,嵌顿于睑裂区,左眼睑闭合不全约 5 mm(图 9-1)。睑裂区角膜上皮脱落,前房深度正常;瞳孔圆,直径约 3 mm,直接及间接对光反射敏感;虹膜纹理清,晶体透明,玻璃体未见明显浑浊,视盘水肿,视网膜平伏。视野检查:左眼视野缺损。

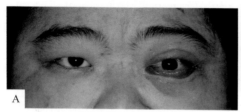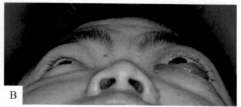

图 9-1 患者眼部外观照片

患者双眼球突出,左眼为重,双眼睑肿胀,左眼结膜充血水肿,结膜嵌顿于睑裂区

辅助检查

血常规(2021-2-1):WBC 12.7×10⁹/L[正常值(3.50～9.50)×10⁹/L],N％ 60％(正常值 40％～75％),Hb 98 g/L(正常值 130～175 g/L),PLT 265×10⁹/L[(正常值 125～350)×10⁹/L]。

肝肾功能、CRP、ESR、甲状腺功能、肝炎病毒指标(2021-2-1):正常范围。

LDH(2021-2-1):378 IU/L(正常值 98～192 IU/L);β_2-微球蛋白(MG)(2021-2-1):5.5 mg/L(正常值 0.7～1.8 mg/L)。

眼眶 CT 平扫(2021-2-5):双眼眼眶异常改变,两眼球突出,左侧为著,眼环完整,厚度均一;球内未见明显异常密度影;球后间隙清晰。两侧眼外肌肌腹不同程度增粗,呈纺锤样改变,眼眶骨质未见明显破坏征象,上颌窦可见异常密度影(图 9-2)。

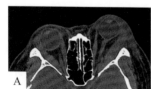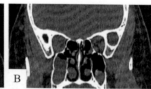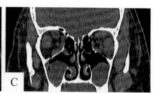

图 9-2 眼眶 CT。双眼眼外肌肌腹增粗,外直肌明显增粗,眶尖部视神经受压,左眼眼球极度突出,上颌窦可见异常密度影

A. 水平位;B. 眶尖部冠状位;C. 眶中部冠状位

眼眶 MRI 增强(2021-2-5):左眶隔前软组织增厚,双侧球后未见明显异常信号影,双侧眼外肌肌腹不同程度增粗,左侧为著,增强后明显强化;双侧上颌窦内异常增生灶(图 9-3)。

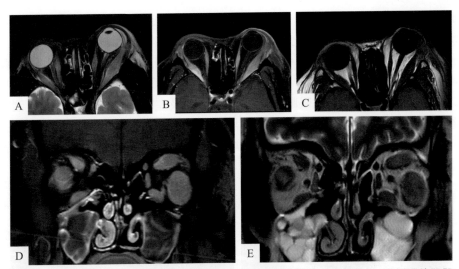

图9-3 眼眶 MRI。左眶隔前软组织增厚,双侧球后未见明显异常信号影,双侧眼外肌肌腹不同程度增粗,左侧为著,增强后明显强化,双侧上颌窦内异常增生灶

A. T2 加权抑脂序列水平位;B. T1 加权增强序列水平位;C. T1 加权水平位;D. T1 加权增强序列冠状位;E. T2 加权抑脂序列冠状位

初步诊断

根据病史和检查结果,诊断眼眶非特异性炎症可能。

治疗及转归

因左眼视力进一步下降,患者被收入眼科病房,拟行眼眶减压手术抢救视力。完善术前检查后,患者于全麻下行左眼眼眶减压术,术中发现眼外肌性状异常,遂取少量外直肌肌纤维送病理。术中病理提示:(左眼外直肌)淋巴组织增生性病变,呈浸润性生长。提示淋巴瘤不能除外,待石蜡及免疫组化检查结果明确。

患者术后石蜡病理报告为弥漫大 B 细胞淋巴瘤(图 9-4),转入血液科。完善 PET/CT、骨髓穿刺检查。结合患者所作 PET/CT 检查及骨髓穿刺结果明确诊断其为弥漫大 B 细胞淋巴瘤ⅣB 期,国际预后指数(IPI)4 分,高危。

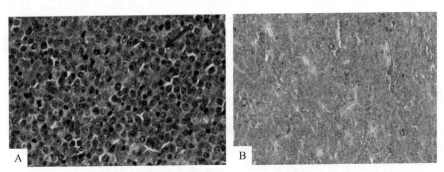

图 9-4 眼眶肿物病理及免疫组化(放大倍数 20×10)

A. HE 染色可见淋巴瘤细胞(红色箭头);B. 免疫组化结果显示 CD20(+)

眼眶肿物病理及免疫组化(2021-2-15):(左眼眶病变)结合免疫组化标记结果,诊断为弥漫大 B 细胞淋巴瘤。免疫组化:CD79a(+),Pax-5(+),Bcl-2(+),Bcl-6(-),CD10(-),MUM1(少量+),Ki-67(>50%+),CD20(+),CD5(-),P53(弱+),MYC(约30%+)。

PET/CT(2021-2-25):左眼眶术后,双眼外直肌及左眼上直肌增粗,双侧上颌窦、左侧筛窦软组织灶,双侧眶隔前软组织增厚,代谢增高,考虑淋巴瘤累及浸润;全身骨多发代谢增高灶,右侧下颌骨髁部、脊柱(腰椎为著)、骨盆及右侧股骨多发代谢增高影,考虑淋巴瘤浸润(图9-5)。

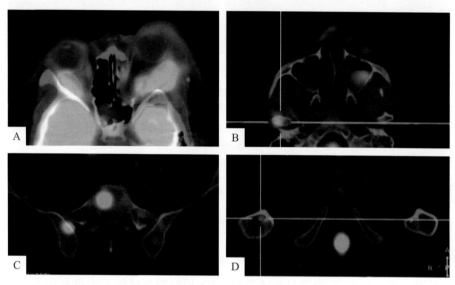

图9-5 PET/CT 检查

A. 两侧眼外直肌及双侧眶隔前软组织增厚伴代谢增高;B. 右侧下颌骨髁部及左侧上颌窦内代谢增高灶;C. 腰椎和骨盆代谢增高灶;D. 右侧股骨代谢增高灶

骨髓穿刺及活检(2021-2-25):骨髓增生活跃,未见恶性淋巴细胞浸润。

给予患者 RCHOP(R 是靶向药利妥昔单抗,C 是环磷酰胺,H 是多柔比星,O 是长春新碱,P 是泼尼松)化疗一个疗程后,患者眼部肿胀明显消退,左眼视力提高至 0.6,情绪也逐渐好转,准予出院。2 周后患者感到乏力加重,出现畏寒、寒战、高热,体温最高达 41℃,再次被收入血液科。查血常规:WBC 0.3×10⁹/L, Hb 64 g/L, PLT 12×10⁹/L。胸部 CT 提示:两肺炎症。诊断为化疗后骨髓抑制Ⅳ级,肺部感染。经过美罗培南抗感染、重组人粒细胞集落刺激因子(G-CSF)及重组人血小板生成素(TPO)治疗 1 周后康复出院。

讨论与分析

眼球突出和视力下降是眼眶病的常见临床表现,主要疾病和鉴别诊断见表9-1,结合患者的影像学和实验室检查结果,可以排除甲状腺相关眼病、眼眶肿瘤和眼眶感染性疾病,初步考虑为眼眶非特异性炎症。规范化的糖皮质激素治疗是目前的首选。原则上首剂要充足,减量要缓慢,一般一个疗程在 3 个月以上,否则极易复发。经激素治疗疗效不显著或影像显示为不典型者,应行组织活检,明确诊断。

表9-1　与眼球突出、视力下降有关的主要疾病鉴别诊断表

疾　病	病　因	临床表现
甲状腺相关性眼病	与甲状腺疾病密切相关的自身免疫性疾病，为最常见的成人眼眶疾病	眼睑退缩、眼球突出、眼睑肿胀、视力下降、复视、斜视、眼球运动障碍、角膜病变
眼眶非特异性炎症（炎性假瘤）	非肿瘤性、非感染性眼眶占位性病变，以双眼为主	眼肌炎、泪囊炎、视神经炎或巩膜炎造成的眼突、眼肌麻痹、视力下降等
眼眶肿瘤	良性或者恶性肿瘤性病变	眼眶脑膜瘤、眼眶神经纤维瘤等，肿瘤细胞累及视神经，或者肿瘤导致眶压过高或直接压迫视神经，都可引起持续性视力下降
眼眶感染性疾病	眶周外伤继发感染或远处感染扩散造成	眶周组织红、肿、热、痛，蜂窝织炎可造成发热、突眼及结膜水肿

该病例因激素治疗无效且视力进行性下降，符合眼眶减压术＋病理组织活检的指征，经手术治疗和活检病理检查提示为弥漫大B细胞淋巴瘤，再结合患者的骨髓穿刺和PET/CT检查结果，Ann Arbor分期为ⅣB期，IPI 4分，高危。

眼眶淋巴瘤包括结膜、泪腺、眼外肌等部位的淋巴瘤，占所有淋巴结外淋巴瘤的8%，起病隐匿，且多见于老年人。眼眶淋巴瘤患者常出现眼球突出，可伴眼球移位、球结膜水肿等表现。因病变浸润性增生，累及视神经和眼外肌，常发生视力下降，眼球运动受限，甚者眼球固定。结膜下侵犯，可透过结膜看到粉色鱼肉样肿物。恶性程度较高的肿瘤发展较快，眼睑浸润变硬，遮住眼球，与眶内肿物连为一体。Ann Arbor分期和IPI评分对诊断和治疗十分重要。

淋巴瘤主要采用Ann Arbor分期：Ⅰ或ⅠE期，单个淋巴结区域或单个结外器官受侵犯；Ⅱ或ⅡE期，在膈肌同侧的淋巴结受侵犯或局灶性单个结外器官及横膈同侧淋巴结受侵犯；Ⅲ或ⅢE期，横膈上、下淋巴结区域同时受侵犯或伴有局灶性相关结外器官受侵犯；Ⅳ期，弥漫性（多灶性）单个或多个结外器官受侵犯，骨髓受侵犯，或孤立性结外器官受侵犯伴远处（非区域性）淋巴结受侵犯。全身症状分组：凡有以下症状的为B组，无以下症状的为A组。①不明原因发热＞38℃；②盗汗；③体重减轻＞10%。

淋巴瘤IPI评分标准是根据患者的年龄、一般状况评分、临床分期、淋巴结外受侵的部位数目，以及LDH是否正常来进行评分的。以下指标每个积1分：①年龄＞60岁；②血清LDH＞正常；③体能状态（PS）评分＞2分；④Ann Arbor分期为Ⅲ～Ⅳ期；⑤结外累及部位超过1个。据此可分为低危（IPI 0～1分）、低中危（IPI 2分）、中高危（IPI 3分）、高危（IPI 4～5分）。

弥漫大B细胞淋巴瘤是非霍奇金淋巴瘤中最常见的组织学亚型，其一线化疗方案为RCHOP方案。CHOP方案临床使用已有几十年的历史，是淋巴瘤治疗的经典方案。利妥昔单抗的出现，使得弥漫大B细胞淋巴瘤的治疗效果进一步提高，现在该药已是大多数弥漫大B细胞淋巴瘤一线推荐方案的主要治疗药物之一。利妥昔单抗是针对B细胞CD20抗原的一种人鼠嵌合性单克隆抗体，能特异性地与跨膜抗原CD20结合。CD20抗原位于前B细胞和成熟B细胞的表面，95%以上的B细胞性非霍奇金淋巴瘤细胞表达CD20，而造血干细胞、前B细胞、正常浆细胞或其他正常组织不表达CD20。利妥昔单抗与B细胞上的CD20抗原结合后，启动介导B细胞溶解的免疫反应，从而清除肿瘤细胞。B细胞溶解的可能机制包括：补体依赖的细胞毒性作用（CDC），抗体依赖细胞介导的细胞毒作用（ADCC）。

淋巴瘤的疗效评价标准如下：①完全缓解（CR），所有病灶均消失；②部分缓解（PR），可测量的病灶缩小≥50％，并且无新病灶发生；③疾病稳定（SD），没有达到CR/PR及PD标准；④疾病进展（PD），出现新的病灶或者原病灶增大≥50％。

发热的病因主要分为感染性发热及非感染性发热。感染性发热是各种病原体如病毒、细菌、支原体、立克次体、螺旋体、真菌、寄生虫等引起的感染。非感染性发热主要由血液病、肿瘤、结缔组织病等引起。骨髓抑制是淋巴瘤化疗常见的不良反应，继而导致中性粒细胞减少继发感染。

粒细胞缺乏伴发热患者合并感染或隐性感染发生率超过60％，菌血症发生率大于20％，致死率非常高。对于所有粒细胞缺乏伴发热患者，应早期识别，在获取血培养后、任何其他检查完成前立即开始经验性广谱抗生素治疗（一般要求在就诊的60 min内给予），以避免进展为脓毒综合征及可能的死亡。不同风险的患者发生严重并发症的风险不同，推荐采用不同的抗感染治疗策略。

G－CSF作用于骨髓中的粒细胞系祖细胞，促进其向中性粒细胞分化和增殖。G－CSF作为一种有用的辅助治疗，可以缩短化疗所致重度中性粒细胞减少的持续时间。TPO是刺激巨核细胞生长及分化的内源性细胞因子，对巨核细胞生成的各阶段均有刺激作用，包括前体细胞的增殖和多倍体巨核细胞的发育及成熟，从而升高血小板数目，可以治疗化疗诱导的血小板减少。

最终诊断

眼眶弥漫大B细胞淋巴瘤ⅣB期。

专家点评

本病例是青年男性患者，突发双眼突出，眶区肿胀。但没有眼睑退缩的临床表现，甲状腺功能及相关抗体均正常，影像学表现为眼外肌肌腹增粗，未见占位性病变，通常首先考虑眼眶非特异性炎症。但是该患者用激素冲击治疗效果不理想，结合其精神、睡眠不佳等全身症状，考虑恶性淋巴瘤可能。确诊需要眼眶组织活检结合全身检查。该患者视神经受压迫导致视力进行性下降，因此在眼眶组织活检的同时采用眼眶减压手术挽救视力。病理等检查确诊为弥漫大B细胞淋巴瘤，行RCHOP方案化疗，并密切随访和对症治疗。需要充分认识到眼眶淋巴瘤是最常见的眼眶恶性肿瘤，累及眼眶的淋巴瘤均为Ⅳ期，其诊断和治疗需要全局思维，多学科协作在诊治中具有重要作用。

病例提供单位：上海交通大学医学院附属第九人民医院

整理：李寅炜

点评：周慧芳

参考文献

［1］范先群.眼整形外科学［M］.北京：北京科学技术出版社，2009.

［2］中国抗癌协会淋巴瘤专业委员会，中国医师协会肿瘤医师分会，中国医疗保健国际交流促进会肿

瘤内科分会. 中国淋巴瘤治疗指南(2021年版)[J]. 中华肿瘤杂志,2021,43(7):707-735.

[3] SHINDER R. Conjunctival and orbital lymphoma [J]. Ophthalmology, 2011,118(8):1692; author reply 1692,1692. e1.

[4] DEMIRCI H, SHIELDS CL, KARATZA EC, et al. Orbital lymphoproliferative tumors: analysis of clinical features and systemic involvement in 160 cases [J]. Ophthalmology, 2008,115 (9):1626-1631,1631. e1-3.

[5] WILSON WH, WRIGHT GW, HUANG DW, et al. Effect of ibrutinib with R-CHOP chemotherapy in genetic subtypes of DLBCL [J]. Cancer Cell, 2021,39(12):1643-1653. e3.

[6] KIMANI S, PAINSCHAB MS, KAIMILA B, et al. Safety and efficacy of rituximab in patients with diffuse large B-cell lymphoma in Malawi: a prospective, single-arm, non-randomised phase 1/2 clinical trial [J]. Lancet Glob Health, 2021,9(7): e1008-e1016.

[7] ZHANG S, LI Y, WANG Y, et al. Comparison of rim-sparing versus rim-removal techniques in deep lateral wall orbital decompression for Graves' orbitopathy [J]. Int J Oral Maxillofac Surg, 2019,48(4):461-467.

[8] ALIZADEH AA, EISEN MB, DAVIS RE, et al. Distinct types of diffuse large B-cell lymphoma identified by gene expression profiling [J]. Nature, 2000,403(6769):503-511.

[9] COIFFIER B, LEPAGE E, BRIERE J, et al. CHOP chemotherapy plus rituximab compared with CHOP alone in elderly patients with diffuse large-B-cell lymphoma [J]. N Engl J Med, 2002,346(4):235-242.

[10] HANS CP, WEISENBURGER DD, GREINER TC, et al. Confirmation of the molecular classification of diffuse large B-cell lymphoma by immunohistochemistry using a tissue microarray [J]. Blood, 2004,103(1):275-282.

[11] CHESON BD, FISHER RI, BARRINGTON SF, et al. Recommendations for initial evaluation, staging, and response assessment of Hodgkin and non-Hodgkin lymphoma: the Lugano classification [J]. J Clin Oncol, 2014 Sep 20;32(27):3059-3068.

[12] SCHUSTER SJ, BISHOP MR, TAM CS, et al. Tisagenlecleucel in adult relapsed or refractory diffuse large B-cell lymphoma [J]. N Engl J Med, 2019,380(1):45-56.

病例10　右眼视物模糊、甲亢:只是甲状腺相关眼病?

主诉

患者,男性,71岁,双眼眼球突出、右眼疼痛、肿胀伴视物模糊5个月余。

病史摘要

现病史:患者5个月前无明显诱因下出现双眼眼球逐渐突出,右眼明显疼痛、红肿,视力逐渐下降,无视物重影,无畏光、流泪。近1个月右眼出现红色增生物,并逐渐增大。患者诉发病来情绪易暴躁,否认多汗、发热、心悸和手抖等不适。患者于当地医院就诊,血液甲状腺功能检查提示甲状腺功能亢进,被诊断为"双眼甲状腺相关性眼病(TAO)、甲状腺功能亢进症",予口服甲巯咪唑、美托洛尔联合静脉激素冲击治疗,静滴甲泼尼龙琥珀酸钠(500 mg,每周1次,共3周),患者眼部症状无明显改善,视物模糊进行性加重,伴眼睑肿胀,结膜重度脱垂至眼睑外。现患者为求进一步诊治,收住入院。

患者自发病以来,精神易暴躁,饮食可,睡眠差,大小便正常,体重无明显变化。

既往史:患者15年前有脑卒中病史,曾行开颅脑室腹腔引流术,右下肢体运动障碍瘫痪,长期卧床;高血压病史10余年,长期口服"左旋氨氯地平、缬沙坦",血压控制可;否认糖尿病、冠心病等慢性疾病史;否认肝炎、结核等传染病史;否认外伤、输血史;否认药物及食物过敏史;预防接种史不详。

个人史:无异地及疫区久居史,无毒物接触史,否认吸烟、饮酒史。

家族史:否认家族性遗传病及传染病病史。

入院查体

最佳矫正视力:右眼 FC/30 cm,左眼 0.6。眼压:右 40 mmHg,左 18 mmHg(正常值:10~21 mmHg)。眼球突出度:右 35 mm,左 25 mm(正常值:12~14 mm)。右眼球固定,各方向运动严重受限。右眼眼睑充血、水肿,结膜重度充血、水肿,结膜嵌顿于睑裂区,右眼睑闭合不全约9 mm,泪阜红肿。角膜下方溃疡,前房深度正常,瞳孔圆,直径约2.5 mm,直接及间接对光反射敏感,虹膜纹理清,晶体混浊,玻璃体未见明显混浊,视盘水肿,视网膜平伏(图10-1)。右眼临床活动性评分(clinical activity score,CAS)7分。左眼各方向运动受限。左眼睑水肿,下睑退缩,泪阜红肿,结膜充血、水肿,角膜透明,前房深度正常,瞳孔圆,直径约2.5 mm,直接及间接对光反射敏感,虹膜纹理清,晶体混浊,玻璃体未见明显混浊,视盘色红、界清,视网膜平伏。左眼 CAS 评分5分。

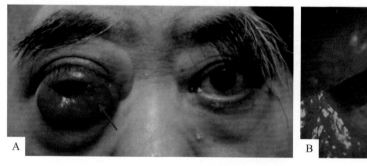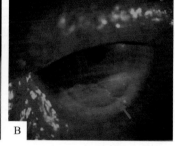

图 10-1 患者外观和眼前节照片

A. 患者外观照片(红色箭头示:右眼结膜重度充血、水肿并嵌顿于睑裂区);B. 右眼眼前节照片(蓝色箭头示:右眼角膜下方溃疡)

患者神清,气平,精神可。颈部甲状腺质稍硬,未触及明显肿大,无压痛,无血管杂音。胸廓无畸形,两侧呼吸音清。心前区无隆起,心率68次/分,心律齐,腹软,无压痛,无反跳痛。右下肢肌肉萎缩,右侧偏瘫。

辅助检查

(1) 甲状腺功能(2018-11-22):促甲状腺激素(TSH)0.008 4 μIU/ml,游离三碘甲状腺原氨酸(FT_3)5.5 pg/ml,游离甲状腺素(FT_4)21.74 ng/dl,促甲状腺激素受体抗体

（TRAb）0.78 IU/L，甲状腺过氧化物酶抗体（TPOAb）0.59 IU/ml，抗甲状腺球蛋白抗体（TgAb）2.31 IU/ml。

（2）血常规、肝肾功能、CRP、ESR、肝炎病毒指标（2018－11－23）：正常范围。

（3）眼眶 CT 平扫（2018－11－23，图 10－2）：双眼眼球突出，右侧为著，眼环完整，厚度均一，球内未见明显异常密度影，球后间隙清晰。双眼眼外肌肌腹明显增粗肥大（蓝色箭头），呈纺锤样改变。右侧眶尖拥挤，压迫视神经。双眼眶内壁向筛窦弯曲（红色箭头）。

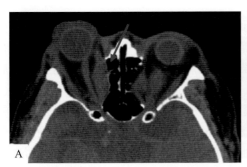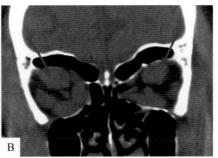

图 10－2　眼眶 CT

A. 水平位；B. 冠状位

（4）甲状腺超声（2018－11－22）：甲状腺左叶多发占位伴钙化，甲状腺影像报告和数据系统（thyroid imaging reporting and data system，TI－RADS）4C；甲状腺右叶结节，TI－RADS 3；左侧颈部Ⅵ区淋巴结肿大，性质待定。

（5）^{131}I 测定报告（2018－12－05）：6 小时甲状腺摄碘率低于正常值；24 小时甲状腺摄碘率低于正常值；甲状腺摄碘功能低下。

（6）左侧甲状腺穿刺涂片（2018－12－7）：甲状腺乳头状癌待排。

（7）心电图（2018－12－10）：①窦性心律；②QRS 电轴左偏；③V1、V2 导联 R/S＞1。

（8）心脏彩超（2018－12－11）：左心室顺应性下降，余未见明显异常。

初步诊断

双眼 TAO，右眼压迫性视神经病变，右眼角膜溃疡，双侧甲状腺结节（乳头状癌待排），甲状腺功能亢进，偏瘫。

治疗及转归

（1）患者同时存在以下几种情况：①双眼 TAO，右眼压迫性视神经病变，右眼角膜溃疡，视力很差，随时有失明风险；②甲亢，甲状腺功能未控制；③双侧甲状腺结节，恶性可能；④年龄大，有脑梗死和高血压基础疾病。

（2）患者的临床诊断较为明确，右眼 TAO 是极重度活动期，外院已行激素冲击治疗，效果不佳，眼科拟紧急眼眶减压手术抢救视力。患者甲状腺结节穿刺结果是可疑乳头状癌，普外科有甲状腺切除手术指征。患者甲亢控制不佳，需要内分泌科调整用药尽快控制甲状腺功能，创造手术条件。患者脑梗死后状态、高血压病都需要内科调整用药，控制围手术期全身情况稳定。鉴于患者年龄大，基础疾病多，手术机会不易，最佳方案是多个学科协同合作，在稳定全身情况的前提下,一次麻醉同步行眼部和甲状腺联合手术。

(3) 患者收入眼科病房,针对右眼角膜溃疡,予眼部抗炎、降眼压等局部支持治疗,并行眼睑临时缝合保护角膜;针对患者眼球突出、多条眼外肌显著增粗、视神经压迫症状,拟行内镜导航辅助下右眼眼眶三壁减压手术治疗,进行充分彻底的减压,缓解眼外肌对视神经的压迫作用,抢救视力,矫正眼球突出;针对患者恶性可能性大的左侧甲状腺结节,拟按照甲状腺癌进行双侧甲状腺全切手术,术前控制甲状腺功能稳定,术前1周服用碘剂,做好甲状腺切除术前准备。

(4) 2018年12月27日患者于全麻下行右眼眼眶减压术(深外侧壁＋内壁＋下壁＋眶脂肪部分去除)＋甲状腺癌根治及颈淋巴结清扫术(双侧及峡部甲状腺全切＋左侧颈部Ⅵ区淋巴结清扫术)。术中冷冻病理示:左甲状腺乳头状癌,右甲状腺滤泡上皮增生。术后营养支持治疗。

(5) 术后患者眼球回退,眼睑肿胀、结膜充血与水肿等眼部症状较前好转,右眼视力改善至0.3。患者仍存在眼眶内脂肪结缔组织和眼外肌炎性水肿,处于TAO活动期。鉴于患者对于静脉激素冲击治疗不敏感,予双眼眼眶放射治疗,共20 Gy,2 Gy/d×10 d,减轻患者眼眶内的炎症反应。放射治疗后,患者眼部肿胀明显消退,右眼视力提高至0.5,眼球运动改善,眼部症状逐渐好转后出院(图10-3)。

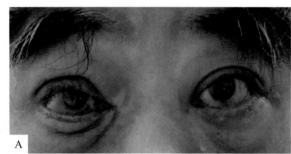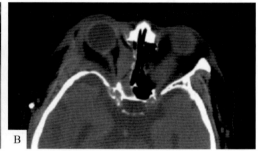

图 10-3　患者术后照片和 CT 影像

A. 患者术后外观照片(右眼球突出、结膜充血与水肿较术前明显好转);B. 术后眼眶 CT(右眼球回退,眶内软组织向颞侧、鼻侧疝出,眼眶拥挤缓解)

讨论与分析

1. TAO 的诊断标准

TAO 的诊断主要依据以下三方面:①典型的眼部表现及症状,如眼睑退缩、眼球突出、斜视、复视等;②甲状腺功能或甲状腺相关抗体异常;③影像学表现,如眼外肌增粗等。具体诊断标准如下。

(1) 若患者以眼睑退缩为首发症状,需合并以下三项体征或检查证据之一,并排除其他原因后即可做出诊断:①甲状腺功能或甲状腺相关抗体异常(以下之一)。FT_3、FT_4、总三碘甲状腺原氨酸(TT_3)、总甲状腺素(TT_4)、血清 TSH 或 TRAb 异常。②眼球突出。眼球突出度大于正常值,或双眼突出度差值＞2 mm,或进行性眼球突出。③眼外肌受累。眼眶CT 或眼眶 MRI 表现为不累及肌腱的单条或多条眼外肌中后段规则性增粗。

（2）若患者以甲状腺功能或甲状腺相关抗体异常为首发症状，需合并以下三个体征之一，并排除其他原因后即可做出诊断：①眼睑退缩；②眼球突出；③眼外肌受累。

2. TAO 的主要鉴别诊断

TAO 的主要鉴别诊断见表 10-1。

表 10-1　主要疾病鉴别诊断表

疾　病	病　因	临床表现
甲状腺相关性眼病	与甲状腺疾病密切相关的自身免疫性疾病，为最常见的成人眼眶疾病	眼睑退缩、眼球突出、眼睑肿胀、视力下降、复视、斜视、眼球运动障碍、角膜病变
IgG4 相关性眼眶病	一类原因不明的慢性进行性自身免疫病，可同时累及胰腺、唾液腺、眼部等全身多器官	双侧眼睑肿胀、眼球突出和限制性斜视，常伴有泪腺和腮腺、颌下腺等唾液腺无痛性结节性肿大
眼眶肿瘤	良性或恶性肿瘤性病变	眼眶脑膜瘤、眼眶神经纤维瘤等，肿瘤细胞累及视神经，或者肿瘤导致眶压过高或直接压迫视神经，都可引起持续性视力下降；球后的肿瘤因体积增大而将眼球推向前方，表现为单眼眼球突出

3. TAO 的活动度分期和严重程度分级

TAO 的自然病程可分为两期：活动期和静止期。活动期炎症反应活跃，眼球逐渐突出，眼睑退缩逐渐加重，眼外肌运动逐步受限。活动期长短不一，平均持续 18 个月，最终均进入静止期，即炎症静止阶段。TAO 的疾病活动度分期主要根据 CAS 进行评价（表 10-2），包括 7 项内容，每项计 1 分，CAS≥3 分为活动期，CAS<3 分为静止期。CAS 简单明了，便于操作，有时会受到医患双方主观因素的影响，临床还应结合眼眶 MRI 来辅助评估分期。眼眶 MRI 显示眼外肌在 T2WI 图像上相比于同侧颞肌或脑白质呈高信号者提示为活动期，信号强度不增高或降低者提示为静止期。

表 10-2　TAO 的 CAS 评分标准

CAS	包括1~7项
1	眼睑充血
2	眼睑水肿
3	结膜充血
4	结膜水肿
5	泪阜肿胀
6	自发性球后疼痛
7	眼球运动时疼痛

欧洲 Graves 眼眶病专家组（the European Group on Graves' Orbitopathy，EUGOGO）提出

了 TAO 严重程度的 EUGOGO 评估标准(表 10‐3),该分级标准对临床治疗具有较好的指导意义。

表 10‐3　TAO 的 EUGOGO 疾病严重程度评估标准

分级	特　征
轻度	患者需具备以下至少一项表现:轻度眼睑回缩(<2 mm)、轻度软组织损害、眼球突出程度不超过正常上限 3 mm、一过性复视或无复视、使用润滑型眼药水有效的角膜暴露症状
中重度	患者通常具备以下至少两项表现:眼睑退缩≥2 mm、中度或重度软组织损害、眼球突出超出正常上限至少 3 mm、非持续性或持续性复视
极重度	压迫性视神经病变(DON)和(或)伴角膜损害、暴露性角膜炎的患者

4. TAO 的发病机制

TAO 的发病机制尚未完全阐明,主要与自身免疫相关,同时受遗传和环境等诸多因素影响。TAO 是一种器官特异性自身免疫病,可存在眼外肌、泪腺、甲状腺等全身多系统的各种表现。当机体不能对促甲状腺激素受体(thyrotropin receptor,TSHR)产生免疫耐受时,B 细胞分泌 TRAb 攻击眼眶成纤维细胞,使其分泌透明质酸,造成局部组织水肿。辅助性 T 细胞进一步促进眼眶脂肪结缔组织的炎症反应、组织重塑和纤维化。胰岛素样生长因子 1 受体(insulin-like growth factor 1 receptor,IGF‐1R)是另一种在 TAO 中起作用的自身抗原,通过维持和促进淋巴细胞的存活间接加速了 TAO 炎症反应的恶化。

5. TAO 的治疗原则

TAO 的活动期病变主要为淋巴细胞浸润、水肿和成纤维细胞活化,糖皮质激素、免疫抑制剂及眼眶放射治疗能有效抑制早期的炎症病理过程,从而改善患者的临床症状,并阻断病程的进展。目前,活动期患者一线治疗方案为激素静脉冲击治疗,对于激素治疗无效或者不耐受的患者采用二线治疗方案,包括眼眶放疗及免疫抑制剂、生物制剂等治疗。

在疾病静止期,患者眼部已出现纤维化改变和脂肪积聚。形成纤维化后,组织对药物或放射治疗均不敏感,此时再进行药物或放射治疗的疗效甚微。因此,静止期患者需采取手术治疗。对于同时存在眼球突出、限制性斜视、眼睑退缩的患者,如果需要施行多个手术,手术顺序应该遵循以下原则:首先,施行眼眶减压手术,缓解眼球突出,或眶尖部视神经压迫,避免暴露性角膜炎。其次,施行斜视矫正手术改善限制性斜视和复视。最后,对于眼睑退缩及倒睫的患者,可针对具体眼睑问题开展眼睑退缩矫正、倒睫矫正等手术。

对于极重度 TAO 患者,由于压迫性视神经病变或严重的暴露性角膜炎、视功能受损,在药物等保守治疗无效的情况下,活动期患者也需要紧急施行眼眶减压手术挽救视力(图 10‐4)。

6. 甲状腺结节的临床表现及超声检查 TI‐RADS 分类

甲状腺结节无典型临床症状,多通过触诊、影像学检查发现。结节稍大者可压迫神经,出现声嘶;压迫气管、食管则出现呼吸困难和吞咽困难;较大的结节可表现为颈部肿物;合并甲状腺功能亢进可出现怕热、多汗、消瘦、情绪烦躁等症状。

甲状腺超声因其方便、准确、无创的特征,为临床提供重要的影像学依据。TI‐RADS 分类将甲状腺结节特有超声表现重新组合,并根据恶性程度分为 TI‐RADS 0～6 类(表 10‐4)。

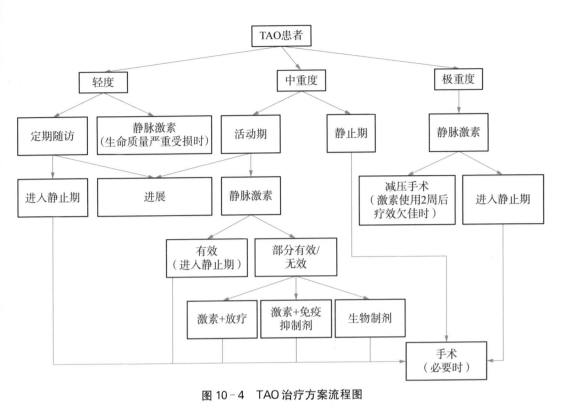

图 10-4 TAO治疗方案流程图

表 10-4 TI-RADS 分类标准

类别	超声表现
0 类	甲状腺弥漫性病变无结节,需要实验室等检查进一步诊断,如桥本甲状腺炎和亚急性甲状腺炎
1 类	正常甲状腺,无结节,或手术全切除的甲状腺复查(无异常发现者)
2 类	典型而明确的良性结节,如腺瘤和囊性为主的结节
3 类	不太典型的良性结节,如表现复杂的结节性甲状腺肿,恶性风险小于5%
4 类	可疑恶性结节。4 类再分成 4a(恶性风险 5%~10%)、4b(恶性风险 10%~50%)和 4c(恶性风险 50%~85%)亚型
5 类	典型的甲状腺癌,恶性风险 85%~100%。怀疑甲状腺恶性结节伴颈部淋巴结转移,归为 5 类
6 类	是经细胞学和组织学病理证实的甲状腺恶性病变,未经手术、放疗及化疗

7. TAO 的多学科联合诊疗

TAO 的患者常伴有 Graves 病、桥本甲状腺炎、甲状腺功能减退及甲状腺肿瘤,甲状腺疾病的治疗方式也对 TAO 的发生和(或)恶化有着明显的影响。需同步治疗眼部和甲状腺疾病,并关注全身状况,其诊治需要眼科、普外科、内分泌科、放疗科、核医学科等多个学科参与。因此,由多学科合作,通过多学科团队(multidisciplinary team,MDT)协作模式,将TAO 患者的眼部疾病和甲状腺疾病同步联合治疗,是规范治疗流程、提高治疗效果、创新诊疗技术的根本条件。MDT 协作模式可充分利用疾病相关科室的诊疗特色,为疑难疾病的患者开展综合诊断,并设计出最优化的个性化诊疗方案,真正实现方便患者的"一站式"诊疗服务。

TAO MDT 的患者选择:①已就诊两个科室或在一个科室就诊多次尚未明确诊断的患者;②临床诊断较为明确,但病情涉及多学科、多系统,需要多个学科协同会诊治疗的患者;③已接受药物、放射或者手术治疗,但是疗效不佳、治疗困难,需进一步制订诊疗方案的患者。

TAO MDT 诊疗重点解决以下三方面问题:①甲状腺原发病治疗与 TAO 的同步治疗及其相互作用;②TAO 患者合并其他全身疾病时候的联合治疗;③TAO 在药物、放疗、手术治疗过程中的全身情况监测、风险评估和并发症处理。

最终诊断

双眼 TAO(右眼极重度活动期,左眼中重度活动期),右眼压迫性视神经病变,右眼角膜溃疡,双眼白内障,左侧甲状腺乳头状癌,右侧甲状腺结节,甲状腺功能亢进,高血压病,偏瘫。

专家点评

本病例中的老年男性因双侧眼球突出起病,伴甲状腺功能亢进,诊断"甲状腺相关眼病"并不难,而困难重重的是治疗。首先,该患者右眼突出急剧加重、结膜嵌顿、角膜溃疡,严重度分级为极重度,需要紧急手术抢救视力。其次,甲状腺穿刺病理检查显示为甲状腺乳头状癌,也需要手术根治。如何解决两难的局面?在眼科和普外科联合下,同步施行眼眶三壁减压联合甲状腺癌根治、颈淋巴结清扫术,在挽救视力的同时根除甲状腺肿瘤,从两难的局面变成两全其美。再次,该患者全身问题包括高龄、高血压病、偏瘫以及脑梗死病史等,对于这样一位极重度的伴有基础疾病的患者来说,无论是在围手术期还是在之后的长期随访中,MDT 诊疗模式都是非常重要和必要的。加强相关学科的沟通与协作,处理好眼部体征和全身疾病的关系,把握治疗时机,在治疗 TAO 的同时最大限度地保护患者视功能和提高生存质量。

病例提供单位:上海交通大学医学院附属第九人民医院

整理:张硕　孙静

点评:周慧芳

参考文献

[1] 范先群.眼整形外科学[M].北京:北京科学技术出版社,2009.

[2] BARTLEY GB, GORMAN CA. Diagnostic criteria for Graves' ophthalmopathy [J]. Am J Ophthalmol, 1995,119(6):792-795.

[3] BARTALENA L, KAHALY GJ, BALDESCHI L, et al. The 2021 European Group on Graves' Orbitopathy (EUGOGO) clinical practice guidelines for the medical management of Graves' orbitopathy [J]. Eur J Endocrinol, 2021,185(4): G43-G67.

[4] LEE V, AVARI P, WILLIAMS B, et al. A survey of current practices by the British Oculoplastic Surgery Society (BOPSS) and recommendations for delivering a sustainable

multidisciplinary approach to thyroid eye disease in the United Kingdom [J]. Eye (Lond)，2020，34(9)：1662-1671.

[5] HUANG Y，FANG S，LI D，et al. The involvement of T cell pathogenesis in thyroid-associated ophthalmopathy [J]. Eye (Lond)，2019，33(2)：176-182.

[6] LIU X，SU Y，JIANG M，et al. Application of magnetic resonance imaging in the evaluation of disease activity in Graves' ophthalmopathy [J]. Endocr Pract，2021，27(3)：198-205.

[7] ZHANG S，LI Y，WANG Y，et al. Comparison of rim-sparing versus rim-removal techniques in deep lateral wall orbital decompression for Graves' orbitopathy [J]. Int J Oral Maxillofac Surg，2019，48(4)：461-467.

[8] LOWERY AJ，KERIN MJ. Graves' ophthalmopathy：the case for thyroid surgery [J]. Surgeon，2009，7(5)：290-296.

[9] ROOTMAN DB. Orbital decompression for thyroid eye disease [J]. Surv Ophthalmol，2018，63(1)：86-104.

病例 11　Sturge-Weber 综合征继发性青光眼：如何治疗才是最优解？

主诉

患儿，女性，4 岁 10 个月，右侧面部红斑 4 年余，发现眼压升高 1 个月。

病史摘要

现病史：患儿出生时出现右侧面部红斑，红斑未隆起于皮肤面，触压无痛，按压不褪色，随哭闹无明显改变(图 11-1)。4 年前患者父母发现其右侧眼球较左侧增大，遂就诊于当地医院，查体发现双眼眼压正常，右眼杯盘比为 0.6+，左眼杯盘比为 0.3，遂诊断"Sturge-Weber 综合征"，予布林佐胺滴眼液滴右眼(每天 2 次)治疗。后于当地医院规律随诊，4 年来，右眼始终使用布林佐胺滴眼液，右眼眼压波动于 13～21 mmHg，右眼杯盘比增大为 0.7。1 个月前当地医院复诊发现右眼眼压升高为 34 mmHg，余查体同前，遂给予盐酸卡替洛尔滴眼液、布林佐

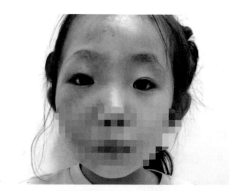

图 11-1　患者右侧额部、上下眼睑及面部见红斑(已行光动力治疗，红斑颜色较出生时淡)。右眼角膜直径较左侧大

胺滴眼液及拉坦前列素滴眼液点右眼控制眼压，但眼压控制仍不稳定，为寻求进一步治疗就诊于我院。我院门诊检查：眼压右眼 28 mmHg，左眼 10 mmHg，右眼角膜直径较左眼扩大，双眼角膜透明，前房清、中深，虹膜纹理清晰，瞳孔圆，对光反射灵敏，晶体透明，视网膜平伏，杯盘比右 0.8、左 0.3。拟收入院行全麻下检查准备手术治疗。

患者自发病以来，饮食、睡眠可，大小便正常，体重无明显增减。

既往史：否认高血压、糖尿病、先天性心脏病、癫痫发作等病史；否认肝炎、结核等传染病史；否认外伤、输血史；否认药物及食物过敏史；预防接种足剂次。

个人史：无异地及疫区久居史，无毒物接触史。

家族史：否认家族性遗传病及传染病病史。

入院查体

视力：右 0.5（矫正），左 0.5（矫正）。眼压：右 21 mmHg，左 11 mmHg。角膜直径：右 13 mm，左 12 mm。右眼巩膜表层见血管密度增加，角膜透明，前房清、中深，瞳孔圆，对光反射灵敏；晶体透明，眼底见视网膜平伏，右眼后极部见番茄酱色，杯盘比为 0.8；左眼角膜透明，前房清、中深，瞳孔圆，光反射灵敏，晶体透明，眼底见视网膜平伏，杯盘比为 0.3（图 11-2）。

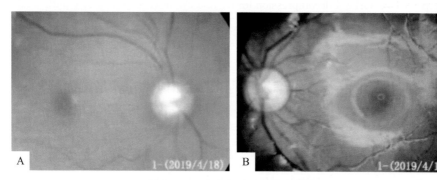

图 11-2　患者入院时眼底照相图

A. 右眼后极部视网膜平伏，呈番茄酱色，未见黄斑中心凹反光，杯盘比为 0.8；B. 左眼后极部视网膜平伏，黄斑中心凹反光可见，杯盘比为 0.3

辅助检查

房角镜检查（2019-6-3）：双眼虹膜根部平坦，各方位房角中宽；右眼上方小梁网见少许中胚叶组织残留。

初步诊断

右眼继发性青光眼，Sturge-Weber 综合征。

治疗及转归

入院后于 2019 年 6 月 3 日全麻下行右眼非穿透性深层巩膜切除联合小梁切开术，手术顺利。术眼用药：术后 1 个月内使用妥布霉素地塞米松滴眼液（每天 4 次）抗炎治疗，术后 2 个月内使用 0.5% 毛果芸香碱滴眼液（每天 3 次）缩瞳治疗。术后第 5 天复查时术眼眼压 31 mmHg，加用布林佐胺滴眼液（每天 3 次）控制眼压；术后 1 个月复查，右眼眼压 20 mmHg，继续使用布林佐胺滴眼液，4 个月后停药。后患者规律随访，未观察到术后早期及中长期的手术并发症，至 2022 年 1 月 17 日（术后 2 年 7 月）最后一次至我院随访，术眼未使用降眼压药物，眼压波动于 15～21 mmHg，最佳矫正视力 1.0，未观察到杯盘比改变（图 11-3）。

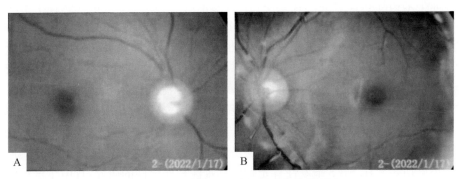

图 11-3 患者最近一次复诊时眼底照相图

A. 右眼后极部视网膜平伏,呈番茄酱色,未见黄斑中心凹反光,杯盘比为 0.8;B. 左眼后极部视网膜平伏,黄斑中心凹反光可见,杯盘比为 0.3。均较术前无明显变化

讨论与分析

Sturge-Weber 综合征(Sturge-Weber syndrome,SWS)是一种散发的神经-皮肤异常,属于一种斑痣性错构瘤病,典型的病理特征是毛细血管畸形,发病较为罕见,发病率为 1/50 000~1/20 000。SWS 之所以被称为综合征,是由于其可累及皮肤、中枢神经系统和眼部 3 个组织或器官。SWS 相关的血管畸形累及皮肤会导致葡萄酒色斑;血管畸形累及中枢神经系统会导致软脑膜血管畸形,引起脑组织钙化、脑萎缩;当累及眼部时,则患者会因高眼压而导致难治性的继发性青光眼,持续的眼压升高会引视神经损伤、视神经节细胞凋亡,最终视野缺损并致盲。48%~71% 的 SWS 患者会在面部血管畸形侧眼并发有青光眼。目前常见的抗青光眼药物及手术对该疾病疗效均不理想。由于大部分 SWS 继发性青光眼患者出生时往往已存在明确的视神经损伤,而病情进展又较为隐匿,加之患者主观表达能力差等因素,SWS 青光眼往往得不到及时的治疗,这是造成 SWS 患者视力障碍的首要原因。

目前获得广泛认同的 SWS 继发性青光眼的发病机制是:在 SWS 继发性青光眼中,患者的起病可呈双峰分布,约 60% 的患者在婴幼儿期起病,中胚叶组织发育异常造成前房角异常,引起房水流出受阻,从而出现病理性高眼压,被称为 SWS 早发型青光眼;另有约 40% 的患者在儿童期和成年后发病,这些患者的眼压升高多因血管畸形致上巩膜静脉压增高引起,被称为 SWS 晚发型青光眼。

无论 SWS 继发性青光眼的致病因素为房角发育因素,还是血管畸形的因素,其引起的后果却具有一个共性:对于 SWS 患者,抗青光眼药物的疗效普遍比较差,因此手术为首选治疗方法。传统观点是:对于小于 4 岁的患者选择针对房角的小梁切开术或房角切开术;而对于儿童及成年患者,多采用外引流的手术方式,比如小梁切除术、Ex-press 引流钉植入术、引流阀植入术、非穿透性小梁手术等。有限的几个研究发现,手术对于 SWS 早发型青光眼的疗效并不乐观,术后往往具有更高的眼压及较低的手术成功率。Olsen 报道,一半(2/4)的小梁切开患者需要进行二次手术;Iwach 报道单次房角切开仅可维持 8 个月的眼压正常。但是也有例外,一项纳入 34 眼的研究发现,早期诊断并早期(中位数手术月龄 3 个月)行外路小梁切开术治疗早发型 SWS 继发性青光眼,可取得 86.6% 的中期手术成功率。由此可见,单纯房角手术的长期疗效仍然尚不确切,因此有些学者建议对低龄患者首次手术即进行小梁切开加小梁切除联合手术。最近的一项研究报道,24眼行小梁切开联合小梁切除的长期随访中,有10眼达到条件成功,而11眼需要再次手术。对较大的儿童或成年患者来说,手术方法的选择较多,如小梁切除术、引流物植入术、非穿透性深层巩膜切除术或睫状体冷冻术。Audren报道,非穿透性深巩膜切除术具有较好的中短期降压效果,且具有较好的安全性,但长期降压效果较差。Nicolas报道,Ahmed引流阀植入42个月的累计成功率达59%,60个月为30%,但有27.3%(3/11)的患者出现了术后脉络膜脱离。目前还缺乏Ex-press引流钉对于SWS继发性青光眼疗效及安全性的研究,根据已发表的2篇病例报道,Ex-press引流钉具有显著的降眼压作用,但是对于术后安全性的评估尚不充分。目前尚缺乏单纯性小梁切除术在SWS继发性青光眼中有效性和安全性的研究,且由于该疾病具有散发及罕见等特性,上述关于手术治疗的研究样本量均较小,仍需要进一步研究,以深入分析各种方法对SWS继发性青光眼治疗的疗效和安全性。

SWS患者的手术也同样需要一些安全性的考量。在SWS中,约50%的患者伴有脉络膜的增厚,20%~70%的患者存在脉络膜血管瘤。对于本身存在脉络膜血管瘤的SWS患者,手术后出现脉络膜-视网膜并发症的概率高达50%,常见的并发症包括视网膜出血、脉络膜脱离和视网膜脱离,可能的原因为术中眼压下降过快以及术后眼压过低等,而常规外滤过手术包括小梁切除术、Ex-press引流钉植入术或引流阀植入术等,术中都有术眼眼压快速下降的过程,同时术后低眼压的发生率也比较高,因此并不是SWS患者的最优选择术式。对于术后脉络膜渗漏、脱离和视网膜脱离等并发症的患者,国外文献报道可采用光动力治疗、玻璃体腔注射贝伐珠单抗或反射性疗法等进行治疗。但我们的研究表明,较为保守的治疗方法,如全身或局部糖皮质激素、散瞳等治疗方式,对大多数患者均有较好的疗效。脉络膜渗漏、视网膜脱离均可在3个月内恢复,视力较术前无明显统计学差异。当然,仍需要大样本的前瞻性研究评估其安全性和有效性。

此外,随着对SWS研究的深入,我们发现,单纯用房角发育异常来解释所谓"SWS早发型青光眼"的发病机制存在一定的局限性,因为在大量SWS手术过程中,被诊断为"SWS早发型青光眼"的婴幼儿患者也存在巩膜表层血管的异常(图11-4)。

我们随即按照血管异常的严重程度对患者进行了分型,通过分析小梁切开手术(针对房角发育异常的手术方式)的疗效后发现,血管畸形越严重的患者,单纯进行房角手术的中远期疗效也更差,且手术失败与巩膜表层血管畸形的严重程度存在关联。这就提示我们,血管因素可能是SWS继发性青光眼病程的任何阶段中均无法忽视的致病因素之一。为了进一步验证我们的想法,我们对SWS早发型青光眼患者术中获得的巩膜表层组织进行了测序,首次在所有包含血管的表层巩膜组织中均发现了GNAQ R183Q突变,在巩膜表层的血管内皮中也发现了$p-ERK$和$p-JNK$的表达增加,该突变位点与引起颜面部血管畸形(葡萄酒色斑)的突变位点相同,由此直接证明了巩膜表层的异常血管就是一种血管畸形。这种巩膜表层的血管畸形直接与房水引流通道存在交通,可能导致了房水外流阻力增加,进而导致眼压升高。

鉴于此,在SWS早发型青光眼手术治疗中,我们不再建议一味采取针对房角的手术,而是根据血管畸形的严重程度不同,选择单纯的房角手术(外路小梁切开术)或者外引流手术联合房角手术(非穿透性深层巩膜切除联合小梁切开术)。外引流手术选择非穿透性深层巩膜切除术的主要原因是,常规外引流手术在SWS患者中并发症风险高,而非穿透性深层巩

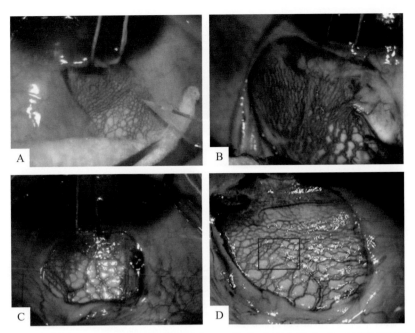

图 11-4　暴露 SWS 继发性青光眼患者巩膜表层血管后,可观察到 A、B、C 三种巩膜表层血管异常分布。D 图红色方框内显示为血-房水混合物在巩膜表层异常血管中的流动

膜切除术与传统滤过性手术相比具有相似的疗效,但在术中不会出现常规滤过性手术造成的剧烈眼压波动。此外,非穿透性手术后房水需通过保留的小梁网外流,外引流速度相对缓慢,可有效降低术后低眼压的发生率;非穿透手术后引流出的房水可通过脉络膜上腔及 Tenon 囊下两个通路吸收,提高了手术成功率。同时术中还可联合使用抗代谢药物等抑制术后瘢痕化,提高中远期手术疗效。对于年龄较大的 SWS 早发型青光眼或者 SWS 晚发型青光眼患者,单纯的房角手术效果更差,此时无论巩膜表面血管畸形程度如何,我们都建议选择非穿透性深层巩膜切除联合小梁切开术进行治疗。

　　本例患者发病年龄早,虽然进行了长期的用药,但是初始的手术治疗年龄已近 5 岁,属于年龄较大的 SWS 早发型青光眼,因此我们采用了非穿透性深层巩膜切除联合小梁切开术,术后虽然出现了一过性的眼压升高,但长期随访眼压始终维持在正常水平,且未使用任何降眼压的药物,视力和视神经损伤没有进一步加重,说明该手术治疗的选择是成功的。

专家点评

　　本例 SWS 继发性青光眼病例,出生时即发现右眼眼球增大、杯盘比增大,虽然没有发现明确的眼压升高,但诊断为"SWS 继发性青光眼(早发型)"是明确的。由于儿童本身眼压基线较低,且存在测量的不可靠性,因此即便眼压不高,使用不良反应较小的降眼压药物也是较为稳妥的做法。有趣的是,患者在病情稳定了 4 年多后突然出现了右眼的眼压升高,且无法通过药物控制,此时应该考虑为巩膜表层血管畸形导致巩膜静脉压升高,加重了原有的小梁网发育异常,导致房水外流受阻。由此可见,即便是对于传统观点中认为的"早发型青光眼",仍然存在因血管因素而加重的风险。因此我们选择了非穿透性深层巩膜切除联合小梁切开术进行治疗,希望同时解决小梁网异常和巩膜上静脉压升高导致的房水外流受阻两个因素,手术获得了成功,且随访2年9个月时病情稳定,提示非穿透性深层巩膜切除联合小梁切开术可能是治疗SWS继发性青光眼的一个安全而有效的术式。

病例提供单位:上海交通大学医学院附属第九人民医院

整理:吴越

述评:郭文毅

参考文献

[1] WU Y, YU R, CHEN D, et al. Early trabeculotomy Ab externo in treatment of Sturge-Weber syndrome [J]. Am J Ophthalmol, 2017,182:141 – 146.

[2] 吴越,虞茹静,林晓曦. 等. 葡萄酒色斑患者中 Sturge-Weber 综合征继发性青光眼临床特征分析 [J]. 中华眼科杂志,2017,53(10):753 – 757.

[3] WU Y, YU RJ, CHEN D, et al. Glaucoma in patients with eyes close to areas affected by port-wine stain has lateral and sex predilection [J]. Chin Med J(Engl), 2017,130(24):2922 – 2926.

[4] WU Y, YU RJ, CHEN D, et al. Reply [J]. Am J Ophthalmol, 2018,186:174.

[5] 吴越,郭文毅. Sturge-Weber 综合征继发性青光眼的研究进展[J]. 中华眼科杂志,2018,54(3):229 – 233.

[6] WU Y, WANG XN, WANG N, et al. Regularity changes of the retinal nerve fiber layer and macular ganglion cell complex in patients with the amnestic mild cognitive impairment [J]. Int J Neurosci, 2018,128(9):849 – 853.

[7] WU Y, PENG C, DING X, et al. Episcleral hemangioma distribution patterns could be an indicator of trabeculotomy prognosis in young SWS patients [J]. Acta Ophthalmol, 2020,98(6):e685 – e690.

[8] PENG C, WU Y, DING X, et al. Characteristic cytokine profiles of aqueous humor in glaucoma secondary to Sturge-Weber syndrome [J]. Front Immuno, 2020,11:4.

[9] WU Y, HUANG L, LIU Y, et al. Choroidal alterations of Sturge-Weber syndrome secondary glaucoma and non-glaucoma port-wine stain patients distinguished by enhanced depth imaging optical coherence tomography [J]. BMC Ophthalmol, 2020,20(1):477.

[10] Wu Y, Peng C, Huang L, et al. Somatic GNAQ R183Q mutation is located within the sclera and episclera in patients with Sturge-Weber syndrome [J]. Br J Ophthalmol, 2022, 106(7):1006 – 1011.

病例12 原发性先天性青光眼该选择什么术式?

主诉

患者,男性,4岁8个月,体检发现视力下降2周。

病史摘要

现病史：患者因"体检发现视力下降2周"，于2019年11月6日于我院眼科门诊就诊。测回弹眼压：右眼40 mmHg，左眼35 mmHg。矫正视力：右眼0.2，左眼0.05。双眼角膜扩大，伴Haab纹，且杯盘比扩大明显，拟诊断"双眼先天性青光眼"，给予布林佐胺噻吗洛尔滴眼液（双眼，一天2次）治疗，建议双眼分别手术治疗，于2019年11月13日收住入院。

患者自发病以来，饮食睡眠可，大小便正常，体重无明显减轻。

既往史：足月剖宫产（孕39周＋3天出生），母亲孕期无特殊，否认先天性心脏病及其他先天性畸形等；否认肝炎、结核等传染病史；无外伤、输血史；否认药物及食物过敏史；预防接种足剂次。

个人史：无异地及疫区久居史，无毒物接触史。

家族史：否认家族性遗传病及传染病病史。

入院体检

T 36.8℃，P 96次/分，R 23次/分，BP 95/65 mmHg。神志清，全身体检未见明显异常。视力：右眼0.05—4.00DS/－1.75DC×40° 0.2，左眼0.02—4.25DS/－2.75DC×120° 0.05。回弹眼压：右眼31 mmHg，左眼22 mmHg。双眼角膜大，轻度混浊，有Haab's纹，前房清、深，瞳孔圆，对光反射稍迟钝，晶状体透明，眼底检查见双眼视神经色淡。杯盘比：右眼1.0，左眼0.95。

辅助检查

（1）OCT视网膜神经纤维层（retinal nerve fiber layer，RNFL）检查（2019 - 11 - 6）：双眼视神经周围各象限均变薄。平均RNFL厚度：右眼39 μm，左眼53 μm（图12 - 1）。

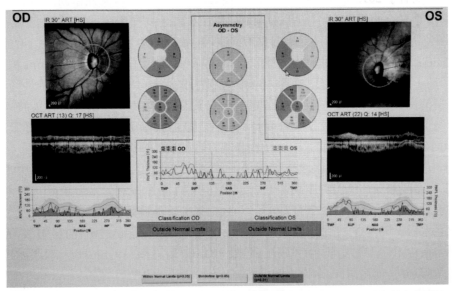

图12 - 1　OCT视网膜神经纤维层（RNFL）检查图像（2019 - 11 - 6）。双眼视神经周围各象限均变薄

（2）眼底照相（2019-11-6）：双眼视神经色淡。杯盘比：右眼1.0，左眼0.95（图12-2）。

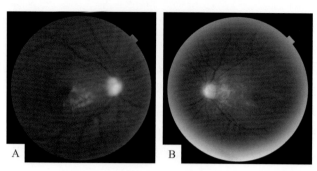

图12-2 眼底彩色照相图片。双眼视神经色淡，杯盘比右眼1.0（A），左眼0.95（B）

（3）角膜直径（2019-11-14）：双眼13.5 mm。

（4）超声生物显微镜（UBM）检查（2019-11-14）：中央前房深度，右眼4.40 mm、左眼4.71 mm；双眼虹膜变薄，形态后凹，无明显周边虹膜前粘连，各方位房角开放，晶状体位置正常。

（5）房角镜检查（2019-11-14）：双眼虹膜根部平坦，各方位均中宽，小梁网未见明显中胚叶组织残留。

初步诊断

双眼原发性先天性青光眼，双眼屈光不正。

治疗及转归

患儿入院后于2019年11月14日在全身麻醉下行双眼检查，明确诊断后行右眼非穿透深层巩膜切除联合小梁切开术。手术顺利，术后术眼予妥布霉素地塞米松滴眼液（每天4次，持续使用1个月）及0.5%毛果芸香碱滴眼液（每天3次，持续使用2个月）治疗。术后1天复查，右眼结膜充血，滤过泡弥散性隆起，角膜透明，前房中深，下方见1 mm积血，余同术前。术后1周复查，回弹眼压：右眼16 mmHg，左眼30 mmHg。滤过泡弥散性隆起，角膜透明，前房清深，余同术前。左眼予以拉坦前列腺素滴眼液（每晚1次）、布林佐胺噻吗洛尔滴眼液（每天2次）治疗。术后1个月复查，矫正视力：右眼0.2，左眼0.05。回弹眼压：右眼14 mmHg，左眼32 mmHg。滤过泡弥散性隆起，角膜透明，前房清深，余同术前。

鉴于右眼情况较稳定，左眼眼压控制仍不佳，患儿于2019年12月23日再次入院在全身麻醉下行左眼非穿透深层巩膜切除联合小梁切开术，手术顺利。术后予妥布霉素地塞米松滴眼液（每天4次，持续使用1个月）及0.5%毛果芸香碱滴眼液（每天3次，持续使用2个月）治疗。术后1天复查，左眼结膜充血，滤过泡弥散性隆起，角膜透明，前房中深，无明显积血，余同术前。术后1周复查，回弹眼压：右眼10 mmHg，左眼19 mmHg。双眼滤过泡弥散性隆起，角膜透明，前房清深，余同术前。

之后患者定期随访，截至最后一次复诊（2022年3月17日，右眼术后2年4个月，左眼术后近2年3个月），术后双眼均未使用降眼压药物。矫正视力：右眼0.4，左眼0.05。回弹眼压:右眼 10 mmHg,左眼 11 mmHg。双眼滤过泡轻度隆起,角膜透明,前房清深,瞳孔圆,晶状体透明,杯盘比无明显改变(图 12-3)。

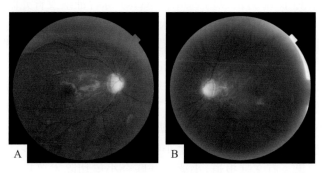

图 12-3　眼底彩色照相图片。双眼视神经色淡,杯盘比右眼 1.0(A),左眼 0.95(B)

最后诊断

双眼原发性先天性青光眼,双眼屈光不正。

讨论与分析

原发性先天性青光眼(primary congenital glaucoma,PCG)是儿童最常见的青光眼,通常双侧发病(70%),但双眼严重程度常不一致。PCG 常发生在新生儿或婴幼儿,多数发生在小于 6 个月的婴儿。临床上,PCG 以高眼压(>21 mmHg)为特点,高眼压引起眼组织伸长和眼球扩张(牛眼)。扩张的眼球和扩大的角膜可引起角膜后弹力层破裂,称为 Haab's 纹。高眼压也可引起角膜水肿,出现流泪、畏光和眼睑痉挛等。PCG 患儿就诊常因为父母发现患儿眼部表现异常(例如角膜混浊或眼球扩大,或畏光、流泪和眼睑痉挛)。这种严重的症状与体征根据眼压升高的程度与持续时间不同而变化。并且,发生眼压升高的时间也影响其体征,例如 3 岁以上儿童发生 PCG 通常并无角膜扩张、水肿等引起的相应表现。因此,角膜直径的测量对于 PCG 患者非常重要。新生儿的正常角膜直径为 10~10.5 mm,1 岁后增加到 11~12 mm。若新生儿的角膜直径>11 mm,1 岁幼儿的角膜直径>12 mm,任何年龄段患者的角膜直径>13 mm,则均应排除 PCG 的可能性。

虽然 PCG 的发病机制目前尚不清楚,但前房角发育异常/未成熟是目前认为最有可能的发病机制,发育不成熟的房角是孕期前 3 个月颅脑神经嵴细胞发育障碍导致,因此,房角镜检查有助于 PCG 的诊断与鉴别诊断。PCG 患者的房角特征主要表现为房角呈开放(宽)的状态,但存在小梁发育不良的外观(中胚叶组织残留)。患者的房角可能在外观上与正常同龄婴幼儿相似,所不同的只是表现在葡萄膜小梁的透明性和虹膜附着位置上的差异。由于配合度原因,患儿的检查及操作一般较为困难。上述的眼压、角膜直径、房角镜等检查需在全身麻醉下进行。年龄稍大的患者(4 岁以上)可行 RNFL 检测。

由于青光眼是不可逆致盲眼病,早期发现并干预非常重要。对于儿童青光眼,药物通常疗效不佳。因此,当明确诊断 PCG 后,应早期手术治疗。手术的主要目的是降低眼压,在关键时期稳定病情,改善患儿视力。房角手术(房角切开术或小梁切开术)通常是 PCG 首选的手术方式,通过切开 Schlemm 管内壁及小梁网,解除由房角内结构异常导致的房水阻滞。研究表明,房角切开术与小梁切开术在 PCG 患者中疗效均较好(手术成功率为 50%~90%),且小梁切开术对于 12 月龄以内 Sturge-Weber 综合征继发青光眼患者同样安全有效(3 年手术成功率为 86.6%)。手术的选择很大程度上取决于患者的角膜透明度及术者的经验或偏好。因小梁切开术在透明或混浊的角膜状态下都能完成,所以目前,更多的眼科医师会选择小梁切开术,但其缺点是,术中寻找 Schlemm 管有一定难度,尤其是患儿角膜扩大严重时,即使是有经验的医师,仍有时候会因难以找到 Schlemm 管而无法实施该手术。

目前认为,小梁切开术成功的原因可能是手术刺激,使未发育成熟的小梁网细胞再次发育成熟,而年龄越小,小梁网细胞再次发育的机会越大,这也解释了为什么小梁切开术对婴幼儿效果好。本例患儿已超过 4 岁,理论上小梁网再发育的机会不多,因此,单纯小梁切开术可能达不到理想效果。有文献报道,小梁切开联合小梁切除术可提供两种主要的滤过通道,并获得更好的手术效果。但 Dietlein 等回顾性地比较了 36 名 PCG 患者的疗效,发现小梁切开联合小梁切除术与单独应用小梁切开术或小梁切除术的效果并无区别,并提出手术的成功取决于病情的严重程度而非手术类型。另有文献报道,240°小梁切开术的疗效优于小梁切开联合小梁切除术,且并发症少,风险小。最新研究发现,非穿透性小梁手术对于 PCG 安全有效,其疗效虽与小梁切除术相当(非穿透性小梁手术成功率为 85%,小梁切除术成功率为 82.5%),但术后浅前房等并发症明显少于小梁切除术。因此,我们认为,如果把非穿透性小梁手术与小梁切开术联合治疗年龄较大的 PCG 患者,术后就可以获得两个途径的房水引流通道,提高手术成功率,同时又减少了小梁切除术等常规滤过性手术带来的严重并发症,因此对于该患者的双眼,我们均选择了小梁切开+非穿透性小梁手术,并最终获得了良好的疗效和安全性。术后随访 2 年多,双眼病情均控制稳定,未出现严重并发症。

◆ 专家点评 ◆

原发性先天性青光眼是儿童婴幼儿时期最常见的青光眼。婴幼儿期发病者可表现为角膜扩大、Haab 纹、畏光、流泪等。该患者因体检发现视力下降来诊,角膜已明显扩大(正常角膜直径 11~12 mm),视神经损伤已至晚期,故其应在婴幼儿时期已发病。由于药物通常疗效不佳,儿童青光眼通常需手术治疗。由于前房角发育异常/未成熟是先天性青光眼最有可能的发病机制,因此通常首选小梁切开术,但小梁切开术对于年龄较大的患儿效果欠佳。本病例的患儿已超过 4 岁,单纯小梁切开术可能达不到理想效果。而小梁切除术或小梁切开联合小梁切除术并发症较多,尤其对于角膜扩大明显的患儿(该患儿的角膜直径已达 13.5 mm)更是如此。故对于该患儿的双眼,我们均采用了非穿透性深层巩膜切除联合小梁切开术,手术取得了良好的疗效,随访 2 年多病情稳定,也未出现严重并发症,提示非穿透性深层巩膜切除联合小梁切开术是治疗 PCG 安全而有效的方法。

病例提供单位:上海交通大学医学院附属第九人民医院

整理:徐璨

述评:郭文毅

参考文献

［1］WEINREB RN，GRAJEWSKI A，PAPADOPOULOS M，et al. 儿童青光眼［M］. 张秀兰，吴仁毅，译. 北京：人民卫生出版社，2015：83－128.

［2］GUO CY，WU Y，XU L，et al. Evaluation of preoperative speed of progression and its association with surgical outcomes in primary congenital glaucoma patients：a retrospective study ［J］. BMC Ophthalmol，2017，17：170.

［3］RUSSELL-EGGITT IM，RICE NS，JAY B，et al. Relapse following goniotomy for congenital glaucoma due to trabecular dysgenesis［J］. Eye，1992，6：197－200.

［4］MUKKAMALA L，FECHTNER R，HOLLAND B，et al. Characteristics of children with primary congenital glaucoma receiving trabeculotomy and goniotomy［J］. J Pediatr Ophthalmol Strabismus，2015，52（6）：377－382.

［5］BOWMAN RJ，DICKERSON M，MWENDE J，et al. Outcomes of goniotomy for primary congenital glaucoma in East Africa［J］. Ophthalmology，2011，118（2）：236－240.

［6］HASSANEIN DH，AWADEIN A，ELHILALI H. Factors associated with early and late failure after goniotomy for primary pediatric glaucoma［J］. Eur J Ophthalmol，2020，30（1）：162－167.

［7］AKIMOTO M，TANIHARA H，NEGI A，et al. Surgical results of trabeculotomy ab externo for developmental glaucoma［J］. Arch Ophthalmol，1994，112：1540－1544.

［8］EL SAYED Y，ESMAEL A，METTIAS N，et al. Factors influencing the outcome of goniotomy and trabeculotomy in primary congenital glaucoma［J］. Br J Ophthalmol，2021，105（9）：1250－1255.

［9］HUANG JL，HUANG JJ，ZHONG YM，et al. Surgical outcomes of trabeculotomy in newborns with primary congenital glaucoma［J］. Chin Med J（Eng），2016，129（18）：2178－2183.

［10］ESFANDIARI H，BASITH SST，KURUP SP，et al. Long-term surgical outcomes of ab externo trabeculotomy in the management of primary congenital glaucoma［J］. J AAPOS，2019，23（4）：222. e1－222. e5.

［11］MEYER G，SCHWENN O，PFEIFFER N，et al. Trabeculotomy in congenital glaucoma ［J］. Graefes Arch Clin Exp Ophthalmol，2000，238（3）：207－213.

［12］WU Y，YU RJ，CHEN D，et al. Early trabeculotomy Ab externo in treatment of Sturge-Weber syndrome［J］. Am J Ophthalmol，2017，182：141－146.

［13］DIETLEIN TS，JACOBI PC，KRIEGLSTEIN GK. Prognosis of primary ab externo surgery for primary congenital glaucoma［J］. Br J Ophthalmol，1999，83：317－322.

［14］YAZDANI S，PAKRAVAN M，GERAMI E，et al. Trabeculotomy versus combined trabeculotomy-trabeculectomy for management of primary congenital glaucoma［J］. J Glaucoma，2022，31（5）：346－350.

［15］WAGDY FM. Ab externo 240-degree trabeculotomy versus trabeculotomy-trabeculectomy in primary congenital glaucoma［J］. Int Ophthalmol，2020，40（10）：2699－2706.

［16］ELHOFI A，HELALY HA. Non-penetrating deep sclerectomy versus trabeculectomy in primary congenital glaucoma［J］. Clin Ophthalmol，2020，14：1277－1285.

病例13 良性？恶性？扑朔迷离的泪腺肿瘤

● 主诉

患者,59岁,男性,体检发现右眼眶占位5个月。

● 病史摘要

现病史:患者于2020年12月体检发现右眼眶占位,未予重视。2021年5月在家人劝说下来我院就诊。眼眶CT示右眼泪腺窝占位性病变,边界清晰,眶骨未见明显破坏征象,考虑泪腺肿瘤收入院。

病程中患者精神可,睡眠佳,饮食可,大小便无特殊,体重无明显减轻。

既往史:高血压病史1年;否认心脏病等全身疾病史;否认乙肝、结核等传染病史;否认手术史;否认输血史;否认食物过敏史;否认药物过敏史。

家族史:否认家族其他成员家族遗传病史。

● 入院体检

T 36.8℃;P 86次/分;R 20次/分;BP 120/90 mmHg。双眼矫正视力1.0,压痛(一)。突眼度:18 mm＞—102 mm—＜15 mm。双眼球各方向运动及视野未见明显异常。结膜无充血,角膜透明,前房清,瞳孔圆,对光反射(＋),晶体轻度浑浊,眼底未及明显异常。眼压:右眼16 mmHg,左眼15 mmHg。

● 辅助检查

(1) 眼部外观:患者右眼球突出,无明显移位(图13-1)

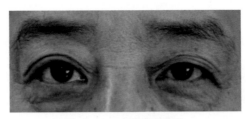

图13-1 患者外观照片

(2) 眼眶CT(2021-5-6):右眼眶外上象限肌锥外见软组织密度影,边界清晰,CT值约31 HU。余双侧眼球对称,大小、形态如常,眼环完整,厚度均一,眼球内未见明显异常信号影。球后间隙清晰,视神经眶内段及眼外肌形态、轮廓未见明显异常。CT所扫眼眶骨壁光滑连续、骨质未见明显破坏征象(图13-2)。

(3) 眼眶增强MRI(2021-5-6):右眼眶外上象限肌锥外见软组织密度影,椭圆形,边界清晰。T1WI及T2WI信号不均,增强后病灶明显不均匀强化。余双侧眼球对称,大小、

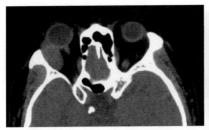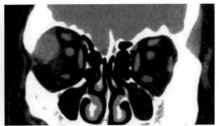

图 13 - 2　眼眶 CT 示右侧泪腺窝占位

A. 水平位；B. 冠状位

形态如常，眼环完整，厚度均一，眼球内未见明显异常信号影。球后间隙清晰，视神经眶内段及眼外肌形态、轮廓未见明显异常（图 13 - 3）。

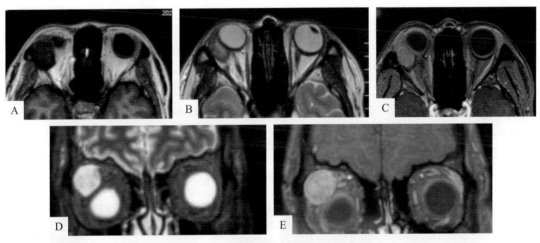

图 13 - 3　眼眶 MRI 示右侧泪腺窝占位

A. T1 水平位；B. T2 水平位；C. 水平位 T1 脂肪抑制增强；D. T2 冠状位；E. T1 冠状位脂肪抑制增强

（4）其他影像检查：区域淋巴结超声、胸部 CT、腹盆部超声均未见明显异常。

（5）实验室检查：抗核抗体、循环免疫复合物、抗双链 DNA 抗体、ANCA 抗体、IgA、IgE、IgG、IgM、IgG4、ACE 等检查均无异常。

初步诊断

右泪腺多形性腺瘤可能。

治疗及转归

排除全身禁忌，全麻下行眶内肿瘤切除术。沿重睑皱襞切开，达外眦时水平向外延长。自切口向两侧分离暴露骨膜，牵张器扩大切口后"工"字形切开骨膜。剥离子分离眶内外骨膜后，观察见眶外侧壁无破坏、吸收、压迹。外侧骨性开眶，充分暴露术野。探查肿瘤位置及边缘，将泪腺肿瘤在直视下连骨膜一同切除，再将肿瘤与眶内软组织分离，完全游离后完整取出肿瘤。仔细观察肿瘤包膜完整，无破溃，剖面呈淡黄色（图 13 - 4）。眶腔止血、冲洗后，复位骨瓣并用钛钉、钛板固定。逐层缝合骨膜、肌层、皮下组织和皮肤，加压包扎。

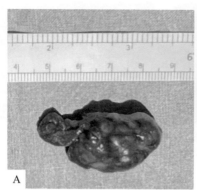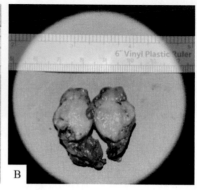

图 13-4 肿瘤外观照片

A. 大体标本,肿瘤包膜完整;B. 纵切面

术中冷冻病理:泪腺恶性上皮性肿瘤,局部累及包膜。

石蜡切片报告:右泪腺多形性腺瘤恶变,恶性成分为低分化腺癌,大部分细胞异型性明显,微侵袭性,累及骨膜,未见神经周围及脉管侵犯。FISH:PLAG1(＋)。

免疫组化:CK5/6(＋/－),CK7(＋),P63(－/＋),Vim(－/＋),CD117(－/＋),EMA(＋/－),S100(－/＋),Calponin(－/＋),MYB(－),Ki-67(30%),CEA(－/＋),β-catenin(＋),CD34(血管＋)。

术后 1 个月复查,眼球无突出、移位,增强 MRI 示肿瘤已被完整切除(图 13-5)。对患者进行放疗定位,术后第 5 周开始调强放疗,共 30 次,照射总剂量为 60 Gy。

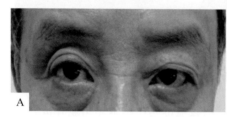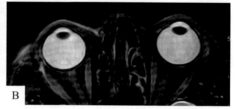

图 13-5 术后 1 个月复查

A. 患者外观,右眼球无突出、移位;B. 眼眶 MRI 水平位 T2,右泪腺区无明显异常信号

分期

根据美国癌症联合会(AJCC)第 8 版肿瘤分期(表 13-1),患者为 $T_{2b}N_0M_0$ 期。

表 13-1 泪腺恶性上皮性肿瘤 AJCC 第 8 版分期

分期	描 述
T	原发肿瘤
T_x	原发肿瘤无法评估
T_0	无原发肿瘤存在证据

（续表）

分期		描　述
T_1		肿瘤最大径≤2 cm,伴或不伴眼眶软组织侵犯
	T_{1a}	无骨膜或骨质侵犯
	T_{1b}	仅骨膜侵犯
	T_{1c}	骨膜和骨质侵犯
T_2		2 cm<肿瘤最大径≤4 cm
	T_{2a}	无骨膜或骨质侵犯
	T_{2b}	仅骨膜侵犯
	T_{2c}	骨膜和骨质侵犯
T_3		肿瘤最大径>4 cm
	T_{3a}	无骨膜或骨质侵犯
	T_{3b}	仅骨膜侵犯
	T_{3c}	骨膜和骨质侵犯
T_4		肿瘤侵犯邻近组织,包括鼻窦、颞窝、翼窝、眶上裂、海绵窦、脑等
	T_{4a}	肿瘤最大径≤2 cm
	T_{4b}	2 cm<肿瘤最大径≤4 cm
	T_{4c}	肿瘤最大径>4 cm
N		区域淋巴结转移
	N_x	区域淋巴结无法评估
	N_0	无区域淋巴结转移
	N_1	有区域淋巴结转移
M		远处转移
	M_0	无远处转移
	M_1	有远处转移

最后诊断

右泪腺多形性腺瘤恶变($T_{2b}N_0M_0$),恶性成分为低分化腺癌,微侵袭性。

讨论与分析

眼部肿瘤分为眼肿瘤及眼附属器肿瘤。泪腺肿瘤是眼附属器的主要肿瘤之一,其余为眼睑肿瘤、结膜肿瘤、眼眶肿瘤。根据组织来源,泪腺肿瘤包括上皮来源和非上皮来源肿瘤,其中上皮来源肿瘤占泪腺肿瘤的 45% 左右,这当中又以泪腺多形性腺瘤(pleomorphic adenoma,PA)最多见,约占 50%。其他泪腺上皮来源肿瘤少见,且以恶性为主,如泪腺样囊性癌(adenoid cystic carcinoma，ACC)、多形性腺癌(pleomorphic adenocarcinoma，PA)、腺癌(adenocarcinoma)、黏液表皮样癌(mucoepidermoid carcinoma)等。泪腺多形性腺癌也称为恶性混合瘤(malignant mixed tumor，MMT)，鉴于病变表现为良性与恶性成分并存，目前将该肿瘤称为癌在多形性腺瘤中(carcinoma ex pleomorphic adenoma，CXPA)。泪腺非上皮来源肿瘤以淋巴瘤为主，大多为惰性的黏膜相关淋巴组织淋巴瘤。许多肿瘤样占位也可发生于泪腺区，如特发性眼眶炎症(炎性假瘤)、IgG4相关眼病、反应性淋巴组织增生、淋巴上皮病、肉芽肿性血管炎、结节病、囊肿等。

泪腺区占位的临床诊断可概括为4个维度：①肿瘤还是肿瘤样病变；②上皮还是非上皮来源；③良性还是恶性；④可能性最大的诊断。诊断要点主要包括年龄、单眼或双眼、发病或进展速度、临床表现、影像学检查、实验室检查、既往史、系统疾病史等。

本例患者最初诊断考虑为泪腺PA，原因是：①中年男性；②单侧病变；③起病隐匿，患者体检偶然发现病变；④进展缓慢，发现后至就诊的半年内眼球突出无明显加重；⑤无疼痛、眼球移位、运动受限、上睑下垂等其他临床表现；⑥CT检查提示泪腺窝占位，形态规则、包膜完整、边界清晰，无侵蚀性骨破坏，无钙化；⑦实验室检查无异常；⑧眼部既往无相关病史或手术史；⑨无系统疾病史。这些特点均支持泪腺PA诊断，且患者无其他病变的特征性表现。

泪腺PA需要重点与泪腺ACC和CXPA进行鉴别。

(1)临床表现：泪腺ACC是最常见的泪腺恶性上皮性肿瘤，占泪腺上皮性肿瘤的25%～40%。泪腺ACC发病年龄呈双峰分布，具有青少年期的小高峰和成年期的大高峰(40岁)。嗜神经性侵蚀性生长是泪腺ACC特征性表现，患者常表现为自发痛或额颞区感觉异常。CXPA占泪腺恶性肿瘤的10%，可继发于PA恶变。若诊断为PA的患者病情突然快速进展，出现疼痛、眼球固定、水肿、炎性反应等，提示PA发生恶变。

(2)影像特点：PA在CT和MRI通常显示清晰的圆形或椭圆形、边界清晰的占位，可压迫骨质产生塑形性改变。PA在CT上密度均匀，而MRI上为混杂信号，增强时不均匀强化。CXPA和ACC在CT表现为形态不规则的占位、边界不清，可见囊变坏死，多伴骨破坏，可侵犯眶外、前颅窝、中颅窝、颞窝和鼻窦等毗邻区域。MRI在T1WI上呈等信号略高信号，T2WI信号不均匀，增强表现为不均匀明显强化，坏死灶不强化。

(3)病理特点：PA大体标本为边界清晰的结节状肿块，有假包膜，在结节状突起处包膜可缺如。肿瘤切面黄白色，实性，10%的病例可见囊变。肿瘤细胞主要由腺上皮、肌上皮和间质共同组成。间质成分由肌上皮分泌而来，显示不同程度的纤维样、黏液样、透明样、软骨样、骨化，有时还可见钙化和脂肪化。组织成分和外观的多样性是名称中"多形性"的来源。CXPA肿瘤呈结节状或形态不规则，在PA的组织学背景上可见恶性成分，剖面良性部分呈乳白、灰白色，半透明状，恶性部分呈灰色鱼肉状，可伴出血坏死。良恶性成分之间存在移行区。恶性成分发生于上皮细胞，以低分化腺癌或未分化癌最常见，其他包括黏液表皮样癌、肌上皮癌、腺样囊性癌、鳞癌等。CXPA分为非侵袭性、微侵袭性和侵袭性癌。非侵袭性癌即包膜内癌，微侵袭性癌指肿瘤包膜外浸润≤1.5 mm，侵袭性癌指肿瘤包膜外浸润>1.5 mm。非侵袭性癌和微侵袭性癌为低级别，侵袭性癌为高级别。需要注意的是，在非侵袭性和微侵袭性CXPA中，虫蚀样骨破坏并不明显。本例患者病理分级为微侵袭，这正好解释了患者术前CT影像学特点。ACC主要分为筛状型、管状型及实体型三种类型。筛状型最常见；实体型最少见，分化程度最低，预后最差。大多ACC存在一种以上的组织学类型，常以某一种为主。

虽然 PA、CXPA 和 ACC 有时临床表现相似,甚至混淆,但三者存在不同的遗传学基础。PA 染色体畸变包括 8q12 重排(50%)和 12q14-15 重排(10%~15%),通常会影响 *PLAG1*(位于染色体 8q12.1)和 *HMGA2* 基因(位于染色体 12q14.3)。*PLAG1* 是一种 DNA 结合转录因子,在 PA 中经常上调,可重排产生融合蛋白,其伴侣包括 *CTNNB1*、*CHCHD7*、*LIFR*、*TCEA1*;在肿瘤发生中,它可能起上调生长因子基因和下调细胞增殖抑制基因的双重作用。*HMGA2* 基因的重排频率较低,也可产生融合蛋白,伴侣包括 *NFIB* 和 *WIF1*,参与细胞增殖和生长调节,在 PA 表达过度。CXPA 的遗传学改变包括 *PLAG1* 和 *HMGA2* 基因改变、*TP53* 突变、8q12.1(*PLAG1*)和 8q22.1-24.1(*MYC*)、*ERBB2*(*HER2*)和 12q(*MDM2*)扩增;5q23.2-31.2 缺失、*NFIB* 和 *PDGFB* 扩增。ACC:染色体 6q 缺失,可能与 t(6;9)(q22-23;p23-24)相关,导致 *MYB-NFIB* 基因融合;存在 *KRAS*、*NRAS*、*MET* 突变,Notch 信号转导通路的突变,抗凋亡蛋白 BIRC5 在 ACC 中的表达较高。

手术是泪腺上皮性肿瘤最主要的治疗方法:①PA 单纯手术治疗即可,但要特别强调完整切除肿瘤,防止复发和恶变;②CXPA 和 ACC 如果没有远处转移,只要患者身体条件和手术安全性可控,应尽可能完整或大部分切除,必要时行眶内容剜除术,甚至扩大的眶内容剜除术;③如 B 超提示腮腺或颈部淋巴结最大径>15 mm,淋巴门结构欠清,结合颈部增强 CT 发现淋巴结环形强化,中央见液性暗区,以及 PET/CT 局部淋巴结糖代谢明显升高者,建议原发灶切除同时行颈部淋巴结清扫。CXPA 和 ACC 术后需要进行辅助放疗,建议术后 4 周左右复查增强 MRI 及进行放疗定位。放疗在术后 4~6 周开始进行,一般不晚于 8 周。放疗靶区应基于术前和术后影像、手术方式及术区范围,由放疗医师与眼科医师共同确定。剂量通常为 60~66 Gy,分 30~33 次完成。若颈部有阳性淋巴结,靶区范围应包括同侧颈部淋巴引流区。调强放疗技术是目前主流的照射方法,在控制肿瘤及减少眼部放射损伤方面均显示良好效果。有全身转移者,转至相关科室治疗。

PA 恶变危险因素包括:第一次手术时切除不完全、术前或术中肿瘤破裂(如瘤内大量黏液基质包膜外渗透或手术刺破包膜瘤细胞溢出)、多次复发、透明基质增多、多结节生长、包膜不完整或瘤细胞累及。若 PA 完整摘除则 5 年复发率约 3%,不完整摘除则 5 年复发率约 32%;复发性 PA 恶变率为 10%~20%。CXPA 复发率约 50%,转移率约 70%,平均生存期为 36 个月。ACC 可经血行或淋巴结转移到肺、骨、肝、脑、腮腺等器官或组织,其中肺转移最常见,其次是骨、肝和脑。ACC 5 年局部复发率为 29%~80%,转移率为 33%~67%,肿瘤相关死亡率为 19%~58%。

泪腺上皮性肿瘤随访非常重要,目的在于评估治疗效果、早期发现复发病灶、监测和处理治疗相关并发症、促进功能康复等。

PA 术后每年随访,CXPA 和 ACC 放疗期间每周眼科复诊,注意放射性白内障、视网膜病、干眼的检查。放疗结束后,前两年每 3 个月随访一次,第 3~5 年每 6 个月随访一次,5 年以后每年随访一次。随访内容包括:①眼科检查(视力、视野、裂隙灯检查、突眼度、眼球运动等),常见并发症包括眼表损伤、角膜缘干细胞缺损、并发性白内障、泪点闭锁、泪道阻塞、眶周放射性皮炎、眼压升高、眼部非特异性炎症等。对眼局部的常见治疗不良反应或并发症,需眼科医生在治疗及随访期间认真仔细检查,及时发现并做相应处理;若危及视力,应及时与相关放化疗医师沟通,在不影响治疗效果的前提下,可考虑适当调整治疗方案或换用药物。②影像检查:眼眶增强 MRI 检查是否有复发及脑转移,区域淋巴结(耳前、耳后、颌下、

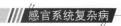
颈部等)超声、胸部 CT、腹盆部超声检查排除远处转移。如临床怀疑肿瘤复发,若患者经济条件允许时可考虑行 PET/CT 检查。③其他检查,如对接受颈部放疗的患者,推荐定期检查甲状腺功能以监测甲状腺功能是否有减退。

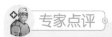

专家点评

本例患者术前临床诊断为泪腺 PA,术后病理证实为 CXPA,与术前诊断不同,这既在"意料之外",也在"意料之内"。"意料之外"是因为患者术前临床检查完善,无论是病史、临床表现还是辅助检查,均指向良性病变,尤其是影像学特点,符合泪腺 PA。与此相反,有些病变影像学特征非常像恶性,但病理为良性。另一方面,临床诊断是综合各种因素的概率性总和,可在术前最大限度接近真实情况,但在判断泪腺肿瘤性质方面,准确性不如病理检查,尤其是上皮来源的泪腺肿瘤,病理检查堪称"金标准"。从这个意义上说,手术前后诊断不一致也是"意料之中"。需要注意的是,与该病例相反,术前诊断为恶性的泪腺上皮性肿瘤,即使 CT 显示眶外侧壁明显破坏,术后病理也可能是良性的。这种"意料之外"的扑朔迷离反映了病变的一般规律性和个别具体性对立统一的特点,提示我们在诊断的时候不可刻舟求剑,这也正是我们从事这个专业饶有兴味之处。

病理学意义上切除泪腺 PA,对于预防复发和恶变极为关键。如果说眼眶海绵状血管瘤是眼眶专业领域的入门级手术,那泪腺 PA 可称得上是达标级手术。能否顺利完成泪腺 PA 手术,对术者是个考验。术前应有预案,万一术中出现了瘤体破裂,应做何处理,以及术后如何进一步处理。

对于泪腺上皮性肿瘤,若临床高度怀疑恶性,应在治疗前对患者进行系统和全面的评估,了解是否有局部或全身转移。具备手术治疗条件的患者,术者应跳出眼科手术范畴,从多学科的角度考虑手术范围,包括邻近组织结构累及和淋巴结转移的处理,均应同期进行。

泪腺恶性上皮性肿瘤一旦转移,现有治疗方法效果均不如意,患者病死率较高,尤其是 CXPA。加强基础研究,深入揭示发病机制,寻找特异性治疗靶点,是今后从根本上提高治疗效果的主要努力方向。

病例提供单位:上海交通大学医学院附属第九人民医院

整理:宋欣

述评:贾仁兵

参考文献

[1] 中华医学会眼科学分会眼整形眼眶病学组. 中国泪腺上皮性肿瘤诊疗专家共识(2021 年)[J]. 中华眼科杂志,2021,57(9):658 - 662.

[2] VON HS, RASMUSSEN PK, HEEGAARD S. Tumors of the lacrimal gland [J]. Semin Diag Pathol,2016,33(3):156 - 163.

[3] SHIELDS JA, SHIELDS CL, SCARTOZZI R. Survey of 1264 patients with orbital tumors and simulating lesions [J]. Ophthalmol,2004,111(5):997 - 1008.

［4］ ANDREOLI MT，AAKALU V，SETABUTR P. Epidemiological trends in malignant lacrimal gland tumors［J］. Otolaryngol Head Neck Surg，2015，152(2)：279 - 283.

［5］ ANJUM S，SEN S，PUSHKER N，et al. Prognostic impact of Notch1 receptor and clinicopathological High Risk Predictors in lacrimal gland adenoid cystic carcinoma［J］. Acta Ophthalmol，2021，99(8)：e1467 - e1473.

［6］ YANG J，ZHOU C，WANG Y，et al. Multimodal therapy in the management of lacrimal gland adenoid cystic carcinoma［J］. BMC Ophthalmol，2019，19(1)：125.

［7］ VON HOLSTEIN SL，FEHR A，PERSSON M，et al. Lacrimal gland pleomorphic adenoma and carcinoma ex pleomorphic adenoma：genomic profiles，gene fusions，and clinical characteristics［J］. Ophthalmology，2014，121(5)：1125 - 1133.

［8］ ANDREASEN S，VON HOLSTEIN SL，HOMØE P，et al. Recurrent rearrangements of the PLAG1 and HMGA2 genes in lacrimal gland pleomorphic adenoma and carcinoma ex pleomorphic adenoma［J］. Acta Ophthalmol，2018，96(7)：1 - 4.

病例14 "风平浪静"的结膜色素性病变：是色素痣，还是结膜黑色素瘤的冰山一角？

主诉

患者，54 岁，男性，发现右眼结膜色素病变 30 年，快速生长 1 个月。

病史摘要

现病史：患者 30 年前在照镜子时无意间发现右眼下睑结膜黑色肿物，边界清楚，无隆起、出血、破溃，未予重视。肿物缓慢变大，至 1 年前开始出现明显变大趋势，同时上睑缘出现"黑痣"。患者于当地医院就诊，接受诊断性活检，病理报告下睑结膜肿物为"色素痣，伴中度不典型增生"。后肿物继续增大，并向内眦、角巩膜缘蔓延，颜色深浅不一，故来我科就诊。门诊以"右眼下睑结膜、上睑缘色素性病变，性质待定"收治入院。

病程中患者精神可，睡眠佳，饮食可，大小便无特殊，体重无明显减轻。

既往史：否认高血压、心脏病等全身疾病史；否认乙肝、结核等传染病史；否认手术史；否认输血史；否认食物过敏史；否认药物过敏史。

个人史：无特殊。

婚育史：已婚已育。

家族史：无特殊。

眼科检查

VOD 0.5(矫正后)，VOS 0.8(矫正后)。非接触式眼压计(NCT)：OD 15 mmHg，OS 14 mmHg。右眼上睑缘中部黑色肿物，边界清，直径约 2 mm，泪阜及下方球结膜 3 点钟到 8 点钟方向见黑色肿物，累及下穹窿和下 1/2 睑板，边缘散在素色沉着；角膜明，前房中深；瞳孔圆，直径 3 mm，对光反射灵敏；晶体混浊，玻璃体混浊，眼底平伏。眼部外观如

图 14-1 所示。

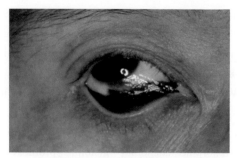

图 14-1　患者术前照片。患者右眼下睑结膜及穹窿位置色素沉着，同时累及泪阜及下方球结膜 3 点钟到 8 点钟区域。上睑缘中央见直径 2 mm 色素沉着

辅助检查

颈部淋巴结 B 超和增强 CT、胸部 CT、腹部 B 超均未见明显异常。

初步诊断

右眼下睑、球结膜色素痣，伴不典型增生；右眼上睑缘色素痣。

治疗及转归

给予患者右眼色素性肿物冷冻治疗＋扩大切除＋同期口唇黏膜＋羊膜移植术。术中冷冻病理示切缘净。术后石蜡切片病理示切缘净，右眼上睑缘及下睑、球结膜色素痣，伴轻度不典型增生。基因检测发现，该患者存在 $BRAF^{V600E}$ 突变。术后患者遵医嘱每 3 个月随访一次，行眼前段照相、眼部增强 MRI、颈部淋巴结 B 超和腹部 B 超检查，每 6 个月行胸部 CT 检查，每 2 年行 PET/CT 检查。术后 3 年，2020 年 11 月患者于门诊随诊，主诉右眼上睑结膜面肉芽肿样隆起 2 周，无疼痛、破溃、视物模糊、出血等症状。眼前段照相见右上睑色素样病变，累及全上睑缘。睑结膜面见一肉芽样圆形突起，边界清晰，大小约 8 mm×8 mm。上方 10 点钟至 3 点钟位角膜缘处至穹窿部球结膜黑色病变浸润（图 14-2）。全身检查未见明显异常。根据病程进展速度、患者眼部表现、肿物生长形态，我们考虑为无色素性结膜黑色素瘤。根据 AJCC 第 8 版肿瘤分期（表 14-1、表 14-2），患者为 $cT_{3b}N_0M_0$ 分期。对患者行右眼眶内容物剜除手术，病理显示：所得结膜处肿物、上方眼睑及结膜均为小圆细胞恶性

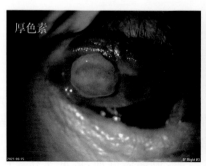
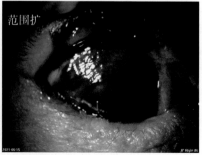

图 14-2　患者外观照片

肿瘤,切缘皮肤未见肿瘤组织累及,病理分期 $T_{3b}N_0M_0$。为改善患者外观和生活治疗,我们给予患者赝复体修复治疗(图 14-3)。患者术后转至肿瘤内科行 BRAF＋MEK 抑制剂双靶向治疗,每 3 个月随访 1 次,至今未见肿瘤复发。

表 14-1　AJCC 第 8 版结膜黑色素瘤临床分期

分期	描　　述
T_x	原发性肿瘤无法被评估
T_0	无证据显示原发性肿瘤
T_1	肿瘤局限于球结膜 T_{1a} <1 象限 T_{1b} ≥1 且 <2 象限 T_{1c} ≥2 且 <3 象限 T_{1d} ≥3 且 <4 象限
T_2	肿瘤侵及球结膜以外的结膜(穹隆部结膜、睑结膜)或泪阜 T_{2a} 不累及泪阜且 <1 象限 T_{2b} 不累及泪阜且 ≥1 象限 T_{2c} 累及泪阜且 <1 象限 T_{2d} 累及泪阜且 ≥1 象限
T_3	任何大小的肿瘤侵及邻近部位 T_{3a} 累及眼球 T_{3b} 累及眼睑 T_{3c} 累及眼眶 T_{3d} 累及鼻泪管、泪囊或鼻窦
T_4	任何大小的肿瘤侵及中枢神经系统
N_x	局部淋巴结是否转移难以评估
N_0	无局部淋巴结转移
N_1	有局部淋巴结转移
M_0	无远处转移
M_1	有远处转移

表 14-2　AJCC 第 8 版结膜黑色素瘤病理分期

分期	描　　述
T_x	原发性肿瘤无法被评估
T_0	无证据显示原发性肿瘤
T_1	肿瘤局限于球结膜 T_{1a} 累及厚度 ≤2 mm T_{1b} 累及厚度 >2 mm

（续表）

分期	描述
T_2	肿瘤侵及球结膜以外的结膜（穹隆部结膜、睑结膜）或泪阜 T_{2a} 累及厚度$\leqslant 2\ mm$ T_{2b} 累及厚度$> 2\ mm$
T_3	任何大小的肿瘤侵及邻近部位 T_{3a} 累及眼球 T_{3b} 累及眼睑 T_{3c} 累及眼眶 T_{3d} 累及鼻泪管、泪囊或鼻窦
T_4	任何大小的肿瘤侵及中枢神经系统
N_x	局部淋巴结是否转移难以评估
N_0	无局部淋巴结转移
N_1	有局部淋巴结转移
M_0	无远处转移
M_1	有远处转移

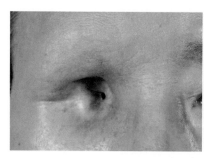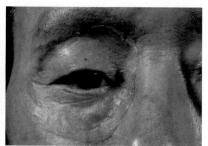

图 14-3　赝复体修复

A. 眶内容物剜除术后 3 个月予赝复体修复；B. 佩戴后效果

最后诊断

右眼结膜黑色素瘤（临床分期 $cT_{3b}N_0M_0$，病理分期 $pT_{3b}N_0M_0$）。

讨论与分析

结膜黑色素瘤（conjunctiva melanoma，CM）起源于结膜上皮基底层黑色素细胞，好发于球结膜、睑结膜、穹隆结膜或泪阜等部位，占全部黑色素瘤的 $5\% \sim 7\%$，且发病率不断上升。CM 多为继发，主要源于结膜原发性获得性黑变病（PAM）或色素痣恶性转化，少数为新生的恶性病变。CM 可发生局部或远处转移，局部转移部位主要包括同侧腮腺区域淋巴结、颌下淋巴结或颈部淋巴结，远处转移通常至脑、肺、肝和皮肤。欧美 CM 患者 5 年和 10 年复发率分别为 $26\% \sim 60.7\%$ 和 $38\% \sim 66.8\%$，转移率分别为 16% 和 $18\% \sim 26\%$；病死率分别为 $7\% \sim 26\%$ 和 $22.3\% \sim 32\%$。与之相比，我国 CM 患者 5 年和 10 年转移率分别为 38.7%

和50.9％,病死率分别为30.5％和37.4％,预后更差。我国患者预后不佳的原因可能包括:我国CM患者的基因突变谱与欧美患者的存在差异,笔者团队鉴定出几个中国人特有的基因突变,如SYK、FAT4和BAP1;部分CM发病部位隐匿,病灶位于睑结膜、结膜穹窿,或呈无色素、低色素病灶,易被忽略;由PAM继发的CM往往范围广泛,可能会发生多灶恶变,但不同病灶的恶变时序和程度并不一致,术后残留的未恶变区域仍随时有恶变可能,对手术等治疗抉择带来困难。此外,我们通过对CM患者循环血肿瘤DNA(circular tumor DNA,ctDNA)的检测发现,患者在影像学上出现转移灶前2个月ctDNA即呈阳性,说明部分CM患者术前肿瘤细胞坏死,突变DNA碎片进入血液,形成隐匿转移,这些患者即使接受根治性局部切除手术,甚至破坏性的眶内容剜除术,术后仍然发生转移死亡。因此,早期发现、早期正确诊断、早期根治对CM的预后至关重要。

典型CM一般符合"ABCDE"的临床表现:A,非对称(asymmetry),色素斑的一半与另一半看起来不对称;B,边缘不规则(border irregularity),边缘不整或有切迹、锯齿等,不像正常色素痣具有光滑的圆形或椭圆形轮廓;C,颜色改变(color variation),正常色素痣通常为单色,而黑色素瘤主要表现为污浊的黑色,也可有褐、棕、棕黑、蓝、粉甚至白色等多种不同颜色;D,直径(diameter),色素痣直径>5 mm或色素痣明显长大时要注意,黑色素瘤通常比普通痣大,对直径>1 cm的色素痣最好做活检评估;E,隆起(elevation),一些早期黑色素瘤,整个瘤体会有轻微隆起。

这个病例的诊断具有一定特殊性和挑战性。患者总共经历了3个主要阶段:第一阶段疾病进展缓慢,为期最长,即无意间发现下睑结膜黑色肿物,为肿物缓慢生长阶段。第二阶段进入快速生长期,为期1年,当地医院活检示中度不典型增生,至我院再次手术时示重度不典型增生,虽然均为交接性病变,但可见病程进展速度与第一阶段不可同日而语。第三阶段进入PAM癌变期,表现为局部无色素隆起。早期极其缓慢的发病过程,后期不可预知的迅速恶变经过,给临床治疗抉择带来一定的迷惑。好在患者依从性较好,长期、定期随访,从而在最短时间内得到了根治的机会。

在患者重度不典型增生期完整切除病灶为什么还会恶变?完整切除病灶是指对球结膜及可能累及的角膜病灶进行切除,目前推荐的主要治疗方法是"零接触"手术切除病灶,联合术中缘"二次冷冻"治疗,术中快速病理检测确诊黑色素瘤后,应将肿物边界周围至少4 mm范围内未受累组织及肿物深层紧密相连的薄层巩膜组织瓣一并切除,同时将切缘送病理检测,直至结果完全为阴性。切除前及切除后,各行一次结膜切缘冷冻治疗。角巩膜创面需用无水酒精或化疗药(如MMC、5FU等)稀释浸泡,累及泪阜、睑结膜、穹窿结膜或睑板等时,也应遵循"零接触"原则,切缘送术中快速病理,直到确认无肿瘤细胞为止。该患者术中遵循肿瘤完整切除原则,冷冻病理切缘干净,术后石蜡病理示切缘干净。

为什么患者在原发病灶仅为非典型增生且手术切缘干净的情况下,仍然在较短时间内发生了黑色素瘤?可能主要存在以下几个原因:①患者虽未产生黑色素瘤恶变,但病理提示重度不典型增生,不典型增生按恶变等级分为轻、中、重三类,重度不典型增生恶变概率是中度的3~5倍;②患者黑色素瘤继发于黑斑病,其分布存在广泛、深浅不一、缓慢演进的特点,颜色较淡或者无色的病变也可能存在恶变可能,且恶变时序和程度并不一致;③无色素性黑色素瘤,病变呈肉色,除了隆起较快,其形态和颜色均与典型黑色素瘤有出入,该处在1年前的眼前段照相中表现为正常上睑结膜,且与上睑色素痣存在距离,手术中即使扩大切除区域,也仅能针对术中肉眼所见的黑色病变。

该病例随访3年后由"重度不典型增生"短期内迅速过度为"恶性肿瘤",临床病理分期为$T_{3b}N_0M_0$,应该做什么治疗?首先,无论是从病程的进展过程和速度,还是从病变的累及范围和生长模式分析,此次发病系肿瘤恶变,存在病变生长极快、无色素、范围广泛的特点,提示肿瘤进展迅速、分化程度低,患者预后不佳;其次,病变累及角巩膜缘、睑结膜、穹窿结膜等高危生长部位,且存在边界不清、色素深浅不一、结节此起彼伏无规律,扁平部位地图活检均显示恶变,考虑保眼手术无法"无接触"整块、完整切除肿瘤;最后,患者存在$BRAF^{V600E}$突变。$BRAF$突变为黑色素细胞瘤发生的早期事件,在良性黑色素细胞痣尤其是后天获得性痣中的突变率高。根据基因检测和免疫组化染色结果,CM主要分为$BRAF^{V600}$突变和$BRAF$阴性两类。中国CM患者中$BRAF^{V600}$突变频率约为30%,$BRAF$突变的黑色素瘤生物学行为更具侵袭性,预后更差,且易发生脑转移。综合以上,决定对患者行眶内容物剜除。

CM高危患者术后是否行辅助治疗,目前尚无共识和指南推荐。双靶治疗用于$BRAF^{V600}$远处转移的皮肤和黏膜黑色素瘤患者,可有效提高患者的无进展生存期和总体生存期。一项研究结果表明,恩可非尼联合比美替尼可将皮肤黑色素瘤患者的无进展生存期从9~11个月延长至近15个月,中位总体生存期为3年。将KIT抑制剂伊马替尼用于携带KIT基因突变或扩增的肢端或黏膜黑色素瘤患者,客观缓解率为20%,无进展生存期为3个月。然而,国际上尚无根据临床病理分期和基因检测结果,评估术后辅助靶向或免疫治疗对T_2期或更差分期CM患者疗效和安全性的前瞻性研究。目前针对这些患者,主要治疗手段是根治性手术切除联合术中冷冻等局部治疗。有时术后给予辅助放疗、局部或全身化疗,但患者无远处转移生存期以及总体生存期均不理想。综合评估该患者疾病演变和进展情况、临床表现、全身情况和治疗意愿,给予术后预防性双靶治疗。短期随访治疗效果满意,但远期效果仍需进一步观察。

 专家点评

CM的诊疗非常复杂,要重点关注以下特征:①抢时间最关键,病变突然进展加速、生长失衡,往往是恶变,要及时给予处理;②CM复发患者病变无色素或低色素比例增加,恶性度往往更高,诊疗要更加激进;③CM原则上禁忌活检,不可部分切除,等石蜡病理确定再行二期手术,以免人为造成病变播散,使进展加速;④手术要做到根治性无接触性切除,并对病变边缘进行冷冻等局部处理,方能最大限度防止残留、种植等风险。CM一旦转移,生存率低、生存时间短,如何减少复发和转移,是提高治疗效果的关键。针对$BRAF$突变或其下游信号通路分子MEK等,或针对免疫检查点如PD-1等给予靶向治疗,在皮肤或其他黏膜黑色素瘤治疗中取得了良好效果。根据该患者年龄较轻、常规治疗跟不上病程进展速度的状况,术后尝试给予针对$BRAF^{V600}$突变和MEK通路的双靶向治疗,随访期内未见复发。今后应开展前瞻性多中心研究,充分评估双靶向或其他靶向治疗方案的安全性和有效性,为提高CM患者生存率和延长其生存时间寻找新的治疗方案。

病例提供单位:上海交通大学医学院附属第九人民医院

整理:许诗琼

点评:贾仁兵

参考文献

[1] ZENG Y, HU C, SHU L, et al. Clinical treatment options for early-stage and advanced conjunctival melanoma [J]. Surv Ophthalmol, 2021,66(3):461-470.

[2] YU GP, HU DN, MCCORMICK S, et al. Conjunctival melanoma: is it increasing in the United States [J]? Am J Ophthalmol, 2003,135(6):800-806.

[3] VORA GK, DEMIRCI H, MARR B, et al. Advances in the management of conjunctival melanoma [J]. Surv Ophthalmol, 2017,62(1):26-42.

[4] HAMID O, ROBERT C, DAUD A, et al. Five-year survival outcomes for patients with advanced melanoma treated with pembrolizumab in KEYNOTE-001 [J]. Ann Oncol, 2019,30(4):582-588.

[5] SAGIV O, THAKAR SD, KANDL TJ, et al. Immunotherapy with programmed cell death 1 inhibitors for 5 patients with conjunctival melanoma [J]. JAMA Ophthalmol, 2018,136:(11):1236-1241.

[6] FINGER PT, PAVLICK AC. Checkpoint inhibition immunotherapy for advanced local and systemic conjunctival melanoma: a clinical case series [J]. J Immunother Cancer, 2019,7(1):83.

[7] JIA S, ZHU T, SHI H, et al. American Joint Committee on Cancer (AJCC) tumor staging system predicts the outcome and metastasis pattern in conjunctival melanoma [J]. Ophthalmology, 2022, S0161-6420(22)00168-3.

[8] EGGERMONT AMM, BLANK UC, MANDALA M, et al. Adjuvant pembrolizumab versus placbo in resected stage III melanoma [J]. N Engl J Med, 2018,378(19):1789-1801.

[9] LONG GV, HAUSCHILD A, SANTINAMI M, et al. Adjuvant dabrafenib plus trametinib in stage III BRAF-mutated melanoma [J]. N Engl J Med, 2017,(19):1813-1823.

耳鼻系统复杂疾病

病例 15 既往听力下降,孕期视力下降:听觉系统疾病? 眼科疾病?

主诉

患者,女性,23 岁,左耳听力下降 6 年,孕期双侧视力下降 2 个月。

病史摘要

现病史:患者 6 年前出现左耳听力下降,伴间歇性耳鸣,为"蝉鸣样",无眩晕、头痛、恶心、呕吐等其他症状,未予重视和治疗。2 个月前,患者孕 31 周时出现双侧视力明显下降,右眼仅有光感,左眼视物模糊,遂至某医院就诊,行头颅 MRI 检查示:左侧桥小脑巨大占位,伴脑积水。后至另一医院神经外科就诊,建议患者生产后行颅内肿瘤切除术。患者又至第三家医院产科就诊,入院后间断性头痛、头晕、呕吐,头痛程度较剧烈,呕吐为喷射性,走路不稳,无意识障碍,经眼科、神经外科、耳鼻咽喉头颈外科等多学科会诊后,于 2017 年 5 月 9 日经头皮穿刺行 Ommaya 囊植入术,并间断行侧脑室内脑脊液引流,同时予甘露醇、利尿剂等降颅压。患者上述症状缓解,但视力未明显改善。2017 年 6 月 1 日考虑宫内胎儿已成熟,行剖宫产终止妊娠,产后患者恢复可。眼科考虑视力下降是由左侧桥小脑角肿瘤及脑积水造成的视盘水肿引起,很可能会造成不可逆的视神经损伤,且病情复杂,建议转至上海交通医学院附属第九人民医院耳鼻咽喉头颈外科就诊,于 2017 年 6 月 30 日门诊以"左侧桥小脑角占位,脑积水,左侧感音神经性耳聋,双侧视力障碍"收入院。

患者自发病以来,神清,精神可,饮食、睡眠可,大小便正常,体重产后下降 10 kg。

既往史:1 个月前有"剖宫产"手术史,否认其他手术外伤史;否认高血压、心脏病等疾病史;否认乙肝、结核等传染病;否认输血史;否认相关食物过敏史;否认药物过敏史。

个人史:患者长期居住江苏,否认疫水、疫区接触史,否认化学性物质、放射性物质接触史,否认吸烟、喝酒史。

婚育史:21 岁结婚,已生育,足 1,早 0,流 0,存 1;配偶体健。

家族史:父母体健,否认家族成员遗传性疾病史和肿瘤病史。

入院查体

T 36.5℃;P 70 次/分;R 20 次/分;BP 120/75 mmHg。

耳:双侧外耳道畅,鼓膜完整,标志清晰。

鼻:外观无畸形,鼻中隔无偏曲,下鼻甲、中鼻甲正常,鼻腔内未见新生物和脓性分泌物。

咽喉:咽部无充血,扁桃体Ⅱ度肿大,无红肿,会厌无充血,双侧声带活动正常。

12对颅神经检查:视神经检查示双侧视力减退,无瞳孔扩大,瞳孔对光反射灵敏,双眼中心视野基本缺失;听神经检查示左侧听力下降;其余颅神经检查未见异常。

辅助检查

(1) 听力学评估:纯音听力测试显示右耳平均听阈22.5 dB,左耳平均听阈>110 dB;言语测听显示左耳最大言语识别率0%,右耳100%(图15-1)。

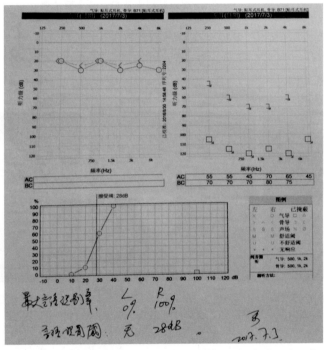

图15-1　纯音测听及言语测听:左耳听力D级,右耳听力A级

(2) 颞骨高分辨率CT(HRCT)示左侧内听道扩大,边界清(图15-2)。

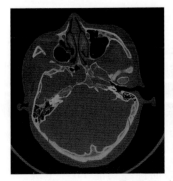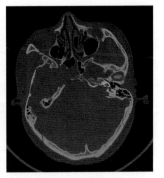

图15-2　颞骨HRCT:左侧内听道扩大,边界清

（3）头颅 CT 示脑积水及 Ommaya 囊（图 15-3）。

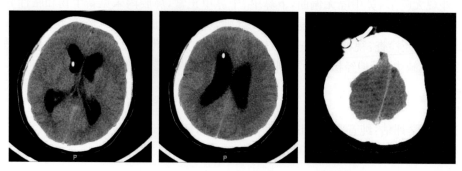

图 15-3　头颅 CT 提示脑积水及 Ommaya 囊位置

（4）内听道增强 MRI 检查，发现左侧桥小脑角巨大占位，T2 加权像呈混杂高信号；增强＋脂肪抑制像（水平位），增强后明显强化，可见肿瘤内多个血管影；T2 冠状位可见脑干明显移位，脑室明显扩展、积水（图 15-4）。

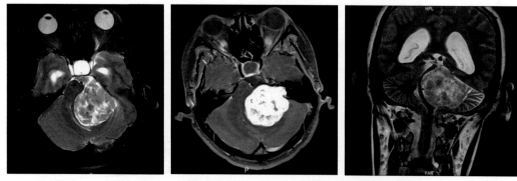

图 15-4　内听道增强 MRI：左侧桥小脑角巨大占位，T2 加权像呈混杂高信号；增强＋脂肪抑制像（水平位），增强后明显强化，可见肿瘤内多个血管影；T2 冠状位可见脑干明显移位，脑室明显扩展、积水

初步诊断

左侧桥小脑角巨大占位，脑积水，左侧感音神经性耳聋，双侧视力障碍。

治疗及转归

治疗方案：左侧耳囊径路颅底肿瘤切除术。

术中情况：患者于 2017 年 7 月 14 日在全麻下行左侧耳囊径路颅底肿瘤切术。术中见肿瘤向后明显压迫脑干及小脑，并与脑干及小脑明显粘连（图 15-5）。面神经走行为 C 型，面神经在桥小脑角段弥散菲薄。颞骨内面神经垂直段形成骨桥，面神经通路解剖完整保留，肿瘤全切除。

术后情况：肿瘤全切除，面神经功能 HB-Ⅰ级。

肿瘤全切除，术后病理：神经鞘膜瘤。术后面神经功能 HB-Ⅰ级。患者术后第 2 天出现呼吸不稳伴意识不清等症状，考虑为颅内高压引起，经 Ommaya 囊穿刺持续引流脑脊液，

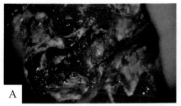
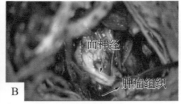
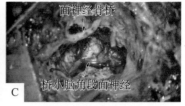

图 15-5 手术过程示意图

A. 耳囊径路暴露肿瘤;B. 分离与面神经粘连的肿瘤组织;C. 肿瘤全切后,面神经解剖完整保留

患者呼吸及意识恢复,生命体征平稳。夹闭脑脊液引流后患者即出现头痛、意识改变,为改善颅内高压症状及预防 Ommaya 囊穿刺时引起的颅内感染风险,于术后第 12 天全麻下行脑室-腹腔分流术,术后患者意识清楚,生命体征平稳,无头痛、恶心、呕吐等高颅压症状,无脑脊液漏、颅内感染、偏瘫等严重并发症,顺利出院,且出院时视力同术前,未见恶化。

术后影像学检查:MRI 平扫示桥小脑角未见肿瘤残留(图 15-6);颅脑 CT 示脑室-腹腔分流术后脑室扩张、脑积水缓解(图 15-7)。

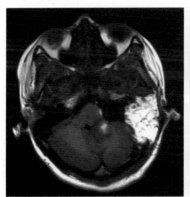
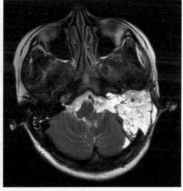

图 15-6 术后 MRI 平扫:桥小脑角未见肿瘤残留,高信号为颅骨缺损处填塞的脂肪影

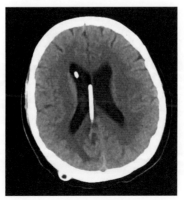

图 15-7 术后颅脑 CT:脑室-腹腔分流术后,脑室扩张及脑积水缓解

最终诊断 ▶▶▶

左侧巨大听神经瘤,脑积水,左侧极重度感音神经性耳聋,双侧视力障碍。

讨论与分析 ▶▶▶

前庭神经鞘膜瘤(vestibular schwannoma,VS)又称听神经瘤(acoustic neuroma),为起源于第Ⅷ对脑神经前庭支的神经鞘膜瘤,极少数起源于耳蜗神经,约占颅内肿瘤的 6%,占桥小脑角区肿瘤的比例高达 90%～95%。听神经瘤的典型临床表现包括耳鸣、单侧进行性感音神经性听力损失、平衡障碍等。根据影像学检查结果,按照国际听神经瘤的分级标准进行分级,肿瘤直径＞4 cm 者定义为巨大型听神经瘤(表 15 - 1、图 15 - 8)。大型听神经瘤患者常伴有脑积水,多表现为视盘水肿、剧烈头痛、喷射状呕吐等颅高压征,甚至会引起小脑扁桃体疝致死。因此巨大听神经瘤仍是听神经瘤诊治中的难点。由于肿瘤巨大,血供大多极其丰富,面、听神经大多受压变得菲薄,术中辨认困难,难以保留面神经功能;同时由于肿瘤巨大,术中处理易影响小脑、脑干功能,术后并发症较多。因此对于巨大型听神经瘤,如何尽可能地全切除肿瘤、保护神经功能、减少术后并发症、提高患者长期生存质量仍是侧颅底外科医生面临的巨大挑战。

表 15 - 1 听神经瘤国际分期

分期	桥小脑角最大肿瘤直径(mm)
Ⅰ(管内)	0(肿瘤局限于内听道内)
Ⅱ(小)	1～15(肿瘤进入桥小脑角,但未触及脑干)
Ⅲ(中)	16～30(肿瘤触及脑干)
Ⅳ(大)	31～40(肿瘤明显压迫脑干和小脑)
Ⅴ(巨大)	＞40(肿瘤压迫脑干致明显移位)

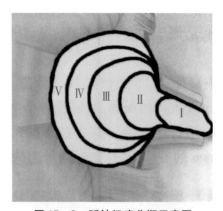

图 15 - 8 听神经瘤分期示意图

随着显微外科技术的开展和普及,听神经瘤全切除率、面神经解剖保留率均有极大提高,病死率、颅神经损伤等并发症的发生率大幅度降低。听神经瘤手术治疗的目的不再只是切除肿瘤、延长患者生命,彻底切除肿瘤、完整保护颅神经特别是面神经功能是听神经瘤手术治疗的最理想结果。肿瘤的全切除不能以牺牲患者的神经功能为代价,要最大限度地保留神经功能以提高患者的术后生存质量。对于巨大型听神经瘤来说,随着肿瘤增大,手术难度亦增加,存在肿瘤全切除率低、神经功能保留差等问题。完整切除肿瘤的同时保留颅神经功能,需要娴熟的显微外科手术技巧、重要血管与神经的保护技术、多组颅神经监测技术以及多学科合作治疗。本病例为巨大听神经瘤合并脑积水,患者术前听力D级,耳蜗底圈及岩尖骨质部分被破坏,肿瘤血供丰富,采用耳囊径路切除肿瘤可充分暴露术腔,有利于肿瘤全切除及面神经功能的保护。该病例肿瘤全切,面神经解剖及功能被完整保留,无脑脊液漏、颅内感染、偏瘫等严重并发症。本中心的大部分病例术后结果均与此相似。

听神经瘤合并脑积水的治疗原则是以切除肿瘤为主,脑积水不用积极处理,多数脑积水在肿瘤切除后可以缓解。如果术后脑积水症状加重,则需进行针对脑积水的治疗。有些患者术前脑积水可能没有症状,但手术后小脑及脑干水肿,或者术中瘤腔的残存血液沿脑脊液循环阻塞蛛网膜颗粒后,脑积水的程度加重,症状会进展。此时,可暂行脑室外引流术,引流脑脊液内的血液并降低颅内压,7～10日后拔除外引流管,症状多数能缓解,无需行脑室腹腔分流术。若拔除脑室外引流管后,患者脑积水症状较术前加重,智力及记忆力较术前下降,为改善症状可行脑室腹腔分流术。本病例肿瘤全切除后有明显脑积水症状,经 Ommaya 囊穿引流后症状明显好转,但夹闭后症状反复,为改善颅高压症状及预防 Ommaya 囊穿刺时引起的颅内感染风险,故于术后行脑室-腹腔分流术。

专家点评

听神经瘤是桥小脑角最常见的良性肿瘤,因其生长于内听道、桥小脑角区域,随着肿瘤生长,会逐渐压迫周围重要组织,可出现严重症状,甚至威胁患者生命,需要采取合理的处理策略。值得指出的是,多数听神经瘤早期都有耳鸣、听力下降、平衡障碍等典型的临床表现;随着影像学诊断技术的不断发展,听神经瘤的早期检出率大幅升高,且出现早期化及小型化趋势。早期发现、早期诊断及早期治疗的一个重要结果就是治疗的难度降低,尤其是手术难度降低,从而逐步提高神经功能的保留率,降低术后并发症,提高患者生活质量。对于本患者,早期出现了听力下降及耳鸣的典型临床表现,未能进行影像学检查,值得思考与反思。随着患者怀孕,其体内的高激素水平大多能刺激肿瘤快速增长,快速长大的巨大肿瘤压迫脑干,并导致脑脊液循环通路闭塞,引起脑室系统扩展,产生头痛、恶心、呕吐、视盘水肿、视力障碍等颅内压增高症状,明显加大了治疗难度。虽然该患者经过精心的手术处理最终转危为安,但患者的双侧视力还是存在一定障碍。因此,对于有单侧听力下降及耳鸣症状的患者,要考虑听神经瘤的可能。该病着重强调早期诊断、早期治疗,尤其是对于生育年龄的女性患者。

病例提供单位:上海交通大学医学院附属第九人民医院

整理:汪照炎　柴永川

述评:汪照炎

参考文献

[1] STANGERUP SE, CAYE-THOMASEN P. Epidemiology and natural history of vestibular schwannomas [J]. Otolaryngol Clin North Am, 2012, 45(2): 257 - 268.

[2] 吴皓, 张治华, 迟放鲁, 等. 听神经瘤诊断和治疗建议[J]. 中华耳鼻咽喉头颈外科杂志, 2014, 49 (3): 181 - 186.

[3] JENKINS HA, FISCH U. The transotic approach to resection of difficult acoustic tumors of the cerebellopontine angle [J]. Am J Otol, 1980, 2(2): 70 - 76.

[4] ZHANG Z, WANG Z, HUANG Q, et al. Removal of large or giant sporadic vestibular schwannomas via translabyrinthine approach: a report of 115 cases [J]. ORL J Otorhinolaryngol Relat Spec, 2012, 74(5): 271 - 277.

[5] CARLSON ML, LINK MJ. Vestibular Schwannomas. [J]. N Engl J Med, 2021, 384(14): 1335 - 1348.

病例16 皮肤结节、听力下降、视力下降：皮肤疾病？ 听觉疾病？ 眼科疾病？ 神经系统疾病？ 多系统疾病？

主诉

患儿，女性，8岁，左侧视力丧失5年，右侧听力下降4年，右侧视力下降8个月余。

病史摘要

现病史：5年余前，家长发现患儿左眼似有畏光、视力下降等情况，至外院检查，诊断为"左侧视网膜脱落"，右侧视力正常，未进一步诊治。4年前，发现右耳听力差，外院查听性脑干反应（ABR）：右侧未引出，左侧20 dBnHL，未进行影像学检查。1年余前，患儿外院复查时因发现"右侧视盘水肿"，开始口服激素等药物治疗，当时右眼视力尚无明显下降，眼科定期复查，右侧视盘水肿无明显好转。8个月前右眼视力出现明显下降，3个月内右侧视力逐渐从1.0下降至0.05。发病过程中无头痛、黑矇、走路不稳、意识障碍等其他不适，遂停用口服激素类药物，来我院进一步就诊。

5个月前，患儿于上海外院行CT及MRI检查，影像学报告示颅内多发占位，考虑神经纤维瘤病2型可能。遂于2019年7月底、8月在上海外院行2次贝伐珠单抗静滴治疗，每次300 mg（约12 mg/kg），用药期间未发现明显不良反应，视力情况无明显改善。后患儿于2019年9月至10月在上海外院接受调强放疗（180 cGy×30次），未发现明显不良反应，视力情况无明显改善。放疗后行MRI复查，颅脑内肿瘤大小同放疗前相仿。

追问病史，患儿生长发育可，足月顺产，家族成员无相关疾病史。

患者自发病以来，神清，精神可，饮食、睡眠可，大小便正常，体重无下降。

既往史：于2019年9月至10月在上海外院接受调强放疗（180 cGy×30次）。

个人史：否认疫水、疫区接触史，否认化学性物质、放射性物质接触史，否认吸烟、饮酒史。

家族史：父母体健，否认家族成员遗传性疾病史和肿瘤病史。

体格检查

T 36.5℃,P 70 次/分,R 20 次/分,BP 90/62 mmHg。患儿神清,精神可。视力粗测左眼无视力,右眼仅 1 m 内可辨认手指数;眼球运动正常;双侧外耳道畅,鼓膜完整;双侧面部感觉对称;角膜反射存在;左侧面神经功能 HB-Ⅱ级,右侧 HB-Ⅰ级;右耳听力丧失;眼震(+);悬雍垂居中,伸舌居中,软腭抬举对称;Romberg 征(一),Fukuda 试验(一);四肢肌力 5 级;头皮下、双侧肘部、左背部多发皮下结节(图 16-1)。

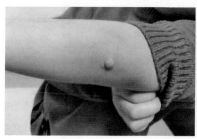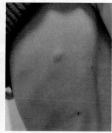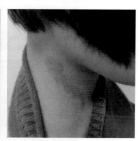

图 16-1 肘部、背部皮下结节及右侧颈部色素斑

辅助检查

(1)影像学检查。

外院 MRI(2019-7):双侧桥小脑角区、双侧海绵窦、鞍结节上方等多发颅脑占位;右侧眶内视神经周围肿块(放疗前)(图 16-2)。

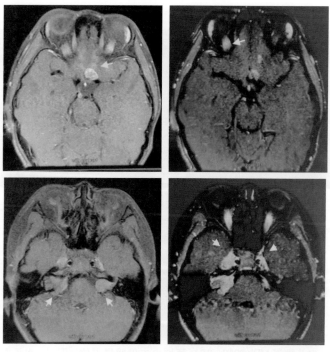

图 16-2 外院 MRI(2019-7):双侧桥小脑角区、双侧海绵窦、鞍结节上方等多发颅脑占位,右侧眶内视神经周围肿块

外院 MRI(2019-10):眶内、颅内各占位与放疗前大小相仿(放疗后复查)(图 16-3)。

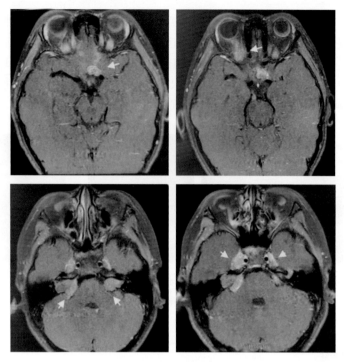

图 16-3　外院 MRI(2019-10):眶内、颅内各占位与放疗前大小相仿

患儿椎管 MRI(2019-10):颈椎内未见明显占位。T_3、L_3 水平左右可见直径约 7 mm 占位(图 16-4)。

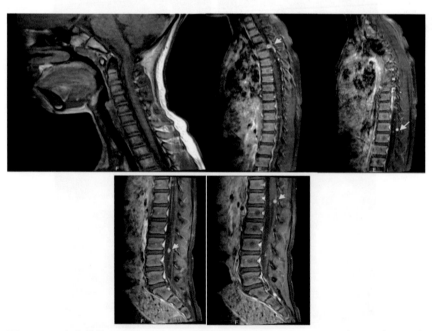

图 16-4　患儿椎管 MRI(2019-10):颈椎内未见明显占位。T_3、L_3 水平左右可见直径约 7 mm 占位

（2）听力学评估。

电测听及言语测听(2019 - 11)：左侧听力 A 级，右侧听力 D 级（表 16 - 1，图 16 - 5）。

表 16 - 1 电测听检查结果

项目	右	左
PTA(dB)	>120	5
SDS(%)	0	100
SRT	/	/
AAO - HNS	D	A

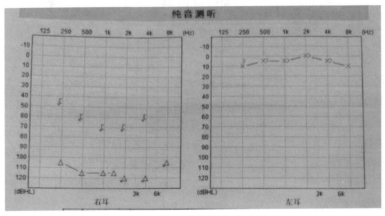

图 16 - 5 言语测听检查结果

（3）眼科专科检查。

眼底检查(2019 - 11)：左侧视网膜脱落，右侧视盘水肿（图 16 - 6）。

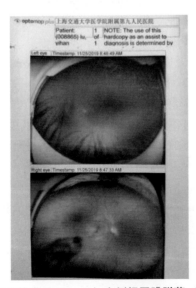

图 16 - 6 眼底检查(2019 - 11)：左侧视网膜脱落，右侧视盘水肿

（4）基因学检测。

患者外周血检测 *NF2*：c. 600 – 2A＞G splicing 胚系杂合突变。

初步诊断

①神经纤维瘤病 2 型：双侧桥小脑角占位（右 21 mm×18 mm，左 18 mm×9 mm）、双侧海绵窦区占位（右 15 mm×9 mm，左 14 mm×6 mm）、左蝶骨平板上方（4. 6 mm×6 mm）、鞍结节上方（10 mm×13 mm，累及视交叉可能）、左侧桥前池占位；②右侧感音神经性耳聋（AAO – HNS D 级）；③左侧视网膜脱落，左侧视力丧失；右侧视盘水肿，右侧视力减退；④多发皮下肿物。

治疗及转归

建议随访观察，半年后复查 MRI 及听力。

最终诊断

①神经纤维瘤病 2 型：双侧桥小脑角占位（右 21 mm×18 mm，左 18 mm×9 mm）、双侧海绵窦区占位（右 15 mm×9 mm，左 14 mm×6 mm）、左蝶骨平板上方（4. 6 mm×6 mm）、鞍结节上方（10 mm×13 mm，累及视交叉可能）、左侧桥前池占位。②右侧感音神经性耳聋（AAO – HNS D 级）。③左侧视网膜脱落，左侧视力丧失；右侧视盘水肿，右侧视力减退。④多发皮下肿物。

讨论与分析

神经纤维瘤病 2 型（neurofibromatosis type Ⅱ，NF2）是一种常染色体显性遗传肿瘤综合征。其致病基因为 *NF2*（MIM：♯101000），定位于染色体 22q12.2，*NF2* 基因编码的 merlin 蛋白是一种抑瘤蛋白。NF2 的特征表现是神经嵴细胞来源的多发非侵袭性神经鞘膜肿瘤，常见典型特征为双侧听神经瘤。一部分受影响的个体可能进一步发展出其他颅神经和周围神经神经鞘膜瘤，如三叉神经鞘膜瘤、脑膜瘤、室管膜瘤等。部分患者亦会发展出导致眼功能障碍的症状（如晶状体混浊）和视网膜错构瘤等。

根据临床指南和美国国家卫生研究院（NIH）共识诊断标准，NF2 患者大致可分为 3 种主要类型：①双侧听神经瘤伴或不伴其他相关病变；②NF2 家族史合并单侧听神经瘤或 NF2 相关的另外两个肿瘤；③单侧听神经瘤合并另外 2 个与 NF2 相关的肿瘤或多发性脑膜瘤合并另外 2 个与 NF2 相关的肿瘤（表 16 – 2）。NF2 患者的临床症状常表现为听力下降、耳鸣和平衡障碍等相关症状。患者多在青少年时期发病，经历耳聋、面瘫、失明、吞咽困难等多组颅神经损伤和行走不稳、瘫痪等颅脑功能障碍，在中年前死亡。病程漫长且痛苦，常给患者及其家庭带来毁灭性的伤害。现针对 NF2 的任何治疗方法或其疾病本身都会使患者遭受威胁生命的并发症和严重的中枢系统功能障碍的风险，又因其发病机制和临床表型的复杂性和多样性，尚无系统性的治疗策略且无法根治。直到肿瘤增大到压迫脑干威胁生命之前，常采取的治疗策略为随访观察，主要为定期的听力学检查和 MRI 检测肿瘤生长速度，这一点尤其体现于初诊患者。而这种被动的治疗策略可能会使患者错失保留和（或）重建听力的狭窄时间窗口。

表 16-2 神经纤维瘤病 2 型(NF2)诊断标准

分类		主要症状	二级症状(同时伴有即可诊断)
A	A1	双侧听神经瘤	其他 NF2 相关占位: 脑膜瘤、神经鞘瘤、胶质瘤、神经纤维瘤、白内障
	A2		无
B	B1	父和(或)母确诊 NF2 病	单侧听神经瘤
	B2		其他 NF2 相关占位(共含 2 处): 脑膜瘤、神经鞘瘤、胶质瘤、神经纤维瘤、白内障
C	C1	单侧听神经瘤	其他 NF2 相关占位(共含 2 处): 脑膜瘤、神经鞘瘤、胶质瘤、神经纤维瘤、白内障
	C2	多发脑膜瘤(≥2 处)	其他 NF2 相关占位(共含 2 处): 神经鞘瘤、胶质瘤、神经纤维瘤、白内障

以往的研究综述表明,NF2 患者主要表现为中枢神经多发神经纤维瘤,除此以外,还有部分患者出现周围神经病变以及皮肤病变(表 16-3)。大部分患者由于出现神经系统病变相关颅神经症状就诊,约至 60 岁前呈现 100% 外显。临床上对于怀疑 NF2 的初诊患者常选择外周血基因检测对其进行遗传学上的确诊。本中心既往对 NF2 患者多病变样本进行测序分析,一方面以观察同一患者多病变之间基因表型的异同,另一方面观察外周病变对 NF2 诊断的相关意义。发现患者 NF2 的基因型与其临床表型之间存在联系,也提示了在 NF2 诊治的临床工作中,基因学诊断应被纳入该疾病诊断的一环。

表 16-3 NF2 相关病变发生占比

病变部位	症状占比
神经系统	
双侧听神经瘤	90%～95%
其他颅神经鞘膜瘤	24%～51%
颅内脑膜瘤	45%～58%
脊柱肿瘤	63%～90%
髓外肿瘤	55%～90%
髓内肿瘤	18%～53%
外周神经病	最高至 66%
眼部	
白内障	60%～81%
视网膜前膜病变	12%～40%
视网膜错构瘤	6%～22%

（续表）

病变部位	症状占比
皮肤	
皮肤肿瘤	59%～68%
皮肤斑块	41%～48%
皮下肿瘤	43%～48%
真皮内肿瘤	罕见

NF2 的主要治疗方法有观察随访、立体定向放射外科治疗、药物治疗及显微手术治疗。虽然治疗方案众多，但 NF2 作为一种多系统疾病，每一个 NF2 患者的每一个阶段都是不同的。选择治疗方案时，需考虑到患者的个体化差异，遵循多学科讨论原则，尤其需注意神经功能保护，特别是听神经、面神经及视神经等，尽量延长神经的正常功能，让患者能有较好的生活质量，而不是一味地追求肿瘤切除。

该患者年龄小，双侧视力几乎完全丧失，右耳全聋，左耳听力正常。在不出现生命危险的情况下，保护左耳听力是最为重要的考虑。同时双侧 CPA 占位小，不威胁生命，因而考虑随访观察。虽然右侧听力完全丧失，但不建议切除右侧听神经瘤，因切除肿瘤后几乎丧失了利用人工耳蜗植入等方法重建右耳听力的机会，此时若左耳出现全聋而听力重建无效时，将十分尴尬。

立体定向放射外科治疗要严格掌握适应证，一般当肿瘤随访观察明显生长时，则考虑放射治疗。放射治疗后会出现神经与周围组织粘连，增加手术时保护神经的难度，同时少部分肿瘤会恶变，所以对于 NF2 的立体定向放射治疗需尽量保守。本患者鞍上结节累及视力交叉可能，若对这一位置肿瘤进行放疗，有进一步损伤视神经的可能。

贝伐珠单抗是首个靶向血管内皮生长因子的单抗型血管生成抑制剂，可用于 NF2 的治疗。该药物的主要价值在于近期听力下降后的保护及逆转，并有抑制肿瘤生长的可能。因此，该药物的主要适应证是患者近期出现听力下降，为保护或逆转听力而使用。值得注意的是，国外主要临床研究使用贝伐珠单抗的剂量为 7.5 mg/kg，而且是规范化地每隔 3 周用药 1 次，共 16 次。本患者右耳全聋 4 年，左耳听力正常，近期听力未有明显变化，肿瘤亦无随访观察，未发现明显用药指征，且每次用药 300 mg（约 12 mg/kg），仅用 2 次，缺乏规范化，不值得提倡。

综上所述，NF2 的治疗始终是以听力保护为核心的综合治疗，在无生命威胁的基础上改善生活质量是共同努力的目标。

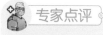 专家点评

　　NF2 是一种以双侧听神经瘤为主要特征的多发肿瘤综合征的常染色体显性遗传罕见病。可以说每一个 NF2 患者都是与众不同的，在选择治疗方案时，应充分考虑到患者的个体化差异，遵循个体化原则及神经功能保护（尤其是听神经功能、面神经功能及视神经功能等）与重建的原则，综合考虑并权衡利弊，针对不同的患者制订个体化的治疗

方案。而 NF2 作为一种多系统疾病,一个正确诊治方案的确定涉及众多学科,包括耳神经颅底外科、耳科、神经外科、放疗学科、骨科、眼科、影像科、麻醉科等。因此,NF2 诊疗方案的确定,是一个多学科专家共同讨论的结果,这是必须遵循的原则,对于 NF2 患者的初次诊疗方案及后续诊疗方案都尤为重要,因为一个错误的诊疗方案之后将影响后续一系列的诊疗方案,深深影响患者的生活质量。目前,NF2 的主要治疗方法有观察随访、立体定向放射外科、药物治疗及显微外科手术。显微外科手术仍是治疗 NF2 最主要的手段,但手术指征及手术时机没有统一标准。再次强调,多学科讨论是制订 NF2 诊治方案的前提,并通过正确的个性化方案的施行,不仅要尽量延长 NF2 患者的生命长度,同时也要为 NF2 患者的生活质量尽量延长宽度,使 NF2 患者有尊严、有生活质量地活着。

病例提供单位:上海交通大学医学院附属第九人民医院

整理:汪照炎　柴永川

述评:汪照炎

参考文献

[1] ARDERN-HOLMES S, FISHER G, NORTH K. Neurofibromatosis Type 2 [J]. J Child Neurol,2017,32(1):9 - 22.

[2] ASTHAGIRI AR, PARRY DM, BUTMAN JA, et al. Neurofibromatosis type 2 [J]. Lancet, 2009,373(9679):1974 - 1986.

[3] KNUDSON A. Alfred Knudson and his two-hit hypothesis. (Interview by Ezzie Hutchinson) [J]. Lancet Oncol,2001,2(10):642 - 645.

[4] XUE L, HE W, ZHANG Y, et al. Origins of biallelic inactivation of NF2 in Neurofibromatosis Type 2 [J]. Neuro Oncol,2022,24(6):903 - 913.

病例 17　突发性面瘫不愈:面神经炎？面神经原发性肿瘤？继发性面瘫？

主诉

患者,男性,38 岁,左侧渐进性面瘫 3 年,左耳听力下降半年。

病史摘要

现病史:患者 3 年前无明显诱因下突发左侧面瘫,当时左侧抬眉不能,闭眼露白,鼓腮漏气,龇牙时口角右侧歪斜,无面肌痉挛,无面部疼痛或麻木感,无头痛、头晕、眩晕、耳鸣、听力下降、耳痛等其他症状,当地医院就诊,被诊断为"特发性面瘫",给予激素治疗,面瘫程度好转,但未完全康复。2 年前患者为求进一步诊治,到北京某三级医院查颞骨 CT 示左侧膝状神经节占位,考虑为"面神经鞘膜瘤",给予定期随访。1年前出现左耳听力稍下降,未予重视。3个月前出现左侧面瘫明显加重,为求进一步治疗,来我院门诊就诊,于2019年8月12日拟"面神经良性肿瘤"收治入院。

患者自发病以来,神清,精神可,饮食、睡眠可,大小便正常,体重未见明显改变。

既往史:患者平素体健。否认高血压、心脏病等疾病史;否认乙肝、结核等传染病史;否认相关手术、外伤史;否认输血史;否认食物、药物过敏史。

个人史:患者长期居住于广州市,否认疫水、疫区接触史,否认化学性物质、放射性物质接触史,否认吸烟、喝酒史。

婚育史:未婚未育。

家族史:父母体健,否认家族成员遗传性疾病史和肿瘤病史。

入院查体

T 36.4℃;P 81次/分;R 20次/分;BP 124/68 mmHg。

耳:双侧外耳道畅,鼓膜完整,标志清晰。

鼻:外观无畸形,鼻中隔无偏曲,下鼻甲、中鼻甲正常,鼻腔内未见新生物和脓性分泌物。

咽喉:咽部无充血,扁桃体Ⅱ度肿大,无红肿,会厌无充血,双侧声带活动正常。

12对颅神经检查:面神经检查示左侧抬眉不能,用力闭眼露白,鼓腮漏气,龇牙时口角右侧歪斜,口角仍有活动。听神经检查示左侧传导性听力下降(韦伯试验偏向左侧,林纳试验左侧骨导大于气导,施瓦巴赫试验示左耳较正常人延长);其余颅神经检查(-)。

辅助检查

(1)听力学评估:纯音听力测试显示右耳听力正常,平均听阈15 dB,左耳轻度传导性耳聋,气导平均听阈37.5 dB,骨导平均听阈15 dB。

(2)面神经损伤定位实验:溢泪实验,右侧是左侧长度的1.5倍;味觉试验,左舌味觉减退;镫骨肌声反射,左侧反应消失。

(3)面神经电图(eletroneurography,EnoG):左侧面神经外周性不完全损伤的电生理表现(左侧较右侧波幅降低87%)。

(4)颞骨HRCT:左侧膝状神经节膨胀性生长肿块,边界清(图17-1)。

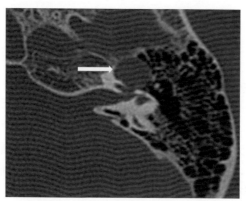

图17-1 颞骨HRCT,左侧膝状神经节膨胀性生长肿块,边界清

（5）面神经动态增强 MRI：左侧膝状神经节占位。T1 加权成像显示等信号肿瘤，T2 加权成像显示肿瘤呈异质性高信号，增强＋脂肪抑制像显示不均匀明显强化肿块，动态 MRI 图像显示肿瘤为从周围部分的一个点到整个病灶（箭头）的增强方式，即"由点到面"的动态增强方式（图 17 - 2）。

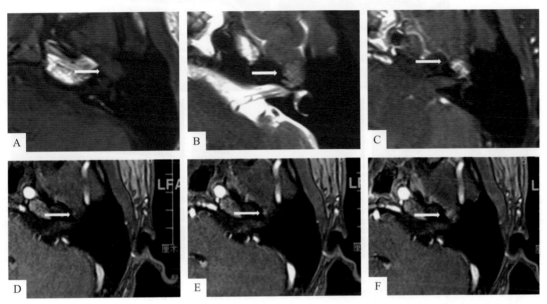

图 17 - 2　面神经动态增强 MRI：左侧膝状神经节占位

A. T1 加权成像显示等信号肿瘤；B. T2 加权成像显示肿瘤呈异质性高信号；C. 增强＋脂肪抑制像显示不均匀明显强化肿块；D～F. 动态 MRI 图像显示，肿瘤为从周围部分的一个点到整个病灶（箭头）的增强方式，即"由点到面"的动态增强方式

初步诊断

左侧膝状神经节占位，面神经血管瘤高度可能？左侧周围性面瘫 HB - V 级，左侧轻度传导性耳聋。

治疗及转归

治疗方案：耳内镜下经耳道径路切除膝状神经节血管瘤＋部分人工听骨链重建（PROP），备乳突径路面神经功能重建。

术中情况：患者在全麻下行耳内镜下经耳道径路切除膝状神经节血管瘤＋部分人工听骨链重建，手术顺利完成。术中见膝状神经节处粉红色肿物，易出血，与面神经粘连，但可分离；肿瘤全切除，面神经通路解剖完整保留（图 17 - 3）。

术后情况：肿瘤全切除，面神经功能即刻 HB - V 级，1 年后面神经功能 HB - Ⅱ 级。

肿瘤全切除，术后病理：血管增生性病变。术后即刻面神经功能同术前，为 HB - V 级；术后 1 年面神经功能为 HB - Ⅱ 级。患者术后无听力下降、眩晕等并发症，术后 3 天出院。术后 3 个月查耳内镜显示左侧鼓膜愈合良好，电测听示左侧传导性耳聋改善，骨导平均听阈 15 dB，气导平均听阈 22.5 dB，气骨导差 7.5 dB。

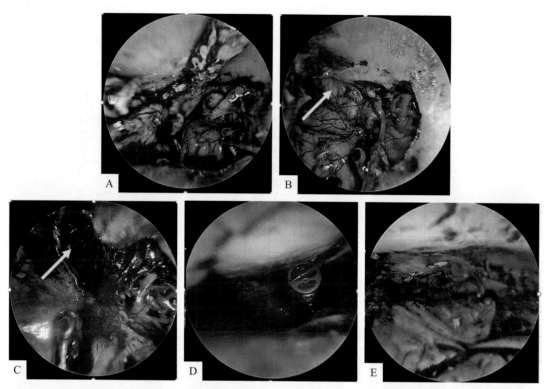

图 17 - 3　耳内镜下经耳道径路切除膝状神经节血管瘤＋部分人工听骨链重建(PROP)。肿瘤完全切除,面神经解剖完整性保留

A. 中耳腔显露,并砧镫关节脱位;B. 去除砧骨及锤骨头,显露肿瘤(黄色箭头所示);C. 肿瘤切除后(黄色箭头),面神经解剖完整;D. 带软骨膜的耳屏软骨重建上鼓室外侧壁,同时予以部分人工听骨链重建;E. 外耳道皮肤鼓膜瓣复位

最终诊断

　　左侧膝状神经节血管瘤,左侧周围性面瘫 HB - Ⅴ级,左侧轻度传导性耳聋。

讨论与分析

　　膝状神经节为面神经第一转弯处,面神经肿瘤多好发于此,约占所有面神经肿瘤的60%,原发肿瘤多为神经鞘膜瘤和血管瘤。由于此处空间狭小且周围为骨质,往往在病变早期即可有面神经功能障碍症状,尤其表现在膝状神经节血管瘤上。导致面瘫的可能原因包括:病灶对面听神经的直接压迫与侵犯;病灶"盗血"引起面听神经缺血改变,这也可能是膝状神经节血管瘤病灶小却早期引发面神经功能障碍的主要原因。周围性面瘫大多为渐进性,少数可表现为突发性、反复面瘫或者面肌痉挛,随着肿瘤渐进性向不同方向生长,突入鼓室可引起听骨链外移造成传导性听力下降,若侵犯耳蜗可引起感音神经性耳聋、耳鸣等。本患者的肿瘤较小,且引起较严重的面瘫,首先需要考虑面神经血管瘤的可能。

　　面神经血管瘤作为颞骨内一种少见的良性血管性病变,来源于神经周围的毛细血管网,目前已被证实为面神经静脉畸形,好发于膝状神经节。该部位与其最主要的鉴别诊断为神经鞘膜瘤。既往报道显示,膝状神经节神经鞘膜瘤在颞骨 CT 上多表现为膝状神经节膨胀性改变。面神经血管瘤在颞骨 CT 上多以膝状神经节窝蜂窝状骨针样改变为主,部分可有钙化,具有特异性,但发生率为 50% 左右。该患者颞骨 CT 未出现典型的面神经血管瘤影像学特征,可能是外院诊断为"面神经鞘膜瘤"的重要原因。在常规增强 MRI 上,二者在 T1WI 多表现为低信号或等信号,在 T2WI 多表现为等信号或高信号,增强后肿瘤都有明显强化,因而难以通过常规增强 MRI 来鉴别。借鉴动态增强 MRI 在其他部位上血管瘤和鞘膜瘤的鉴别方法,膝状神经节血管瘤同样具有特异性的动态增强模式,即"由点到面"的强化方式。这种增强方式可能是由其病理特征决定的:血管瘤病理为脉管畸形,营养血管向肿瘤供血时呈脉管样分叉,各分支小血管就会出现先后强化,故呈现一点到多点再到整个肿瘤组织的增强改变。这也是我们术前判断该患者为膝状神经节血管瘤的重要原因之一。

膝状神经节血管瘤和神经鞘膜瘤由于肿瘤的起源不一,为达到术后最佳的面神经功能,主张的手术时机完全不同。膝状神经节神经鞘膜瘤起源于神经鞘膜的雪旺细胞,肿瘤难以与面神经分离,手术时几乎都需要切除一段面神经,这将导致完全性面瘫,而同期行面神经功能重建最好的术后效果也只能恢复到 HB-Ⅲ级;为尽量延长良好的面神经功能时间,原则上在肿瘤不威胁到生命时需面神经功能恶化到 HB-Ⅲ级或以上才手术,且手术时需行同期或二期面神经功能重建(表 17-1)。面神经血管瘤来源于面神经周围的血管丛,早期侵犯面神经的程度轻,理论上肿瘤可与面神经分离,早期手术可在肿瘤全切除的基础上保留面神经的完整性,从而获得术后良好的面神经功能,因而提倡早期手术。该患者在我们中心经过详细鉴别诊断,首先考虑膝状神经节血管瘤,不再随访观察,立刻手术,保全了面神经的解剖完整性,并经过 1 年的面神经功能康复,获得了较好的面神经功能,进一步说明术前血管瘤和神经鞘膜瘤鉴别的重要性。

表 17-1　House-Brackmann 面神经功能分级系统

分级	评级标准
Ⅰ	面部功能正常
Ⅱ	静态:双侧基本对称 动态:抬眉中度以下减弱;轻微用力可闭眼;口角轻度不对称
Ⅲ	静态:双侧基本对称 动态:抬眉可轻、中度运动;用力可闭眼;口角运动时患侧肌力轻度减弱
Ⅳ	静态:双侧基本对称 动态:不能抬眉;用力仍眼睑闭合不全;口角用力时患侧明显肌力减弱;两侧明显不对称,有明显联动现象
Ⅴ	静态:明显不对称 动态:不能抬眉;用力仍眼睑闭合不全;仅存轻度的口角运动
Ⅵ	静态:明显不对称 动态:患侧面肌无运动

对于膝状神经节肿瘤手术径路的选择,需要重点考虑肿瘤的累及范围、听力情况等,采取不同的手术径路。随着耳内镜技术的发展,耳内镜下经耳道径路处理该部分的病变得到初步尝试。2019 年,Marco Bonali 报道了利用该径路进行膝状神经节血管瘤的切除,取得较好结果。我们同样利用耳内镜下经耳道径路对本患者进行了手术,术中磨除上鼓室外侧壁,

取出锤骨头和砧骨,能非常清晰地显露膝状神经节肿瘤,肿瘤切除后行人工听骨链重建,术后可获得良好听力。与传统乳突径路、颅中窝径路相比,耳内镜下经耳道径路不仅具有微创、美观等特点,而且避免了脑脊液漏、硬膜外血肿等严重并发症。

专家点评

　　周围性面瘫严重影响患者的外观,对患者的生理、心理影响极大,及时诊治对面神经的功能恢复至关重要。对于因突发性周围性面瘫就诊的患者,面神经炎的可能性极大;该病具有自限性,多数经激素规范治疗可痊愈。但对于突发性周围性面瘫数月不能痊愈的患者,要根据伴发临床症状及时进行影像学评估与鉴别诊断,以免贻误治疗而导致面神经功能永久性损伤。如初步影像学评估为面神经原发性肿瘤,提倡临床医生与影像科医生合作诊断模式,进行综合鉴别诊断,以区别面神经血管瘤和神经鞘膜瘤,因为两者的手术处理时机不同,前者提倡早期手术,后者手术时机相对保守。二者的早期准确诊断直接关系到临床处理方式和面神经功能预后,要在治疗策略上始终将面神经功能保护放在第一位,而动态增强MRI的肿瘤增强模式可提高膝状神经节血管瘤和神经鞘膜瘤鉴别诊断的特异性和敏感性,值得提倡。当需要手术时,应根据膝状神经节肿瘤的累及范围、听力情况等选择合适的手术径路,对于局限于膝状神经节累及或不累及鼓室段面神经的肿瘤,耳内镜下经耳道径路手术具有微创、美观及效果佳的特点,是值得推荐的方案之一。

病例提供单位:上海交通大学医学院附属第九人民医院

整理:汪照炎　柴永川

述评:汪照炎

参考文献

[1] BONALI M, GHIRELLI M, GHIZZO M, et al. Endoscopic transcanal approach to geniculate ganglion hemangioma and simultaneous facial nerve reinnervation: A case report [J]. J Int Adv Otol, 2019,15(1):165-168.

[2] GUERIN JB, TAKAHASHI EA, LANE JI, et al. Facial nerve venous malformation: A radiologic and histopathologic review of 11 cases [J]. Laryngoscope Investig Otolaryngol, 2019, 4(3):347-352.

[3] WANG K, CHOU H, LI Y. Facial nerve hemangiomas at geniculate ganglion: preservation of nerve integrity is correlated with duration of facial palsy [J]. Am J Otolaryngol, 2015,36(2): 264-267.

[4] OLDENBURG MS, CARLSON ML, VAN ABEL KM, et al. Management of geniculate ganglion hemangiomas: Case series and systematic review of the literature [J]. Otol Neurotol, 2015,36(10):1735-1740.

[5] ZHU WD, HUANG Q, LI XY, et al. Diagnosis and treatment of cavernous hemangioma of the internal auditory canal [J]. J Neurosurg, 2016,124(3):639-646.

病例18 **活动后反复发作性头晕:耳源性眩晕? 占位性病变?**

主诉

患者,男性,14岁,活动后反复发作性头晕伴左侧耳鸣、左耳听力下降3个月。

病史摘要

现病史:患者于近3个月开始出现左侧耳鸣,安静时耳鸣显著,无明显搏动感,伴左耳听力下降;平时多汗,稍活动后心率明显加快、脸色潮红,未重视。3个月前患者剧烈活动出现眩晕、呕吐症状,无视物旋转等,安静休息后症状缓解。1个月前剧烈活动后上述症状再次出现,当时大汗淋漓,脸色苍白,持续4h,无意识障碍,遂至外地二级医院急诊科就诊,查血压212/95mmHg,经急救后血压控制可,但仍然偏高,同时行头颅CT检查,示颅内占位(影像未见),建议上级医院就诊。患者遂至外地三级医院就诊,查颞骨CT(2017-6-16)示左侧颈静脉孔-岩锥区不规则占位性病变伴骨质破坏,广泛涉及周围结构;MRI示左侧岩尖、颈静脉孔区较大软组织肿块,侵犯周围结构,突入颅内。纯音测听(2017-6-14):左侧极重度感音神经性聋。PET/CT(2017-6-16,外院):左侧颅中窝岩锥区肿块伴葡萄糖代谢增高,考虑颈静脉球瘤可能。内分泌科(2017-6-19)化验:血变肾上腺素79.8pg/ml(参考值:14~90pg/ml),血去甲变肾上腺素2348.7pg/ml(参考值:19~121pg/ml)。考虑到患者病情的复杂性和严重性,遂于2017年7月27日至我中心就诊,查耳内镜:左侧鼓室前下方见红色搏动性肿物,随即以"左侧颈静脉孔占位"收治入院。

患者自发病以来,神清,精神可,饮食、睡眠可,大小便正常,体重无明显变化。

既往史:患者平素体健。否认高血压、心脏病等疾病史;否认乙肝、结核等传染病;否认相关手术外伤史;否认输血史;否认食物、药物过敏史。

个人史:患者为学生,长期居住上海,否认疫水、疫区接触史,否认化学性物质、放射性物质接触史,否认吸烟、喝酒史。

婚育史:未婚。

家族史:父母体健,否认家族成员遗传性疾病史和肿瘤病史。

入院查体

T 36.5℃;P 85次/分;R 20次/分;BP 132/98mmHg。

左侧外耳道畅,鼓膜完整,鼓室前下方见红色搏动肿物。耳鼻喉其他专科检测未见明显异常。

12对颅神经检查:左侧听力下降。其余颅神经检查无异常。

辅助检查

(1) 动态血压监测:24小时平均血压145/100mmHg,白天平均血压150/105mmHg,

夜间平均血压 125/90 mmHg,心率波动在 105～175 次/分。

（2）内分泌化验:血变肾上腺素 79.8 pg/ml(参考值:14～90 pg/ml),血去甲变肾上腺素 2 348.7 pg/ml(参考值:19～121 pg/ml)。

（3）纯音听阈测听:右耳平均听阈 15 dB,左耳平均听阈＞95 dB。

（4）耳内镜检查:左侧鼓室前下方见红色搏动肿物(图 18-1)。

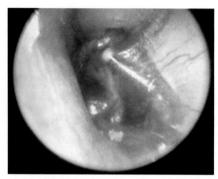

图 18-1　耳内镜检查,左侧鼓室前下方见红色搏动肿物

（5）颞骨 HRCT:左侧颈静脉孔区骨质破坏,边界不清,呈虫蚀样改变(图 18-2)。

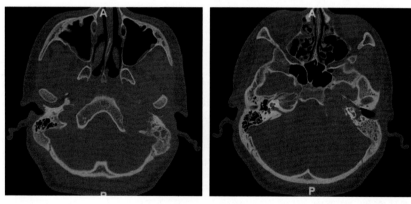

图 18-2　颞骨 HRCT,左侧颈静脉孔区骨质破坏,边界不清,呈虫蚀样改变

（6）颈静脉孔区增强 MRI 检查:左侧颈静脉孔占位性病变,T1 加权像呈低到中等信号; T2 加权像呈高信号;瘤体内可见血管流空影,呈现为"胡椒盐征",同时合并乳突积液;增强＋脂肪抑制像(水平位),增强后明显强化;增强＋脂肪抑制像(冠状位):增强后明显强化 (图 18-3)。

初步诊断

左侧颈静脉球体瘤,左侧极重度感音神经性耳聋。

治疗及转归

治疗方案:术前 DSA 阻断重要供血动脉后采用改良颞下窝 A 型径路(面神经垂直段骨

折前移位)行颈静脉球体瘤切除术。

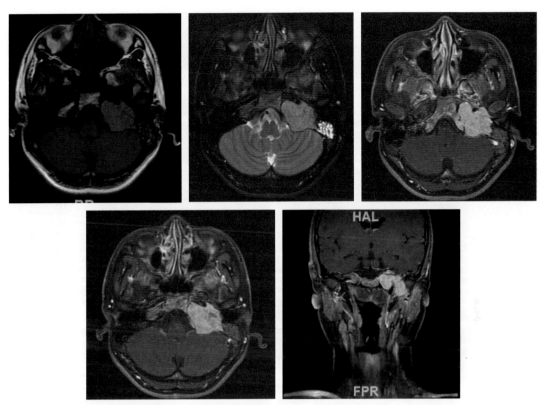

图 18-3 颈静脉孔区增强 MRI：左侧颈静脉孔占位性病变，T1 加权像呈低到中等信号；T2 加权像呈高信号，瘤体内可见血管流空影，呈现为"胡椒盐征"，同时合并乳突积液。增强＋脂肪抑制像（水平位）：增强后明显强化。增强＋脂肪抑制像（冠状位）：增强后明显强化

DSA 情况：在 DSA 过程中，发现瘤体血供极其丰富，主要供血动脉来源于咽升动脉等颈外动脉分支。阻断主要供血动脉后，瘤体血供明显减少。临时球囊阻断（temporary balloon occlusion，TBO）实验阴性。

术中情况：在肿瘤切除过程中，见肿瘤主体位于颈静脉孔区，向后突破后颅窝硬脑膜到达颅内近 0.5 cm，向上、向前广泛破坏周围结构，侵犯至中耳腔、岩锥部骨质，包绕颈内动脉垂直段及水平段（图 18-4A～F）。

在术中切除肿瘤及 DSA 阻断瘤体主要供血动脉时，患者血压波动较大，最高血压达 210/105 mmHg。在麻醉团队及心血管团队密切合作下，及时静脉用药予以控制血压变化，并根据血压变化调整药物用量，使患者血压控制在 150/90 mmHg 至 120/75 mmHg。

术后情况：肿瘤全切除，术后病理提示颈静脉副神经节瘤。术后左侧轻微面瘫（面神经功能 HB-Ⅱ级），左侧迷走神经麻痹，其余后组颅神经功能正常。术后第 4 天拔除胃管，饮食稍有呛咳，但能完全耐受。术后 10 余天出院，血压回归至 120/70 mmHg，心率波动至 61～95 次/分。患者术后再无明显多汗症状，活动后无脸色苍白、心跳加速等休克症状。

术后内分泌化验：血变肾上腺素 56.9 pg/ml（14～90 pg/ml），血去甲变肾上腺素 253.5 pg/ml（19～121 pg/ml）。

术后增强 MRI 复查:未见肿瘤残留(图 18-5)。

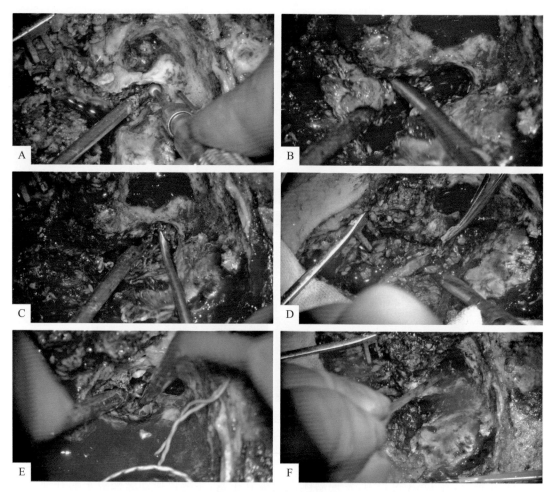

图 18-4 手术过程照片

A、B. 改良颞下窝 A 型径路(面神经垂直段骨折前移位)暴露肿瘤;C. 在面神经下方及深面切除颈静脉孔区肿瘤;D. 分离颈内动脉垂直段,并切除包绕颈内动脉的肿瘤;E. 暴露锥曲段及水平段颈内动脉,并切除其周围肿瘤;F. 肿瘤全切除后术腔

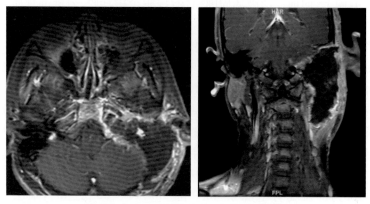

图 18-5 术后 MRI 复查:未见肿瘤残留

最终诊断

左侧颈静脉球体瘤（具有血管内分泌活性），左侧极重度感音神经性耳聋。

讨论与分析

颈静脉球体瘤（glomus jugulare tumor）是颈静脉孔区最常见的肿瘤，又被称为颈静脉球副神经节瘤，起源于颈静脉球顶外膜的副神经节细胞。颈静脉球体瘤发病率约为0.012%，男女比例1:（2~5），以中年妇女多见。发病年龄一般为30~50岁。大多数颈静脉球体瘤是良性肿瘤，但具有局部侵袭性，如伴有淋巴结或其他器官等非神经节细胞侵犯，则为恶性肿瘤，恶性颈静脉球体瘤大约占2%。患者初期可仅表现为搏动性耳鸣，随着肿瘤缓慢生长并压迫中耳、乳突和岩骨，可表现为听力下降、眩晕、耳痛、耳道出血，肿瘤过大损害颅神经后可出现同侧周围性面瘫，肿瘤沿颈内静脉发展可压迫、侵蚀颈静脉孔区的舌咽神经、迷走神经、副神经及舌下神经，会出现颈静脉孔综合征，可表现为软腭麻痹，咽部感觉丧失，呛咳，声音嘶哑，胸锁乳突肌、斜方肌麻痹致耸肩受限及伸舌偏斜。1%~3%的颈静脉球体瘤具有内分泌功能，可分泌儿茶酚胺类血管活性物质，表现为血压不稳、心悸、头痛、多汗及阵发性晕厥，尤其需要注意。

如肿瘤侵犯鼓室，耳镜检查可见鼓膜呈灰蓝色，有时透过鼓膜可见搏动性红色或蓝色肿物，体积较大的肿瘤可使鼓膜隆起或穿破鼓膜，露出部分红色息肉样瘤体，触之易出血，不建议行活组织检查，也不建议行诊断性穿刺，以免发生大出血。影像学检查是诊断颈静脉球体瘤的主要手段，CT检查可见颈静脉孔区骨质明显破坏，呈"虫蚀样"，边缘模糊不清，增强时可见明显增强，中耳乳突腔常见不规则软组织影，乳突气房结构被破坏；MRI检查可见T1加权像呈等信号，T2加权像呈高信号，可见血管流空征，呈现明显的"胡椒盐征"，增强后有明显的强化。

目前，根据颈静脉球体瘤Fisch分型（表18-1），对于颈静脉球体瘤的治疗方法主要包括影像观察随访、放射外科以及手术切除。如果肿瘤较小且后组颅神经功能正常、老年患者合并全身疾病不能耐受手术或对侧后组颅神经功能障碍，临床上可以选择影像观察随访。颈静脉球体瘤总体上对放射治疗不敏感，放射治疗仅用于姑息治疗。如果患者为老年患者合并全身疾病不能耐受手术、老年患者后组颅神经功能正常、肿瘤次全切除术后或者患者拒绝手术，在这样的情况下，临床上可以选择放射治疗。手术切除目前是颈静脉球体瘤的主要治疗方法。对于已经出现后组颅神经症状且能耐受手术的年轻患者，首选手术切除，但目前在治疗策略上更注重患者术后的生活质量，在手术径路以及手术方法的选择上更注重对重要神经、血管，主要是颈内动脉、面神经、听神经以及后组颅神经的保护；如术中全切肿瘤会引起重要神经或血管的牺牲，也可以选择近全切除或次全切除，术后辅以放射治疗并密切随访；如肿瘤广泛侵犯颅内，可以结合临床实际情况选择一期或二期手术。当然，彻底切除肿瘤、完整保留重要神经血管功能是最为理想的结果，这需要娴熟的显微外科手术技巧、重要血管神经的保护技术、多组颅神经监测技术等。但考虑到颈静脉球体瘤的解剖位置及高血供等特殊性，在完整切除肿瘤的同时完全保留后组颅神经的功能往往很难实现。

表18-1 颈静脉球体瘤 Fisch 分型

分型	范 围
A 型	肿瘤局限于中耳腔(鼓室球体瘤)
B 型	肿瘤局限于鼓室乳突区域,无迷路下骨破坏
C 型	肿瘤侵犯迷路下,扩展到岩尖部,并破坏该处骨质
C1 型	肿瘤累及颈内动脉外口
C2 型	肿瘤侵犯颈内动脉垂直段
C3 型	肿瘤侵犯颈内动脉水平段
C4 型	肿瘤到达破裂孔
D 型	此型仅界定肿瘤在颅内的侵犯情况,描述此型时应同时指出肿瘤的 C 型状态。De,硬膜外;Di,硬膜内
De1 型	肿瘤侵犯硬脑膜但未突破硬脑膜,硬脑膜移位达 2 cm
De2 型	肿瘤侵犯硬脑膜但未突破硬脑膜,硬脑膜移位大于 2 cm
Di1 型	肿瘤突破硬脑膜达颅内,突破硬脑膜达 2 cm
Di2 型	肿瘤突破硬脑膜达颅内,突破硬脑膜大于 2 cm
Di3 型	肿瘤突破硬脑膜,颅内广泛侵犯,肿瘤不可切除

本患者为年轻男性,术前内分泌检查提示分泌大量去甲肾上腺素,MRI 显示肿瘤侵犯颈内动脉水平段,突破硬脑膜到达颅内(小于 2 cm),属于分泌血管活性物质的功能性颈静脉球体瘤,Fisch 分型为 C3Di1。对于该类型肿瘤,既往多采用颞下窝 A 型径路切除肿瘤,此径路需将面神经从骨管内游离向前移位,损伤面神经的风险增高,即使能保持面神经的解剖完整性,术后仍多有不同程度的面瘫。对于该患者,我们采用改良的颞下窝 A 型径路,在保证完全切除肿瘤的同时使面神经形成骨桥,而不需游离面神经向前移位,手术难度明显加大,这需要娴熟的显微外科手术技巧,但好处在于术后面神经功能明显好于前者。另外,对于功能性颈静脉球体瘤,由于分泌儿茶酚胺类激素,围手术期风险明显增大。患者在行 DSA 及手术时,要尤其注意儿茶酚胺类激素大量释放引起的高血压危象、脑出血等,同时也要注意血流阻断或肿瘤切除后儿茶酚胺类激素急剧减少引起的心律失常、低血压性休克等症状。本患者在充分的围手术期准备下,术中肿瘤全切除,面神经垂直段形成骨桥,面神经解剖完整性保留,术后面神经功能良好(HB-Ⅱ级),颈内动脉未损伤,左侧迷走神经麻痹,但能完全代偿,其余后组颅神经功能正常,达到了较为理想的结果。

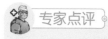 专家点评

颈静脉球体瘤是一种起源于颈静脉球化学感受器的血管性肿瘤,又称非嗜铬性副神经节瘤、化学感受器瘤等。值得注意的是,化学感受器肿瘤分为两种:一种发生在躯干部,如肾上腺,统称为嗜铬细胞瘤,多具有内分泌功能;另外一种发生在头颈部,统称为副神经节瘤,多不具有内分泌功能。原发于颈静脉球窝的颈静脉球体瘤因位置深在,

因而该区域的肿瘤在早期引发的临床症状往往不具特征性,常被患者忽视并导致误诊。通常在出现明显症状时肿瘤已相当大,因此需要格外注重早期临床表现,如搏动性耳鸣、听力下降等。肿瘤向上、向前破坏颈静脉球窝可侵犯颈内动脉管并进入中耳,产生传导性听力下降和搏动性耳鸣;面神经受累时则可出现不同程度周围性面瘫。肿瘤侵入咽鼓管并沿管周气房或颈内动脉管生长可进入岩尖、海绵窦和颅中窝,出现面部麻木等症状。肿瘤压迫颈静脉球窝的神经、血管结构并沿颅底扩展,侵犯舌咽神经、迷走神经、副神经和舌下神经等后组脑神经后,则可出现软腭麻痹、吞咽呛咳、声音嘶哑、耸肩功能障碍等神经受损表现。尤其需要注意的是,少部分肿瘤具有分泌血管活性物质的可能性,此时可表现出相应症状,如恶性高血压、面部潮红、易出汗等,特别是有搏动性耳鸣合并上述症状时,需要考虑具有分泌功能的颈静脉球体瘤。这种类型的肿瘤手术风险增大,尤其是术中肿瘤切除时血管活性物质大量释放引起血压异常升高,因而需要在术前、术中和术后做好更加详细的规划。

病例提供单位:上海交通大学医学院附属第九人民医院

整理:汪照炎　柴永川

述评:汪照炎

参考文献

[1] WANG Z, ZHANG Z, HUANG Q, et al. Surgical management of extensive jugular paragangliomas:10-year-experience with a large cohort of patients in China [J]. Int J Surg, 2013,11(9):853 – 857.

[2] JANSEN TTG, KAANDERS JHAM, BEUTE GN, et al. Surgery, radiotherapy or a combined modality for jugulotympanic paraganglioma of Fisch class C and D [J]. Clin Otolaryngol, 2018, 43(6):1566 – 1572.

[3] BRINER HR, LINDER TE, PAUW B, et al. Long-term results of surgery for temporal bone paragangliomas [J]. Laryngoscope, 1999,109(4):577 – 583.

[4] NEUMANN HPH, YOUNG WF, ENG C. Pheochromocytoma and paraganglioma [J]. N Engl J Med, 2019,381(6):552 – 565.

病例19　听觉、视觉和嗅觉异常:线粒体脑肌病还是MELAS综合征?

主诉

患者,男性,26岁,双耳听不见4个月伴有视觉和嗅觉异常。

病史摘要

现病史:患者双耳听力不佳,交流困难,精神稍急躁不安。追问家属病史,患者2020年4

月13日晨起后感觉头痛、头晕、视物模糊、行走不稳,伴有恶心、呕吐。患者自述有眩晕、双侧听力下降、视觉模糊和嗅觉先兆,回忆头痛前嗅到一股特殊臭味,随后几分钟发作剧烈头痛、呕吐、头晕症状,当时无意识丧失,仍可行走,于4月15日至外院急诊科就诊。血常规示白细胞、中性粒细胞比率增高;头颅平扫MRI示右侧颞枕叶斑片稍高信号影,考虑短暂性脑缺血发作(TIA),可疑脑萎缩改变(小脑为著);胸部CT示两肺纹理增多。当晚至华山医院急诊科就诊,查头颅平扫CT未见明显异常。眼科AB型超声示双眼玻璃体浑浊。电测听显示双耳重度感音神经性耳聋。4月17日至海军第905医院就诊,以"脑卒中"收治入院。查体:神清,步入诊室,呼吸平稳,体温37.1℃,肌力、肌张力正常,未见病理性神经反射阳性。入院后查体感诱发电位(上肢、下肢)、肌电图、腰椎穿刺、心电图、脑电图未见异常,予以"精氨酸、谷红、环磷腺苷葡胺、复方脑肽节苷脂、头孢曲松、吡拉西坦"静脉滴注,口服复合维生素B、丁苯酞、辅酶Q_{10}、氟哌噻吨美利曲辛片、胞磷胆碱钠片治疗,治疗后脑卒中症状好转,无头痛,无恶心、呕吐,自觉视觉、嗅觉、前庭功能基本恢复,后渐渐偶尔出现精神烦躁不安、交流稍困难、易怒等,听力未见明显改善,予以出院。因出院4个月后听力仍未恢复,为求进一步治疗,于2020年8月23日至我院门诊就诊。患者无耳鸣、耳痛、耳胀,经听力检查后诊断为"双侧感音神经性聋(重度)",予以口服金纳多、辅酶Q_{10}治疗,效果不佳。

患者自发病以来,饮食、睡眠可,大小便正常,体重无明显增减。

既往史:否认高血压、糖尿病、冠心病、慢性支气管炎等慢性病史;否认肝炎、结核等传染病史;否认外伤、输血史;否认药物及食物过敏史;预防接种史不详。

个人史:生长于原籍,无异地及疫区久居史,无毒物接触史,无吸烟饮酒史。

家族史:否认家族性遗传病及传染病病史。

入院体检

T 37.0℃,P 78次/分,R 17次/分,BP 125/70 mmHg。神志清,步入病房。全身黏膜及皮肤无黄染,浅表淋巴结未触及肿大,头颅无畸形,毛发分布及色泽正常。双睑无肿胀,双侧眼球活动自如。双侧瞳孔等大等圆,直径约3 mm,对光反射存在。颈软,气管居中,甲状腺未及肿大。胸廓无畸形,未见局限性隆起或凹陷,双肺呼吸音清,未闻及干、湿啰音。心界不大,心率70次/分,律齐,各瓣膜区未闻及病理性杂音。腹平软,无压痛及反跳痛,肝、脾肋下未触及,肾区叩痛(—)。脊柱四肢无畸形,关节无红肿,双下肢无水肿。肌张力正常,未见病理性神经反射,闭目难立征(—),Babinski征(—),Gordon征(—),Oppenhaim征(—),Brudzinski征(—)。

专科检查:耳廓正常,无畸形,无红肿、触痛;双侧外耳道通畅,无赘生物或分泌物,双侧鼓膜完整,无穿孔、充血;双侧鼓室未见积液、肉芽、胆脂瘤;双侧乳突区无红肿及压痛。双侧视力左侧1.2,右侧1.3。嗅觉检测:基本正常。

辅助检查

(1) 血常规、血糖、血生化、电解质、凝血、乙肝、梅毒、艾滋病检查未见明显异常。

(2) 影像学检查。

头颅平扫MRI(2020-4-15):右侧颞枕叶片状高密度影(图19-1)。

胸部CT(2020-4-16):两肺纹理增多。

头颅 CT(2020 - 4 - 15)：未见明显异常。

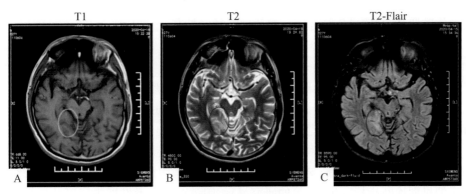

图 19 - 1　头颅平扫 MRI(2020 - 4 - 15)

A. T1 加权像未见明显异常(绿色框)；B、C. T2 和 T2 - Flair 见右侧颞枕叶片状高密度影(红色框)

耳部 CT(2020 - 8 - 24)：未见明显异常。

头颅 MRI(2020 - 8 - 26)：未见明显异常。

(3) 外周线粒体基因＋相关核基因检测(2020 - 8 - 25)：MT - TL1 基因 m. 3243A＞G 突变。

检测到线粒体 DNA 上基因变异见表 19 - 1。

表 18 - 1　线粒体 DNA 基因变异检测结果

基因	mtDAN 水平	变异比例	变异分类
MT - TL1	m. 3243A＞G	约 47%	致病

考虑线粒体是母系遗传病，反复追问其母亲和哥哥未出现过相同症状，听觉、视觉和味觉均正常，否认糖尿病等疾病史。对其母亲和哥哥血液也进行该基因测序，结果见表 19 - 2。

表 19 - 2　患者家族基因变异检测结果

家系	变异比例	样本来源	变异位点
患者	47%	血	m. 3243A＞G
母亲	7.7%	血	m. 3243A＞G
哥哥	26.6%	血	m. 3243A＞G
正常对照	0.1%	血	m. 3243A＞G

初步诊断

双侧感音神经性耳聋(重度)，右侧颞枕叶急性缺血性脑卒中恢复期。

治疗及转归

予以口服金纳多 40 mg tid、辅酶 Q_{10} 10 mg tid，定期随访听力。

最后诊断

线粒体脑肌病（MELAS 综合征）；双侧感音神经性聋（重度）。

讨论与分析

患者因为发病急，症状较重，既往就诊医院给予对症治疗，未详细检查发病原因，尤其未重视当时发病多神经受累情况。患者初次来我院就诊时，通过仔细询问病史，了解到发病的同时有听觉、视觉功能下降和嗅觉先兆。有报道嗅觉先兆出现在癫痫发作之前，由钩回及其附近区域异常放电所致，多见于颞叶、额颞叶病变患者。国外研究显示，嗅觉减退与阿尔茨海默病密切相关，阿尔茨海默病早期即已存在嗅觉减退，因此认为，嗅觉减退可以作为阿尔茨海默病的早期诊断指标。Jobin 等的研究显示，嗅觉减退患者发展为轻度认知损害（MCI）的风险是嗅觉功能正常者的 1.5 倍。嗅觉异常往往不是一个独立的病状，大多是由外伤或是某种疾病造成的，还可能是颅内病变（比如肿瘤、癫痫、阿尔茨海默病等）或精神性疾病的早期症状，因此不容忽视。造成嗅觉丧失的原因主要有三方面：鼻子阻塞、嗅神经受损或脑部受损，因此嗅觉异常可以是某些疾病的先兆，应该重视，积极检查。

该病例发病时，MRI 表现颞叶有局灶性缺血灶有引起异常放电的可能，并且有脑卒中的症状，因为患者较年轻，没有明显外伤史，考虑是否由全身性疾病引起。首先是人体耗能量比较明显的器官出现障碍，考虑线粒体疾病可能，故给予全血基因检测。后发现线粒体 $MT-TL1$ 基因 m.3243A>G 突变，突变率高达 47%；随即对患者母亲和哥哥进行该位点检测，发现相同突变，但突变率有差异。突变来源于母亲，故更正诊断为线粒体脑肌病（MELAS 综合征），双侧感音神经性耳聋（重度）。相对于视觉和嗅觉，听觉的感音细胞是毛细胞，是特别消耗能量的器官，当 ATP 能量代谢出现障碍时，容易发生毛细胞坏死，导致不可逆性感音神经性耳聋，所以发病后恢复最差。相对于听觉，视觉在发病后 2 周慢慢恢复，嗅觉也有明显改善，未再次出现闻及特殊气味现象，可以解释目前患者主要的主诉是双侧听力下降，故前来我院就诊。

线粒体疾病是一种由线粒体 DNA 或核 DNA 基因变异所导致的疾病，线粒体 DNA 突变往往遗传自母亲，也偶有自发突变致病的报道，因为在受精后，来自精子的线粒体会被选择性消除，只有母体的线粒体 DNA 能够被遗传至后代。线粒体是细胞进行有氧呼吸的主要场所，主要功能是为细胞供能，也参与细胞分化、细胞信息传递和细胞凋亡等过程。基因突变导致线粒体呼吸链酶复合体蛋白功能缺陷，尤其是酶复合体 I 和 IV 的活性下降，进而引发线粒体功能障碍，导致三磷酸腺苷生成减少、氧自由基增多和乳酸堆积。因此，在线粒体疾病中，能量需求高的器官（如大脑、心肌、骨骼肌）受累最为严重。脑的主要病理改变为受累大脑皮质出现假分层样坏死，伴微小血管增生。肌肉活体组织检查在改良 Gomori 三色染色可见不整红边纤维，在琥珀色脱氢酶染色下可见破碎蓝染肌纤维和深染的小血管。最常见的进展性多系统线粒体疾病包括线粒体脑肌病、乳酸酸中毒和 MELAS 综合征。线粒体脑肌病是一种往往造成多系统受累的疾病，且临床症状和严重程度各异。该患者主要表现为脑卒中样发作和外周神经系统功能障碍，引起听觉、视觉和嗅觉功能异常，这也是我们查阅文献中极少报道同时引起多个感官出现功能障碍的病例，但是该患者检查未发现肌肉病变，也未发现糖尿病等症状。这可能与线粒体 DNA 变异水平的异质性、不同位点的突变和发病年龄均有关。

线粒体 3 243A 位点所在区域编码一种转运 RNA。该位点在进化上高度保守,发生 A3242G 突变之后对于其编码产物的功能具有重要影响。该变异对应的临床表型十分多样,在不同的个体可引起不同疾患,如 MELAS 综合征、肌阵挛癫痫及破碎红纤维综合征(MERRF)、MELAS＋MERRF、母系遗传的进行性眼外肌麻痹(PEO)、MELAS＋PEO、线粒体糖尿病、耳聋、肥厚型心肌病、群集性头痛、胰腺炎、Leigh 综合征等。

线粒体脑肌病伴高乳酸血症和脑卒中样发作(mitochondrial encephalopathy, lactic acidosis, and stroke-like episodes),即 MELAS 综合征,是线粒体脑肌病最常见的病种,发病年龄高峰在 10～30 岁,但是在幼年到老年均可发病,其症状包括癫痫、卒中样发作、智力及皮质感觉缺陷、认知与精神障碍、头痛、运动不耐受/肌无力、感音神经性耳聋、心肌病(肥厚和扩张性心肌病、心律失常)和(或)糖尿病。对于临床上怀疑 MELAS 综合征的患者,通过基因检测识别出线粒体功能障碍的致病突变是诊断的金标准。MELAS 综合征最常见的突变类型为 mtDNA3243 A＞G,约占所有患者的 80％,其他致病突变可发生于 mtDNA3271T＞C、1642G＞A、8316T＞C 和 13513G＞A 等。

当患者出现上述症状时,应考虑进一步进行头颅影像学、基因检测、肌肉活检、生化检查和电生理检查。头颅 MRI 可显示位于皮质和皮质下的长 T1、长 T2 异常信号,其中枕叶和颞叶最容易受累,病灶区呈现进展性、可逆性、多发性及"游走性"特点,卒中样发作之后常遗留局部脑萎缩、局部脑室扩大及皮质下白质异常信号。基因检测在 MELAS 综合征患者中阳性率达 95％以上;在成人患者中,肌肉组织、尿沉渣细胞和毛囊较外周血细胞的阳性率更高。

MELAS 综合征的诊断标准如下。

A. 核心证据:①有卒中样发作(包括头痛伴或不伴呕吐、癫痫发作、偏盲或皮质盲、失语、偏身感觉障碍或偏瘫)。②颅脑影像学显示局限于皮质和(或)皮质下、不符合单一血管支配的病灶,随访复查病灶可完全或部分可逆。

B. 支持证据:①临床表现至少满足以下 1 条:认知/精神障碍、癫痫发作、感觉神经性耳聋、糖尿病、身材矮小、毛发异常、运动不耐受、胃肠功能障碍、心肌病/心脏传导异常、肾病等。②血/脑脊液乳酸显著增高或磁共振波谱成像显示病灶/脑脊液乳酸峰。③≥2 次卒中样发作。④家系成员临床表现为 1 种或多种支持证据(B)下第①项,且符合母系遗传。

C. 确诊证据:①骨骼肌活体组织病理检查发现线粒体异常的证据,即改良 Gomori 三色染色发现不整红边纤维(不整红边纤维＞2％),和(或)琥珀酸脱氢酶染色发现琥珀酸脱氢酶活性异常肌纤维和(或)琥珀酸脱氢酶深染的小血管,或电镜发现异常线粒体。②基因检测检出明确的线粒体脑肌病伴高乳酸血症和卒中样发作相关的线粒体 DNA 或核 DNA 致病突变。

确诊线粒体脑肌病伴高乳酸血症和卒中样发作:A(至少 1 项)＋C(至少 1 项)。

很可能是线粒体脑肌病伴高乳酸血症和卒中样发作:A(至少 1 项)＋B(至少 2 项)。

可能是线粒体脑肌病伴高乳酸血症和卒中样发作:A(至少 1 项)＋B(至少 1 项)。

疑诊线粒体脑肌病伴高乳酸血症和卒中样发作:A(2 项均符合)。

该患者初次发病年龄为 27 岁,结合头颅 MRI 颞枕叶脑卒中及脑萎缩表现、神经系统受累症状(精神异常、视力下降、眩晕、嗅觉下降和听力下降等)及线粒体基因检测结果,可诊断

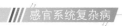
为 MELAS 综合征。

除一般治疗,建议高蛋白、高碳水化合物、低脂饮食外,MELAS 综合征治疗的主要目的为对症治疗及预防脑卒中样发作。基础药物包括 L-精氨酸(促进氧化亚氮的代谢导致血管舒张)、核黄素、辅酶 Q₁₀、艾地苯醌等(激活氧化呼吸链,促进能量代谢),以及依达拉奉、硫辛酸、维生素 E、牛磺酸等(清除自由基)。癫痫发作患者首选左乙拉西坦、拉莫三嗪和苯二氮䓬类药物;伴有认知与精神障碍的可用多奈哌齐、加兰他敏、美金刚、奥氮平及三环类抗抑郁药或 5-羟色胺再摄取抑制剂。耳聋的患者可及时植入人工耳蜗或佩戴助听器,用于改善听力。该疾病患者可能存在较严重的精神障碍,需排除禁忌证。

通过基因检测找到致病基因位点后,应根据突变位于核 DNA 还是线粒体 DNA 及突变比例给予健康宣教,建议该家族中携带这种基因突变的女性在孕前进行遗传咨询。当突变位于核 DNA 时,其遗传方式与其他单基因遗传病相同;当基因突变位于线粒体 DNA 时,则遵从母系遗传规律。但是由于不同突变概率的线粒体 DNA 随机分布于女性生殖细胞内,对于携带基因突变的母体,胎儿携带变异线粒体 DNA 的概率通过产前检查难以确定,结合母体携带突变的比例给予不同辅助生殖技术的建议是目前的一般做法。

专家点评

线粒体疾病是一种由线粒体 DNA 或核 DNA 缺陷引起的以线粒体呼吸链氧化磷酸化功能障碍为特点的遗传性疾病,成年人线粒体 DNA 突变率为 1/5 000,线粒体病核基因突变率为 2.9/10 万,各人所携带的突变比例不同,因此临床症状及程度各异,男女比例为 1.44∶1。MELAS 综合征是其中一种常见的临床分型,反复卒中样发作在所有患者中均可发现,75% 的患者可出现听力下降。听力下降可能是该病的首发症状,主要影响高频听力,随病程延长逐渐加重,本病例的临床表现较为典型。但是本病例发作时伴有嗅觉异常,有嗅觉先兆出现,这也是比较罕见的,因此询问病史要仔细,重视相关神经系统的症状,认识到嗅觉异常要值得重视。MELAS 综合征的治疗包括饮食治疗、物理治疗、药物支持治疗和症状治疗,以及避免使用导致疾病加重的药物。影响线粒体功能的药物应当慎重使用,如他汀类药物、胺碘酮、阿司匹林、七氟醚、拉米夫定、替比夫定等,应权衡药效、不良反应和性价比,结合特定患者病情酌情使用,观察到不良反应时应立即停药。线粒体脑肌病目前无法治愈,预后不良,多发展为四肢瘫、视听下降及智力倒退,可采用对症治疗,以缓解患者痛苦。

病例提供单位:复旦大学附属眼耳鼻喉科医院

整理:任冬冬　孙皓洁

述评:任冬冬

参考文献

[1] 北京医学会罕见病分会,北京医学会神经内科分会神经肌肉病学组,中国线粒体病协作组.中国线粒体脑肌病伴高乳酸血症和卒中样发作的诊治专家共识[J].中华神经科杂志,2020,53(03):171-178.

［2］中华医学会神经病学分会,中华医学会神经病学分会神经肌肉病学组,中华医学会神经病学分会肌电图与临床神经生理学组.中国神经系统线粒体病的诊治指南［J］.中华神经科杂志,2015,48(12):1045－1051.

［3］陈红,纪东旭,尹建忠.嗅觉功能评价在不同痴呆类型诊断中的价值［J］.国际医学放射学杂志,2019,42(4):409－412

［4］JOBIN B, ZAHAL R, BUSSIÈRES EL, et al. Olfactory identification in subjective cognitive decline:a meta analysis ［J］. J Alzheimers Dis, 2021,79(4):1497－1507.

［5］KLEIN GUNNEWIEK TM, VAN HUGTE EJH, FREGA M, et al. m. 3243A＞G-induced mitochondrial dysfunction impairs human neuronal development and reduces neuronal network activity and synchronicity ［J］. Cell Rep, 2020,31(3):107538.

［6］EL-HATTAB AW, ADESINA AM, JONES J, et al. MELAS syndrome:Clinical manifestations, pathogenesis, and treatment options ［J］. Mol Genet Metab, 2015,116(1－2):4－12.

［7］JIANG Z, ZHANG Y, YAN J, et al. De Novo Mutation of m. 3243A＞G together with m. 16093T＞C Associated with Atypical Clinical Features in a Pedigree with MIDD Syndrome ［J］. J Diabetes Res, 2019,2019:5184647.

病例20 切不尽的中耳胆脂瘤?

主诉

患者,女性,26岁,左耳听力渐进性下降10余年,偶有耳闷及耳鸣。

病史摘要

现病史:患者10余年前无明显诱因后发现左耳听力下降,间歇性耳鸣,偶有左耳闷胀不适。无耳部流脓,无耳痛,不伴眩晕、头晕及头痛,不伴口角歪斜。

发病以来食欲、睡眠佳,二便正常,无明显体重变化。

既往史:既往体健,否认手术、外伤、输血史。无传染病史,无过敏史。

个人史:否认疫区、疫水接触史。无吸烟、饮酒史。

婚育史:未婚未育。

家族史:否认家族遗传病史。

入院查体

患者双侧外耳道通畅,左外耳道稍潮湿,右外耳道干洁,乳突无红肿。左耳听力下降,音叉检查左耳 Rinner 试验阴性,Weber 试验偏左,Schwabach 试验阳性;电耳镜检查示左耳鼓膜完整,稍凹陷;右耳检查正常。面肌运动自如。鼻部、咽喉及头颈视诊无异常。间接鼻咽镜示鼻咽部光滑无异常。鼻咽及头颈部触诊无淋巴结增生,未见异常。

辅助检查

纯音测听检查(2015－6－8):左耳气传导(AC)71 dB,骨传导(BC)27 dB;右耳 AC

17 dB，BC 10 dB。鼓室图左耳 B 型，右耳 A 型。同日 CT 示左侧乳突气化稍差，鼓室、鼓窦内有软组织影，听小骨部分破坏，乙状窦、水平半规管和颅骨板骨质正常；右侧正常（图 20 - 1）。纤维鼻咽镜提示鼻咽部区域正常。

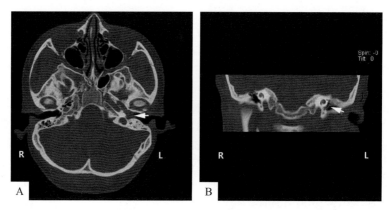

图 20 - 1　耳部薄层 CT(2015 - 6 - 8)，显示病变部位（白色箭头）

A. 水平位；B. 冠状位

初步诊断

左侧慢性非化脓性中耳炎：中耳胆脂瘤？ 左侧传导性耳聋（重度）。

治疗及转归

患者因"中耳胆脂瘤"收治入院，准备行开放式乳突切除术。术中见乳突硬化，气房内无病变，磨骨后见鼓窦和鼓室充满多发的乳头状肉芽新生物，可见细密新生血管，触碰易出血，与常见中耳炎中的肉芽及胆固醇肉芽肿、胆脂瘤有较为明显的不同。遂改为中耳肿物活检术，等待病理报告后再决定手术范围和方式。术后病理提示：嗜酸细胞型乳头状瘤。镜下可见内翻与外翻的乳头，由腺上皮和大量杯状细胞及黏液细胞构成（图 20 - 2）。

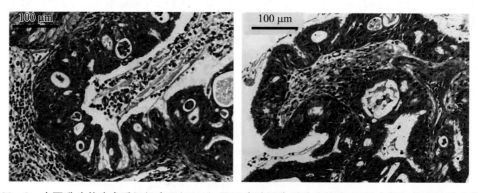

图 20 - 2　中耳乳头状瘤术后组织病理(10×)，显示嗜酸细胞型乳头状瘤，可见内翻和外翻性乳头状瘤

术后患者左耳间歇性出现分泌物，不伴臭味，仍有听力下降及耳鸣。不伴耳闷、眩晕，无发热，不伴耳内流血性液体，无口角歪斜。在病理结果明确后完善耳部增强 MRI 检查（图 20 - 3），

提示中耳鼓室、咽鼓管区可见软组织病灶，T1WI 呈中等信号，T2WI 呈较高信号，增强后强化较明显。内耳内听道形态信号如常。考虑肿瘤为良性，原发于中耳，2015 年 7 月 14 日进行中耳良性肿物切除术，二期手术为耳后切口传统的开放式乳突根治的鼓室成形术＋中耳良性肿瘤切除术，术中见左侧乳突气房内无病变，鼓窦、上鼓室、中下鼓室的乳头状瘤均已被清理，听骨链周围肉芽去除后见锤骨、砧骨腐蚀，已去除，镫骨完好，予以保留，未进行听骨链重建手术；咽鼓管鼓口被大量乳头状瘤封闭，完全清除其附近肿物。患者术后 MRI 检查对比提示中耳内已无软组织影。术后听力较术前稍好转，患者术后 CT 检查随访一年余未见异常。

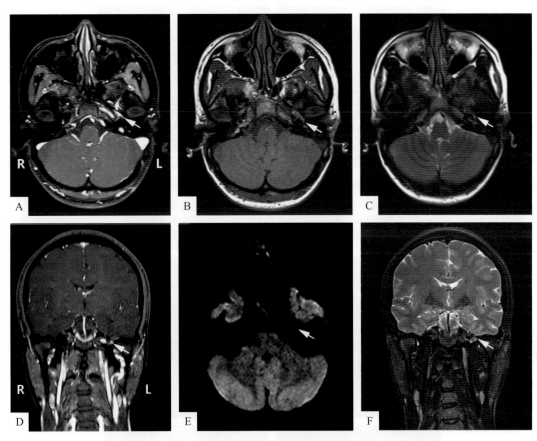

图 20-3 第 1 次术后耳部增强 MRI 检查

A. 增强水平位显示病灶明显强化（白色箭头）；B. T1 加权像水平位显示病灶呈等信号影（白色箭头）；C. T2 加权像水平位显示病灶呈稍高信号影（白色箭头）；D. 增强冠状位提示病灶明显强化（白色箭头）；E. 弥散加权成像（DWI）序列水平位，病灶部位未见明显弥散受限信号（白色箭头）；F. T2 加权像冠状位显示病灶呈稍高信号影（白色箭头）

患者于术后 5 年再次因左耳闷胀不适、听力下降就诊，自觉咽鼓管功能障碍。纯音测听检查（2020-12-20）：左耳 AC 56 dB，BC 20 dB；右耳 AC 10 dB，BC 8 dB。鼓室图为左耳 B型；耳内镜示鼓膜完整，鼻咽部检查光滑无异常。术前血常规化验提示：碱性磷酸酶 42U/L，补体 C1q 146.4 mg/L，C3c 0.78 g/L；尿鳞状上皮细胞 22 p/μl；嗜酸性粒细胞百分比 0.3％，淋巴细胞百分比 15.3％，中性粒细胞百分比 78.1％，CT 检查示左耳术后改变，残余乳突正常，中耳鼓室及鼓窦内不规则软组织影，考虑乳头状瘤复发。MRI 检查提示：左侧中耳及鼓窦腔内不规则异常软组织信号影，T1WI、T2WI 均呈现高信号影，DWI 示鼓室鼓窦区少许高信号影,增强后未见明显强化,内耳迷路显示形态可,内听道、桥小脑池无明显异常。右耳未见明显异常(图20-4)。2021年初行经耳道内镜下左侧鼓室成形术Ⅱ期+宾格 PORP 听骨链重建术+耳屏取软骨术+咽鼓管口肿瘤切除术(水下磨骨),术中发现镫骨被肉芽包裹,上鼓室骨粉重建后改变,鼓室瘢痕;清理镫骨周围肉芽后检查镫骨活动良好。咽鼓管口有黄色胆固醇样物,深部见乳头状瘤样新生物,延伸至咽鼓管中段(图20-5)。用微钻扩大咽鼓

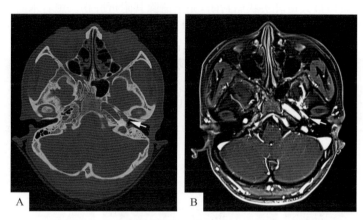

图20-4 术后复发再次手术,术前 CT 和增强 MRI

A. 术前耳部薄层 CT 水平位显示肿瘤部位主要在咽鼓管(白色箭头);B. 术前耳部增强 MRI 水平位显示强化的肿瘤(白色箭头)

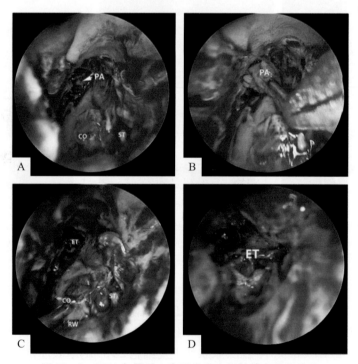

图20-5 2021年最后一次手术术中咽鼓管内乳头状瘤

A~B. 术中见咽鼓管内黄色新生物;C. 内镜下清除黄色新生物后的咽鼓管鼓口;D. 内部结构 PA:乳头状瘤;ET:咽鼓管;CO:耳蜗;ST:镫骨;RW:圆窗龛

管鼓口,可见深部葡萄状串珠样新生物,将其完全清除,并用咽鼓管通条通畅咽鼓管,反复吸引和冲洗后未见肿瘤残留。用宾格 PORP 放置镫骨头重建听骨链,术后病理仍为中耳嗜酸性乳头状瘤,内外翻均可见。免疫组化分析:CK7(＋),CK20(－),CKpan(＋),EMA(部分＋),S100(－),TTE－1(－),Ki－67(1％＋)TP0(－),P63(＋),Syn(－),CHG(－),CD56(－)。术中标本 HPV 检查均为阴性。术后患者耳部闷胀不适程度明显减轻。术后左耳听力有较大提升:左耳 AC 43 dB,BC 20 dB;右耳 AC 10 dB,BC 8 dB。

目前密切影像学随访 1 年无复发征象(图 20－6)。

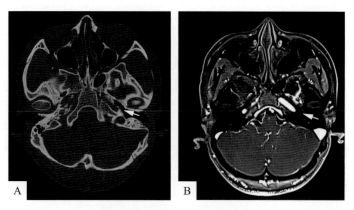

图 20－6 术后 CT 和 MRI 影像

A. 术后 1 年随访耳部薄层 CT 水平位,未见软组织影(白色箭头);B. 术后 1 年随访耳部增强 MRI 水平位,未见软组织影(白色箭头)

讨论与分析

临床较为常见的中耳良性肿瘤有颈静脉球体瘤、血管瘤、骨瘤、巨细胞瘤等,中耳乳头状瘤发病极为罕见,但中耳恶性肿瘤病理多为鳞状细胞癌,其次为乳头状瘤癌变,一旦确诊为恶性肿瘤,目前治愈病例非常罕见。因此深入学习了解中耳肿瘤的临床特征,有助于早期诊断并治疗良性肿瘤,及时的病理诊断对于中耳肿瘤的治疗及预后极为关键。

中耳的施奈德乳头状瘤(Schneiderian papilloma)与鼻咽部的 Schneider 黏膜上皮有关,通常由胚胎期鼻咽部黏膜上皮异位迁移到中耳内引起原发的乳头状瘤;或是由鼻咽部的乳头状瘤通过咽鼓管侵袭到中耳,产生继发性乳头状瘤。还有观点认为,中耳长期浸润在炎症环境中也是中耳乳头状瘤的易感因素,有约半数患者之前有耳部手术史或慢性中耳炎史。中耳乳头状瘤的病因目前仍不明确,与人乳头状瘤病毒(HPV)并无明确关联,该例患者 HPV 相关的检查未见异常,目前全世界只有一例患者有 HPV11 感染的报道。

原发性中耳乳头状瘤的临床表现相对缺乏特异性,最常见的症状为听力下降、耳闷塞感、外耳道分泌物,严重时引起耳痛,偶尔发生耳鸣,甚至血管性耳鸣,极少引起面瘫。由于耳部症状与中耳炎非常相似,易引起误诊。不少患者被首诊为分泌性中耳炎或中耳胆脂瘤,进行了鼓膜切开手术或较久的抗生素治疗,直到手术时才发现新生物。

因此,影像学检查是中耳乳头状瘤诊断以及随访的重要手段。术前 CT 联合 MRI 增强检查对于中耳软组织影的范围和类型的明确,以及周围的骨质受损程度的界定有助于指导手术方式。如果肿物位于颞骨及岩尖部,或是伴有鼻咽部的肿物,相比单纯的中耳乳头状瘤有更强的侵袭性及更高的恶变概率,应考虑较为积极的扩大范围的手术治疗。如果肿物位于咽鼓管等较为精细的部位,则要考虑应用耳内镜或双镜联合(显微镜和耳内镜)进行完整切除。如果肿物在面神经或血管附近,患者可能伴随有面瘫或血管性耳鸣等其他症状,在手术时也要做好相应的准备。乳头状瘤几乎不会发生于内耳,但有中耳乳头状瘤生长影响到半规管骨质的报道,因此,较为早期的治疗对中耳乳头状瘤非常重要。中耳乳头状瘤有时会与胆固醇肉芽肿或胆脂瘤同时出现,这也为用影像学判断中耳乳头状瘤带来了极大障碍。在已有的报道中,有的患者在多年慢性中耳炎史后出现中耳乳头状瘤;也有患者在中耳乳头状瘤切除术后,在两次乳头状瘤复发的中途发生了中耳胆脂瘤。

中耳乳头状瘤的明确诊断依靠术中的组织病理学检查,一般可以分为三型:最常见的为内翻型施奈德乳头状瘤,约占 70%;外翻型乳头状瘤与嗜酸细胞型乳头状瘤都更为罕见。本例患者就是极为罕见的嗜酸细胞型中耳乳头状瘤,在既往文献中仅有数例报道,较多生长于咽鼓管附近区域,可能是这一型中耳乳头状瘤的特征。病理检查还会发现肿物是否有不典型增生。中耳乳头状瘤如果伴有颞骨或鼻咽部的侵犯,可能会有更高的恶性倾向,可能发展为鳞状细胞癌,通常术后考虑补充放疗。目前对于这类病例的报道较少,暂无明确推荐的放、化疗方案。

若为病理未提示恶性特征的中耳乳头状瘤,应考虑手术尽可能完整切除肿物,这有助于减少术后乳头状瘤的复发。由于中耳乳头状瘤的恶性程度不高,一般不鼓励在早期就进行扩大范围的手术切除;相反,耳内镜手术及精细范围的显微镜手术可能在维持患者更高的生活质量上更值得推荐。中耳乳头状瘤的复发非常常见,超过半数的中耳乳头状瘤患者都有2~3次手术的经历,好在从多次的病理来看极少出现恶化。如为无恶化表型的复发中耳乳头状瘤也优先考虑手术切除,有报道使用激光切除,疗效暂无明显差异。中耳乳头状瘤的复发通常出现于手术后的1~2年内,我们推荐在手术后每半年进行一次影像学检查;如果5年内无复发,则认为复发可能性较小,可适当延长影像学随访间隔时间。

最终诊断

中耳原发性嗜酸细胞型乳头状瘤(左侧)。

专家点评

本病例为罕见的中耳乳头状瘤,在既往文献报道中也仅有十几例,病理为嗜酸细胞型乳头状瘤,发病更为罕见,均呈现易复发且易集中在咽鼓管口附近生长的特点。原发于中耳的乳头状瘤不伴任何鼻咽部症状的患者,由于临床症状不具有典型特征,在初诊时非常容易被误诊为分泌性中耳炎或者中耳胆脂瘤、中耳胆固醇肉芽肿等疾病。有的病例在鼓膜切开置管时才发现新生物,或是长期使用了不必要的抗生素保守治疗。因此,对于有明显咽鼓管阻塞感的患者,可以考虑早期进行影像学检查排查咽鼓管处肿物。注重慢性中耳炎的手术前影像学诊断,结合增强 MRI＋DWI 序列。胆脂瘤一般 T1 等信号,T2 高信号,增强无强化,DWI 有明显弥散受限;胆固醇肉芽肿一般 T1 高信号,T2 高信号,DWI 有弥散受限,程度比胆脂瘤要弱;乳头状瘤在 T1 等信号,T2 稍高信号,增强后明显强化,DWI无明显弥散受限。因此,术前除了常规颞骨薄层CT检查以外,建议进行增强MRI+DWI检查,这样可以在术前通过影像学对中耳软组织病灶进行初步鉴别诊断,以免术中出现意外情况时应对仓促。

原发于中耳的乳头状瘤可能较易侵袭咽鼓管区域,因此在手术时单纯开放式鼓室成形术可能对此区域暴露不佳,应考虑采用显微镜、耳内镜双镜联合手术或者由经验丰富的耳内镜专家在耳内镜下进行手术,以便清理中耳中复杂区域的乳头状瘤。完整清理中耳乳头状瘤的根治性手术是减少其复发的唯一有效手段。

病例提供单位:复旦大学附属眼耳鼻喉科医院

整理:任冬冬 吕霁寒

述评:任冬冬

参考文献

[1] THOMPSON LDR. Middle ear and temporal bone papilloma:A clinicopathologic study and comprehensive literature review of 57 cases [J]. Head Neck Pathol,2021,15(4):1212-1220.

[2] BLIOSKAS S, KONSTANTINIDIS I, ANTONIADIS I, et al. Primary inverted papilloma of the middle ear [J]. Ear Nose Throat J, 2021:1455613211053395.

[3] FU ZM, ZHAO LP, GUO YY, et al. A rare instance of primary oncocytic schneiderian papilloma of middle ear and eustachian tube with a combined trans oto and nasal approach resection [J]. J Craniofac Surg, 2020,31(2):504-506.

[4] METZ CM, STANDRING RT, BABU SC, et al. Inverted papilloma of the middle ear and mastoid cavity:A case report, literature review, and surveillance proposal [J]. Spartan Med Res J, 2019,3(3):7406.

[5] MUMMADI SM, DARR A, HAKIM N, et al. A rare case of Schneiderian papilloma of the middle ear presenting with pulsatile tinnitus [J]. Ann R Coll Surg Engl,2018,100(5):E109-E111.

[6] HAYWOOD EB, FULLER C, HILL GW 3RD, et al. Multifocal sinonasal inverted papilloma with middle ear involvement [J]. Proc (Bay Univ Med Cent),2017,30(4):457-458.

[7] KIM MJ, JOO YH, HAN GC, et al. A case of middle ear papilloma originating from the eustachian tube [J]. J Int Adv Otol,2013,9(2):289-293.

[8] STONE DM, BERKTOLD RE, RANGANATHAN C, et al. Inverted papilloma of the middle-ear and mastoid [J]. Otolaryngol Head Neck Surg,1987,97(4):416-418.

口腔系统复杂疾病

病例21 舌部肿物伴烧灼样疼痛:难道和过世的父亲一样,是舌癌吗?

主诉

患者,女性,55岁,舌部肿物伴烧灼样疼痛5个月余。

病史摘要

现病史:患者于5个月前自检发现舌根部红色颗粒状肿物伴舌部烧灼样疼痛、麻木,自觉逐渐加重,后出现舌缘疼痛。患者自行服用清热去火中成药(具体药名不详),无明显好转,遂于外院口腔科就诊,诊断为"舌根肿物,性质待查",后被推荐至我院就诊。追问病史,患者诉10个月前其父亲被确诊为舌癌晚期,经历手术、放化疗后仍不幸于半年前离世。患者5个月前出现舌根部不适,自检发现颗粒物后有恐惧心理,遂每日频频对镜自检,逐渐出现舌部烧灼样疼痛。舌痛主要集中在双侧舌缘靠舌根处,伴麻木、烧灼感。舌痛症状在进食、工作、入睡后减轻,晨起时最轻,傍晚及夜间逐渐加重,睡前为著。故于2020年10月20日就诊。患者自发病以来,食欲缺乏,入睡困难,大小便正常,体重略有减轻。

既往史:有高血压史10年余,服用"苯磺酸氨氯地平"治疗,血压控制良好。否认糖尿病、冠心病等系统疾病史;否认肝炎、结核等传染病史;否认外伤、输血史;否认药物及食物过敏史;预防接种史不详。

个人史:无异地久居史,无吸烟、饮酒史,停经2年。

家族史:父亲舌癌。

入院体检

T 36.5℃;P 85次/分;R 20次/分;BP 138/75 mmHg。神清,气平,自行步入诊室。

口外:面部发育良好、对称,未见明显畸形;浅表淋巴结未及肿大。双侧颞下颌关节未及异常动度及弹响。

口内:唾液量可、清亮,黏膜色粉、湿润。伸舌居中,运动对称,双侧舌缘、舌根部检及叶状乳头及轮廓乳头,形态正常,未扪及肿物,无触痛。其余口腔黏膜未见明显异常。口内牙列完整,未见锐利牙尖及不良修复体(图21-1)。

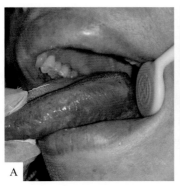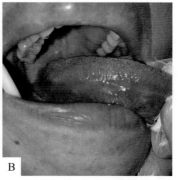

图 21-1　患者口内检查照片，双侧舌缘、舌根部检及正常叶状乳头及轮廓乳头，其余未见明显异常

A. 左侧舌缘、舌根部；B. 右侧舌缘、舌根部

辅助检查

外院实验室检查(2020-9)：血常规、肝肾功能、自身抗体、类风湿因子、血糖、叶酸、维生素 B_{12}、铁均无特殊。

影像学检查(2020-10-21)：头颈部 MRI 未见明显异常。

真菌培养(2020-10-27)：未见生长。

初步诊断

灼口综合征。

治疗及转归

治疗：健康宣教，嘱咐患者停止伸舌自检，改变不良口腔习惯，积极调节情绪，改进睡眠。

转归：1 个月后患者自觉睡眠改善，舌部麻木、疼痛症状消失。预后良好。

讨论与分析

基本概念：灼口综合征(burning mouth syndrome，BMS)是以舌部为主要发病部位、烧灼样疼痛为主要表现的一组综合征。

临床表现：舌烧灼样疼痛为最常见的临床症状，也可表现为麻木感、刺痛感、味觉减退、钝痛不适等感觉异常。舌痛呈晨轻暮重的时间节律性改变，在过度说话、空闲时加重，但在工作、熟睡、吃饭、注意力分散时无疼痛加重，可有减轻或疼痛消失。

诊断：2018 年国际头痛协会发布的第 3 版头痛国际分类(ICHD-3)，BMS 的诊断标准如下。

- 口腔疼痛时间大于 3 个月，每日疼痛时间大于 2 h；
- 疼痛特点为烧灼样，且局限于浅表口腔黏膜；
- 口腔黏膜包括感觉检查在内的临床检查皆正常；
- 不符合 ICHD-3 分类中其他疾病的诊断。

基于典型临床症状做出的排除性诊断，目前尚无统一诊断标准。

BMS 的诊断必须排除局部和全身刺激因素。局部因素包括尖锐牙尖、夜磨牙症、白色念珠菌感染等,全身因素包括药物、维生素缺乏症和全身疾病。此外,根据疾病发作的典型特征可诊断为 BMS。

鉴别诊断:

(1) 三叉神经痛:三叉神经痛发病为骤发、骤停,呈闪电样、刀割样难以忍受的剧烈性疼痛,历时数秒或数分钟。在本案例中,其疼痛特点与三叉神经痛不符合,可予以鉴别。

(2) 其他疾病:舌部溃疡、舌癌、舌淀粉样变性、舌乳头炎、舍格伦综合征等。尤其是其中某些恶性疾病或有恶变风险的疾病易加剧患者紧张情绪,从而加重灼口症状,因此亟须加以鉴别。

鉴别案例 1:舌部溃疡

患者女,37 岁,右舌腹溃疡 1 个月,自行用药未曾好转。临床诊为"重型复发性阿弗他溃疡"。使用糖皮质激素及沙利度胺片治疗 2 周后愈合。

本案例中,患者因右舌腹疼痛前来就诊,询问病史,患者有口腔溃疡反复发作史 5 年,本次发作进食时疼痛明显,静息时稍好转,无晨轻暮重等规律性变化。临床检查见右舌腹明显溃疡性损害,大小 10 mm×8 mm,表面黄白色假膜覆盖,周围红肿明显,触之质软,触痛明显(图 21-2)。根据病史及临床检查可与灼口综合征鉴别。

鉴别案例 2:舌癌

患者男,53 岁,左舌腹肿物 3 个月,初始疼痛明显,自行用药后稍好转,未及时就诊,自觉左舌腹肿物逐渐增大。后活检病理诊断为"左舌腹鳞癌"。

本案例中,患者因左舌腹肿物前来就诊,询问病史,患者 3 个月前发觉左舌腹肿物,进食时偶有疼痛,无晨轻暮重等规律性变化,自行用抗生素后疼痛略好转,未于正规医疗机构就诊;后疼痛不明显,左舌腹肿物逐渐增大。临床检查可见左舌腹肿物,大小 15 mm×15 mm,表面糜烂,局部渗血,触之质硬,边界不清,有浸润感,触痛不明显(图 21-3)。根据病史及临床检查可与灼口综合征鉴别。

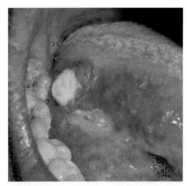

图 21-2 患者口内检查照片,可见右舌腹溃疡,表面黄白色假膜覆盖,周围红肿明显

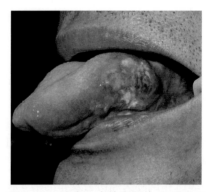

图 21-3 患者口内检查照片,可见左舌腹肿物,边缘隆起,表面糜烂,局部渗血

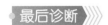

最后诊断 ▶▶▶

灼口综合征。

讨论与分析

因病因不明,BMS的治疗相对棘手,国内外尚无公认有效的治疗手段。现有治疗方法较多,但疗效不确定。BMS患者常身心深受该病困扰,却又因口腔黏膜病学专科医师人员缺乏而辗转就医,部分患者因疗效欠佳进一步加重身心负担,耗费大量人力与医疗资源。

根据2021年5月发布的《BMS临床实践循证指南》,形成的推荐意见分为4种类型,包括:强推荐、弱推荐、弱不推荐、强不推荐。

临床上常用的治疗方法可分为:

(1)对因治疗。如消除局部刺激因素,停用可疑药物,纠正患者伸舌自检不良习惯,积极治疗糖尿病等系统性疾病。

(2)对症治疗。伴有失眠、抑郁、焦虑等症状者可服用抗焦虑药物。

(3)心理治疗。具体内容包括:心理疏导与释疑解虑,耐心听取患者主诉并进行详尽的体检,讲解灼口综合征的有关知识,帮助其纠正不良认识;言语暗示疗法;对明显存在心理障碍的患者随访复查,并给予抗焦虑及抗抑郁药。详尽的体征检查过程以及耐心的解释能起到良好的心理治疗效果。随访复查能消除患者的恐癌心理,必要时请心理专科医师采用精神支持疗法等配合治疗。

BMS患者多为中老年女性,大多数具有较强的倾诉欲,且部分患者具有恐癌情绪,临床医生应尽量耐心倾听患者诉求,从患者角度体谅病情,注重心理疏导,减轻患者心中的恐惧。针对BMS患者的病史尽可能推断其疾病发病经过,给予患者个性化疾病宣教,如告知患者BMS的疾病特点,向患者介绍正常的口腔黏膜解剖结构,使患者对自己的身体情况有更客观的了解;建议患者保持乐观心态,维护好口腔卫生。从医学人文的角度,结合诊疗过程中患者的心理变化,了解患者的需求,以温和、关心、尊重和通俗的语言与患者沟通,强调医学对社会关系的影响,探讨医患关系的现实情境。

专家点评

BMS是一种身心性疾病,除了必要的药物治疗外,心理治疗的重要性应引起重视。因为患者往往具强烈的恐癌情绪,或者有较强的倾诉欲,临床医生应从医学人文关怀的角度出发,耐心倾听患者的诉求,体谅患者,注重心理疏导,与患者建立良好的信任关系,这也是近年发展起来的用"叙事医学"解决治疗困难的一种方法。

同时,BMS是一种排他性疾病,在做出该病的诊断前,一定要详细追溯病史,尽可能排除其他疾病,尤其是系统性疾病的口腔表现。在临床检查时,一定要全面细致,排除其他可能引起舌部症状的口腔病损。在取得充分排除依据后,才能给予BMS的诊断。

该病案充分反映了以上两个原则,有较好的参考价值。

病例提供单位:上海交通大学医学院附属第九人民医院

整理:施琳俊

点评:周曾同

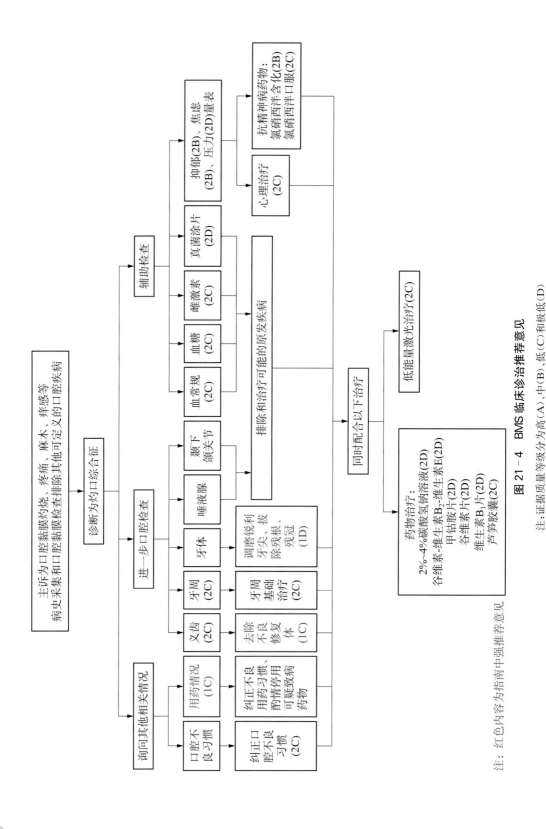

图 21 - 4　BMS 临床诊治推荐意见

注：证据质量等级分为高（A）、中（B）、低（C）和极低（D）

注：红色内容为指南中强推荐意见

参考文献

[1] 陈谦明.口腔黏膜病学[M].5版.北京:人民卫生出版社,2021.

[2] TAN HL, SMITH JG, HOFFMANN J, et al. A systematic review of treatment for patients with burning mouth syndrome [J]. Cephalalgia, 2022,42(2):128-161.

[3] MCMILLAN R, FORSSELL H, BUCHANAN JA, et al. Interventions for treating burning mouth syndrome [J]. Cochrane Database Syst Rev, 2016,11(11): CD002779.

[4] Headache Classification Committee of the International Headache Society (IHS) The International Classification of Headache Disorders, 3rd edition [J]. Cephalalgia, 2018,38(1):1-211.

[5] 中华口腔医学会口腔黏膜病学专业委员会,中华口腔医学会中西医结合专业委员会.灼口综合征临床实践循证指南[J].中华口腔医学杂志,2021,56(5):458-467.

病例22 牙龈糜烂:相同症状是同一疾病三个案例,还是三种不同疾病?

—————— 患者1 ——————

主诉

患者,女性,52岁,多牙牙龈红肿、糜烂半年。

病史摘要

现病史:患者因多牙牙龈充血肿胀,伴部分牙龈糜烂,影响咬合及进食,有刷牙出血及口腔异味,无疼痛,伴双颊白纹,2020年12月于我院口腔黏膜病科就诊。诊断为牙龈糜烂待查、口腔扁平苔藓疑似,并行抗炎治疗,未见明显好转,现来我院牙周病科要求进一步治疗。数年前因龋损于外院拔除右侧上颌后牙,有右侧上颌后牙行根管治疗及烤瓷桥修复史。每天刷牙2次,每次1~2分钟,无使用牙线、牙缝刷、漱口水等习惯。否认夜磨牙、紧咬牙、口呼吸等不良口腔习惯。

既往史:有高血压(服用马来酸左旋氨氯地平片)、糖尿病史(服用格列美脲片)。否认乙肝、结核等传染性疾病史;否认外伤史;否认手术史;否认输血史;否认药物及食物过敏史。

个人史:否认吸烟、酗酒史,否认冶游史。

家族史:否认相关疾病家族史。

入院查体

一般情况:BP 187/93 mmHg,心率正常。

口外检查:颌面部对称,开口度及开口型正常,双侧颞下颌关节无压痛、无弹响,未扪及肿大淋巴结。

口内检查:双侧下后牙对应颊黏膜白纹、充血、质软,未见对应位置牙列充填物及修复体。牙列 17—16、14—11、21—28、31—38、41—48、28、38、48 埋伏阻生。菌斑指数Ⅲ

度,牙石指数Ⅱ～Ⅲ度,牙龈指数Ⅲ度,色素(+)。14—17烤瓷桥修复。17—25、34—47唇颊侧及舌腭侧龈乳头增生呈小球状突起,未波及附着龈。43—46、11、12牙龈红肿增生平齐咬合面及切缘伴糜烂面,牙龈表面呈分叶状。11、12移位,牙间隙约1.5 mm。全口探诊深度(PD)3～8 mm,临床附着丧失(CAL)1～5 mm;双侧颊黏膜可见少量网状白纹,质地软,无压痛。系带附着无异常(图22-1)。

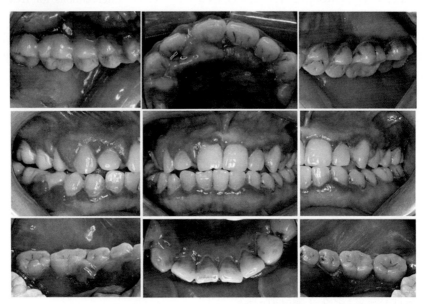

图22-1　基线期患者全口照片,可见患者多部位牙龈肿胀明显,龈乳头增生呈小球状突起

▶ 辅助检查 ▶▶▶

(1) 血常规检查(2021-1-25):无异常,WBC 5.93×10⁹/L, N% 54.5%。

(1) 血常规检查(2021-1-25):无异常,WBC 5.93×10^9/L, N% 54.5%。

(2) 凝血功能检查(2021-1-25):凝血酶原时间(PT)10 s,活化的部分凝血活酶时间(APTT)23.5 s,纤维蛋白原(FIB)3.69 g/L。

(3) 血糖检查(2020-12-3):糖化血红蛋白9.5%。

(4) 影像学检查:全景片显示全口牙槽骨骨吸收约根长1/2,17、16、14根管内根充影密合恰充,根尖未见低密度影,28垂直埋伏阻生,38近中水平阻生,48颊向阻生(图22-2)。

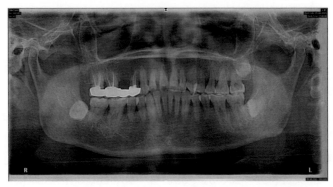

图22-2　基线期全口曲面断层片,可见全口牙槽骨骨吸收约1/2

（5）组织病理学。

上前牙腭侧牙龈（HE 染色）：上前牙区黏膜溃疡，下方大量以浆细胞为主的炎症细胞浸润，部分区域呈片状（图 22 - 3）。

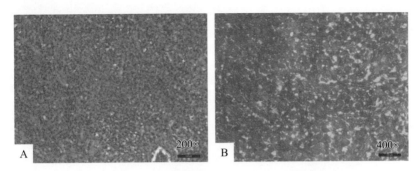

图 22 - 3　腭侧牙龈病理 HE 染色切片图片

A. 炎症细胞部分片状浸润（200×）；B. 浆细胞为主的炎性细胞浸润（400×）

左颊黏膜（HE 染色）：黏膜上皮轻度异常增生，表面过角化，局部上皮下疱形成，基底层细胞液化变性，固有层淋巴细胞散在浸润，符合苔藓样损害（图 22 - 4）。

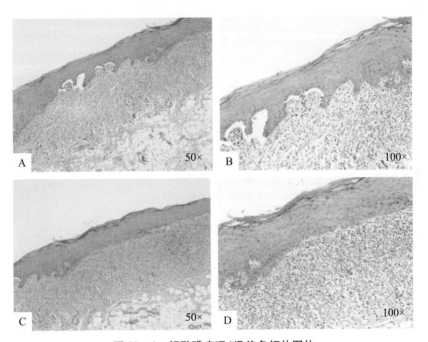

图 22 - 4　颊黏膜病理 HE 染色切片图片

A. 上皮轻度异常增生，表面过角化（50×）；B. 局部上皮下疱（100×）；C. 基底层细胞液化变性（50×）；D. 固有层淋巴细胞散在浸润（100×）

（6）免疫组化。

上前牙腭侧牙龈免疫组化结果（I2021 - 0993）：Lambda（部分＋），Kappa（部分＋），CD38（部分＋），Ki - 67（少量＋），CD56（－），PGM - 1（少量＋）（图 22 - 5）。提示增生浆细胞为多克隆性，首先考虑炎症。

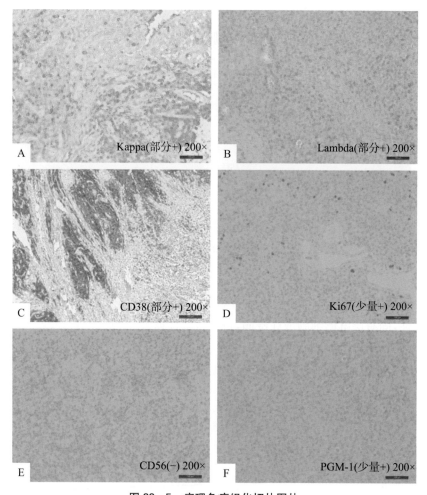

图 22-5　病理免疫组化切片图片

A. Kappa(部分＋)(200×)；B. Lambda(部分＋)(200×)；C. CD38(部分＋)(200×)；D. Ki-67(少量＋)(200×)；E. CD56(－)(200×)；F. PGM-1(少量＋)(200×)

初步诊断

①口腔苔藓样损害；②牙周炎(广泛型，Ⅲ期，C级)；③药物性牙龈肥大。

治疗及转归

治疗过程：

2021年2月8日(口腔黏膜病科)：

（1）建议心血管内科会诊控制血压，考虑更换钙离子通道阻滞剂。

（2）建议内分泌科会诊控制血糖。

（3）建议牙周基础治疗。

（4）沙利度胺片×20片[2片，每晚1次(qn)，口服]，比拜克胶囊×3盒(2粒 tid 口服)，甲硝唑片×1瓶(1粒 tid 口服)，五白协定方×2帖(10 ml tid 含漱)。

2021年2月8日(牙周病科)：

（1）因血压 187/93 mmHg，建议心血管内科立即治疗。

（2）行全口 3% 过氧化氢冲洗龈袋，告医嘱。

2021 年 2 月 20 日—2021 年 5 月 18 日（牙周病科）：

血压 139/90 mmHg，行全口龈上洁治术、阿替卡因局麻下全口分次龈下刮治术，3% 过氧化氢冲洗，喷砂，告医嘱。

2021 年 5 月 24 日（口腔黏膜病科）：

白芍总苷胶囊×2 盒（2 粒 bid 口服），口腔炎喷雾剂×1 支（0.1 g tid 外用），沙利度胺片×60 片（2 片 qn 口服），1% 碳酸氢钠漱口液×5 瓶（10 ml tid 含漱），氯己定漱口液×2 瓶（10 ml tid 含漱）。

2021 年 6 月 25 日（口腔黏膜病科）：

西帕依固龈液×1 瓶（10 ml tid 含漱），沙利度胺片×60 片（2 片 qn 口服），1% 碳酸氢钠漱口液×4 瓶（10 ml tid 含漱），白芍总苷胶囊×2 盒（2 粒 bid 口服），开喉剑喷雾剂×2 支（0.1 g tid 外用）。

2021 年 7 月 22 日（口腔黏膜病科）：

（1）行双颊局部封闭治疗。

（2）西帕依固龈液×1 瓶（10 ml tid 含漱），沙利度胺片×60 片（2 片 qn 口服），1% 碳酸氢钠漱口液×4 瓶（10 ml tid 含漱），白芍总苷胶囊×2 盒（2 粒 bid 口服）。

2021 年 8 月 27 日（口腔黏膜病科）：

（1）行左颊病损组织活检。

（2）常规抗感染治疗。

疗效展示如图 22 - 6～图 22 - 8 所示。

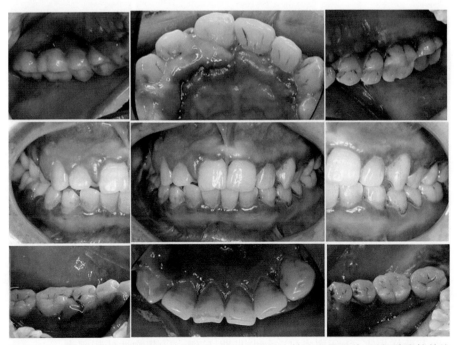

图 22 - 6　第一次口腔黏膜病科抗炎治疗及控制血压、血糖后 3 周照片，牙龈肿胀较基线期好转

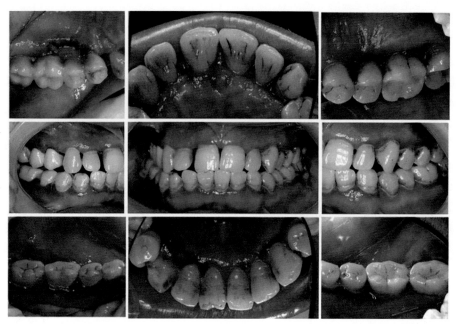

图22-7　第1次牙周基础治疗联合沙利度胺治疗后4周照片,牙龈肿胀明显好转,龈缘仍充血

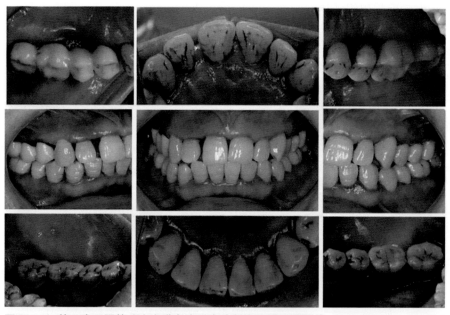

图22-8　第2次牙周基础治疗联合沙利度胺剂治疗后6周照片,牙龈肿胀、充血均明显好转,龈乳头肿胀消退

◆ **最后诊断** ▶▶▶

　①口腔苔藓样损害;②牙周炎(广泛型,Ⅲ期,C级);③药物性牙龈肥大。

患者 2

主诉

患者，女性，35 岁，上前牙牙龈肿痛 5 个月余。

病史摘要

现病史：患者无明显诱因下出现上前牙牙龈肿痛 5 个月余，范围逐渐增大，有触痛，偶有刷牙出血，否认自发出血。2 个月前曾于外院就诊，行血常规、雌激素、乙肝两对半、梅毒螺旋体、HIV 抗体、CBCT 检查无特殊。局部损害活检结果示：上前牙区牙龈瘤伴感染、坏死。予以牙周基础治疗及口服地塞米松片（3 粒/天后减至 2 粒/天），未明显好转。遂于 2021 年 7 月来我院口腔黏膜病科求诊。

既往史：否认全身系统性疾病史；否认乙肝、结核等传染性疾病史；否认外伤史；否认手术史；否认输血史；否认药物及食物过敏史。

个人史：否认吸烟、酗酒史，否认冶游史。

家族史：否认相关疾病家族史。

入院查体

一般情况：BP 135/80 mmHg，心率正常。

口外检查：颌面部对称，开口度及开口型正常，双侧颞下颌关节无压痛、无弹响，未扪及肿大淋巴结。

口内检查：13—23 唇腭侧牙龈增生，伴充血糜烂，触之出血，揭皮试验及尼氏征（一）（图 22-9）。

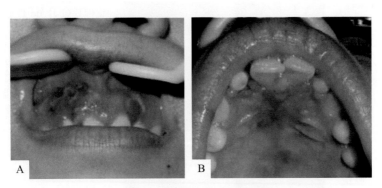

图 22-9 治疗前口内情况照片

A. 上前牙唇侧牙龈增生，伴充血、糜烂；B. 上前牙腭侧牙龈增生

辅助检查

组织病理学（2021-7-7）。

我院病理科会诊："上前牙区牙龈"符合黏膜慢性炎，血管增生，表面溃疡形成。免疫组

化结果:CD3(部分＋),CD56(－),CD20(部分＋),PGM-1(部分＋),Ki-67(部分＋),AE1/AE3(上皮＋),S100(－),CD34(血管内皮细胞＋)。

初步诊断 》》》

牙龈瘤。

治疗及转归 》》》

治疗过程如表22-1所示。

表22-1 治疗过程

日期	现病史	检查		治疗
		唇侧	腭侧	
2021年7月7日	略	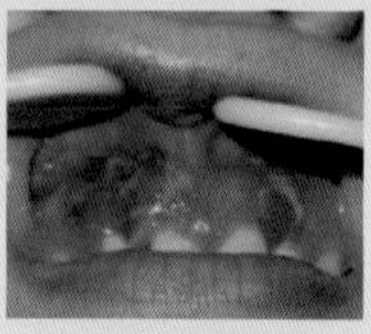	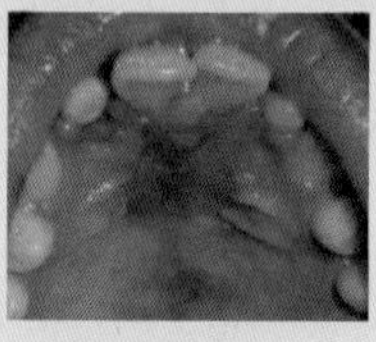	LHCG*含漱,地塞米松片(3粒 qd 口服),沙利度胺片(2片 qn 口服),比拜克胶囊(2粒 tid 口服)
2021年7月14日	稍好转	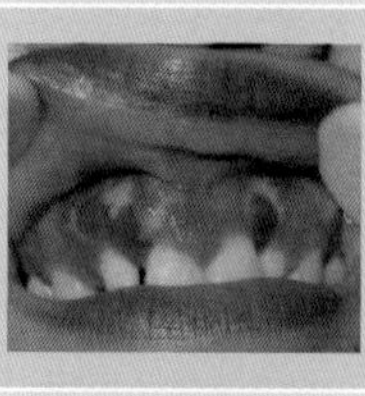	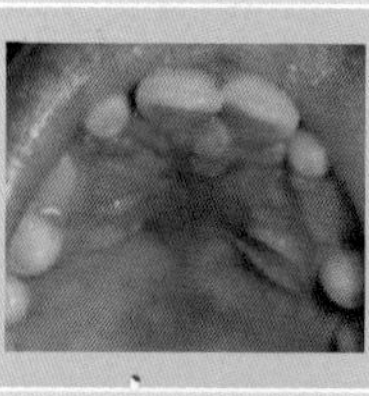	LHCG、浓替硝唑漱口水含漱,地塞米松片(3粒 qd 口服),沙利度胺片(2片 qn 口服),比拜克胶囊(2粒 tid 口服)
2021年7月28日	用药好转,疼痛减轻	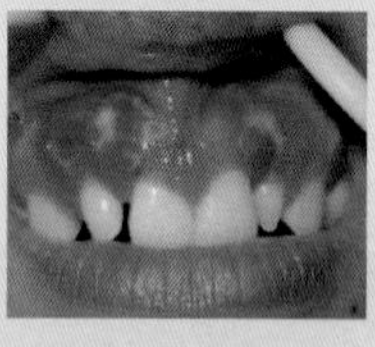	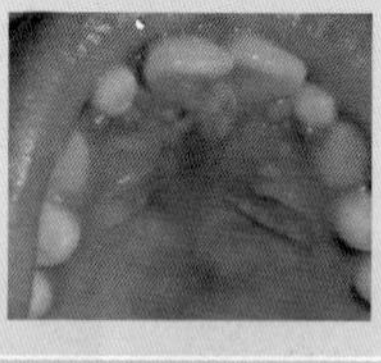	聚维酮碘含漱液、1%碳酸氢钠漱口水含漱,地塞米松片(3粒 qd 口服),沙利度胺片(2片 qn 口服),氯化钾片(1片 qd 口服),白芍总苷胶囊(2粒 tid 口服)
2021年8月19日	无明显好转	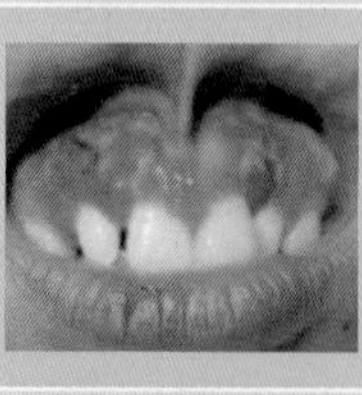	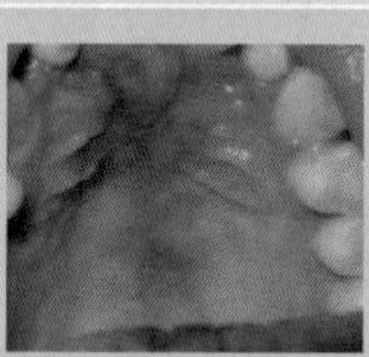	LHCG含漱,开喉剑喷雾剂外用,地塞米松片(4粒 qd 口服),沙利度胺片(2片 qn 口服),氯化钾片(1片 qd 口服),白芍总苷胶囊(2粒 tid 口服)
2021年9月16日	用药后指尖麻木	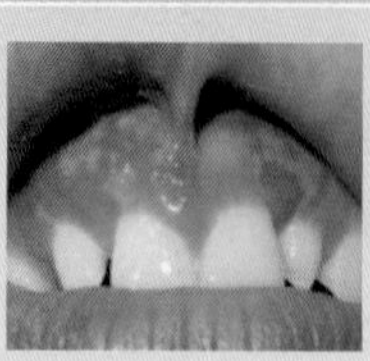	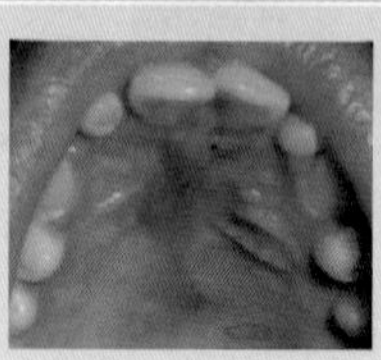	LHCG含漱,腺苷钴胺片(4片 tid 口服);今于牙周科会诊行唇侧牙龈活检术

* LHCG 含漱液组方:硫酸庆大霉素注射液8万单位×1支/盒,2支;地塞米松磷酸钠注射液5mg×1ml/支,1支;盐酸利多卡因注射液5ml×0.1g/支,1支;0.9%氯化钠注射液250ml 0.9%×250ml/袋,1袋。

后续诊疗:

2021年9月16日(牙周病科):

行唇侧牙龈活检,病理结果:"上前牙区"炎性背景中见灶性组织细胞及多核巨细胞浸润,倾向肉芽肿性炎,建议专科医院会诊除外结核可能。

2021 年 10 月 7 日(外院):

结核菌素试验:硬结大小 18 mm×16 mm,伴水泡,表现为强阳性反应。

转归:

患者于外院行抗结核治疗。预后良好。

最后诊断

口腔结核。

—————— **患者 3** ——————

主诉

患者,女性,37 岁,右下牙龈溃疡、肿痛 2 个月。

病史摘要

现病史:患者 2 个月前无明显诱因下出现右下牙龈溃疡伴肿痛,外院诊断为"牙周炎",行牙周洁治后无改善,后病情逐步加重,发生右面颊部肿痛,于外院行抗炎治疗,肿胀疼痛有所好转,为求进一步诊治,遂于 2021 年 8 月至我院口腔黏膜病科就诊。

既往史:否认全身系统性疾病史;否认乙肝、结核等传染性疾病史;否认外伤史;否认手术史;否认输血史;否认药物及食物过敏史。

个人史:否认吸烟、酗酒史,否认冶游史。

家族史:否认相关疾病家族史。

入院查体

一般情况:BP 128/75 mmHg,心率正常。

口外检查:颌面外形不对称,右面颊部肿胀(图 22 - 10),皮温高;右侧颌下区触及一肿大淋巴结,约 1 cm³,活动度可,质地软,边界清楚无压痛。开口度 1 指,开口型↓。双侧颞下颌关节无压痛、无弹响。

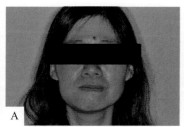 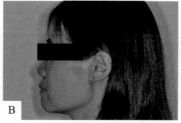 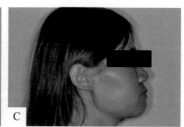

图 22 - 10 初诊颌面正、侧位临床照片

A. 正面照,可见右面颊部肿胀;B. 左侧侧面照;C. 右侧侧面照口内检查：32—42 唇舌侧、44—46 舌侧牙龈坏死，白色假膜覆盖。43—47 颊侧牙龈坏死，探及牙槽骨。44—46 松动Ⅱ～Ⅲ度，口腔有明显腐败坏死气味(图 22‑11)。

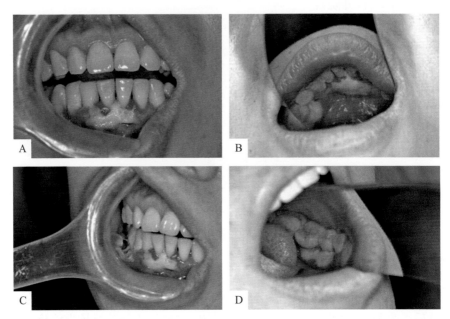

图 22‑11　患者口内病灶照片——牙龈坏死(由于患者疼痛剧烈，检查及视野受限)

A. 下前牙唇侧牙龈糜烂；B. 下前牙舌侧牙龈糜烂；C. 右下后牙颊侧牙龈糜烂，灰白色假膜覆盖；
D. 右下后牙舌侧牙龈糜烂

辅助检查

(1) HIV 抗体(外院 2021‑5)：阴性。

(2) 影像学检查(外院 2021‑5)：颌面部 CT 提示下颌前牙区牙龈溃疡未明显侵及颌骨。

(3) 微生物检查(2021‑8‑9)：真菌培养(一)，细菌培养(阴沟肠杆菌＋)。

(4) 血液检查(2021‑8‑9)。

血常规：WBC 6.77×10^9/L，淋巴细胞百分比 21％，单核细胞百分比 8.1％，中性粒细胞百分比 69.8％，嗜酸性粒细胞百分比 0.6％，嗜碱性粒细胞百分比 0.5％。

血糖：空腹血糖 6.2 mmol/L。

肾功能：尿素 2.4 mmol/L。

肝功能：β_1‑球蛋白 4.4％，β_2‑球蛋白 9.5％。

初步诊断

坏死性溃疡性牙周炎。

治疗及转归

治疗过程：

2021 年 8 月 9 日(口腔黏膜病科)：

（1）查血常规。

（2）建议口腔外科急诊行全身抗炎、抗感染治疗,口腔黏膜病科配合局部抗炎、抗感染治疗。

（3）真菌培养。

（4）细菌培养,药敏。

（5）HIV 抗体、TRUST 检测。

（6）维生素 C 片×100 片(3 片 tid 口服),1%碳酸氢钠漱口液×2 瓶(10 ml tid 含漱),氯己定含漱液×1 瓶(10 ml tid 含漱)。

2021 年 8 月 9 日(口腔外科急诊):

（1）冲洗＋抗炎抗感染治疗;

（2）奥硝唑氯化钠注射液 0.5 g×100 ml/瓶×2 瓶　　　(1 瓶 bid 静滴)

$\lceil$注射用甲泼尼龙琥珀酸钠 40 mg/支×1 支

$\lfloor$0.9%氯化钠注射液 0.9%×100 ml/袋×1 袋　　　(1 袋 qd 静滴)

$\lceil$注射用美洛西林钠舒巴坦钠 0.625 g/支×2 支

$\lfloor$0.9%氯化钠注射液 0.9%×250 ml/袋×2 袋　　　(1 袋 bid 静滴)

2021 年 8 月 10 日—2021 年 8 月 12 日(口腔外科急诊):

（1）1%碳酸氢钠溶液冲洗,告医嘱。

（2）继续静滴抗炎、抗感染治疗。

2021 年 8 月 13 日(口腔黏膜病科):

补充检查结果:

（1）复测 HIV 抗体(一),TRUST(一)。

（2）药敏试验:阴沟肠杆菌对庆大霉素、头孢哌酮、头孢他啶、头孢曲松、头孢吡肟敏感。

处理:

（1）建议口腔外科继续抗炎、抗感染治疗,并行活检。

（2）LHCG 组方含漱。

2021 年 8 月 13 日(口腔外科):

（1）局麻下行 43—47 颊舌侧病灶清创术＋活检术,送病理,颊侧填塞碘仿纱条。

（2）继续抗炎、抗感染。

（3）全口曲面断层片及颌面部增强 CT 检查。

（4）奥硝唑氯化钠注射液 0.5 g×100 ml/瓶×2 瓶(1 瓶 bid 静滴)

$\lceil$注射用甲泼尼龙琥珀酸钠 40 mg/支×1 支

$\lfloor$0.9%氯化钠注射液 0.9%×100 ml/袋×1 袋　(1 袋 qd 静滴)

$\lceil$注射用头孢西丁钠 2 g/瓶×2 瓶

$\lfloor$0.9%氯化钠注射液 0.9%×250 ml/袋×2 袋　(1 袋 qd 静滴)

2021 年 8 月 16 日(口腔外科):

补充检查结果:

（1）全口曲面断层片:44、45 根周间隙增宽,46 根尖见低密度影,45～47 牙槽骨角形吸收(图 22-12)。

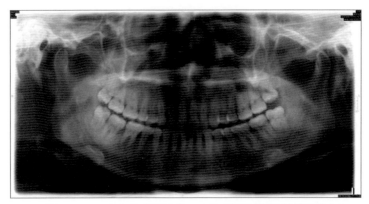

图 22-12　全口曲面断层片。右下后牙牙槽骨角形吸收

（2）颌面部 CT 增强：右颏部、颊部占位伴周围软组织感染，建议 MRI 增强。右下颌骨牙骨质-骨结构不良可能。

（3）细胞因子：白介素-2 受体 144 U/ml，TNF-α<4.00，降钙素原 0.10 ng/ml。

处理：

（1）今抽出 43～47 颊侧碘仿纱条，无明显恶臭及渗出。

（2）继续抗炎、抗感染（同 2021-8-13）。

2021 年 8 月 19 日（口腔外科）：

补充检查结果：

（1）组织病理学："右下牙龈"肌肉组织间见小圆细胞浸润，部分细胞有异型，倾向恶性，建议免疫组化进一步分型（图 22-13）。

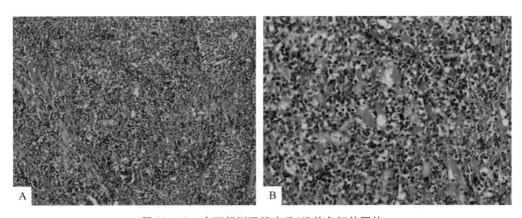

图 22-13　右下颊侧牙龈病理 HE 染色切片图片

A. 右下牙龈肌肉组织间见小圆细胞（200×）；B. 部分小圆细胞有异型（400×）

（2）免疫组化：EBER CISH（＋）；免疫组化：Ki-67（60%～70%＋），CD3（＋），CD56（＋），GB（＋），perforin（＋）（图 22-14）。

免疫诊断："右下牙龈"高级别 T 细胞淋巴瘤，结合免疫组化结果，符合 NK/T 细胞淋巴瘤。

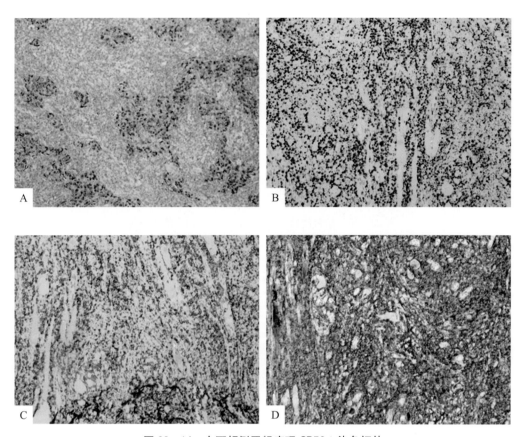

图22-14　右下颊侧牙龈病理CD56＋染色切片

A. EBER CISH（＋）（200×）；B. Ki-67（60％～70％＋）（200×）；C. CD3（＋）（200×）；D. CD56（＋）（200×）

处理：

（1）口内庆大霉素及生理盐水冲洗。

（2）患者自述症状好转，改为口服抗生素。

（3）建议血液内科进一步就诊。

（4）头孢克肟胶囊×6粒（2粒 bid 口服）。

疗效展示（2021年8月16日）：

（1）抗感染治疗后患者右侧面颊部肿胀变化不明显（图22-15）。

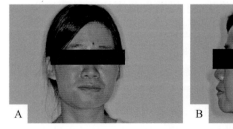
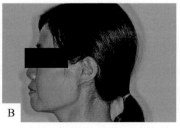
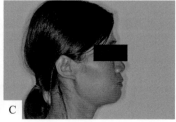

图22-15　抗感染治疗后颌面正、侧位临床照片

A. 正面照，可见右面颊部仍肿胀；B. 左侧侧面照；C. 右侧侧面照

（2）口内右下牙龈坏死（图22-16）。

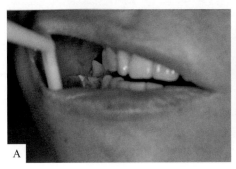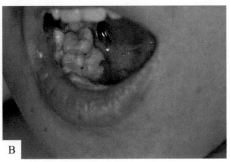

图22-16　颊舌侧病灶清创术活检术后口内临床照片

A.右下后牙颊侧牙龈糜烂;B.右下后牙舌侧牙龈糜烂,未见明显好转

最后诊断

结外型NK/T细胞淋巴瘤。

讨论与分析

案例1为一例伴药物性牙龈肥大及牙周炎的口腔苔藓样损害,其诊断依据为:

（1）口腔苔藓样损害。口腔内出现类似口腔扁平苔藓的白色条纹损害,病理表现为基底细胞液化,固有层有混合性炎症细胞浸润,除淋巴细胞外,尚有嗜酸性粒细胞和浆细胞,可累及固有层浅层和深层血管周围。可有局灶性角化不全,血管增生。

（2）牙周炎(广泛型,Ⅲ期,C级)。受累牙位>30%,邻面CAL最重位点5 mm,影像学骨吸收延伸至根中1/3区,探诊深度≥6 mm,骨丧失/年龄>0.96,HbA1c>7%。

（3）药物性牙龈肥大。长期服用钙通道拮抗剂——马来酸左旋氨氯地平片,牙龈增生起始于唇颊侧或舌腭侧龈乳头,呈小球状突起于牙龈表面,增生的龈乳头继续增大相互靠近,或相连并向龈缘扩展盖住部分牙面。增生牙龈可将牙齿挤压移位,多见于上颌前牙。如继发合并牙龈炎症,牙龈可呈深红或紫红色,质地松软,龈缘易出血。

应与以下疾病鉴别:

（1）口腔扁平苔藓:病理表现为上皮过度正角化或不全角化,棘层增生或萎缩,基底细胞层液化变性,固有层淋巴细胞呈带状浸润。该患者的病理表现不符,可予以鉴别。

（2）遗传性牙龈纤维瘤病:无长期服药史,可有家族史,牙龈增生范围广泛且程度更重,可达膜龈联合。患者有长期服药史,且无家族史,据此加以鉴别。

（3）以牙龈增生为主要表现的慢性龈炎:一般炎症较明显,好发于前牙唇侧和龈乳头,增生程度较轻,覆盖牙冠一般不超过1/3,有明显局部刺激因素,无长期服药史。该患者有长期服药史,且增生严重,无明显局部刺激因素,据此加以鉴别。

（4）药物性苔藓样损害:某些患者服用甲基多巴、米帕林、氯喹、氨苯唑、卡托普利、奎尼丁等药物后,口腔出现反射状白色条纹,或白色斑块,类似扁平苔藓样病损,有时皮肤可出现丘疹、脱屑及湿疹等苔藓样皮疹。停用有关药物,一般可以缓解或愈合。该患者有长期药物服用史,但更换降压药物后未见颊黏膜白色条纹减退,可予以鉴别。

（5）接触性苔藓样损害：口腔黏膜白色条纹损害与充填、修复体材料相对应。该患者口内检查未见充填体和修复体，据此加以鉴别。

患者伴有多种复杂全身系统性疾病，整体治疗难度较大。牙周炎是口腔最为常见的疾病之一，有研究表明，牙周炎症与全身免疫系统相互作用，可能促进口腔黏膜疾病的产生。苔藓样损害是一种由多种免疫因子介导的疾病，其临床及组织病理的表现形式均与口腔扁平苔藓类似。目前的研究认为，苔藓样损害的出现可能与全身药物（降血糖类药物、抗高血压药等）的应用有关，少数患者可因感染发病。这两种疾病在发病机制上都与免疫、感染及心理等因素有关。采用牙周基础治疗联合沙利度胺能够显著改善口腔苔藓样损害患者的黏膜损害状况，减轻患者的疼痛症状，同时改善患者牙周健康状况。本病例的良好疗效提示口腔黏膜专科医生在面对这一类患者时，除了常规黏膜病治疗，还应注意到患者的口腔卫生、牙周健康及全身健康状况，及时建议患者至牙周专科、内科进行多学科交叉治疗，以获得更好的治疗效果。

案例2为一年轻女性，平素体健，无明显诱因下出现上前牙糜烂，通过局部牙周治疗、免疫治疗及糖皮质激素治疗，均未见明显好转。因此，临床医生应首先考虑其他全身因素引起的牙龈损害。回顾病史，患者于外院行乙肝、梅毒、艾滋病等指标的常规检查均未见明显异常，活检提示炎症，无明确指向。为明确诊断，经与患者有效沟通后，于我院牙周科行上前牙龈再次活检。得益于我院口腔病理科医生丰富的经验，建议排除结核，为临床诊治提供了新的方向。该患者依从性较高，得知该结果后及时于当地医院行非常规的结核检查，最终找出病因，明确诊断。

口腔结核应与以下疾病鉴别：

（1）创伤性溃疡：溃疡的形态与慢性机械创伤因子相符合，除去创伤因子后，损害在1～2周愈合。患者损害位于上前牙唇腭侧，未见明显创伤因子，据此加以鉴别。

（2）恶性肿瘤：基底有硬结，边缘部位比结核病损坚硬，颌下及颈部常可触及肿大坚硬、粘连、固定的淋巴结。患者损害扪诊质软，颌面部未及肿大淋巴结，予以鉴别。

（3）梅毒：有溃疡或穿孔的梅毒瘤性浸润，常类似结核性病变，可通过梅毒血清检测、结核菌素试验进行鉴别。患者外院及本院进行梅毒血清检测均提示阴性，外院结核菌素试验阳性，可进行鉴别。

该病例提示我们应拓宽诊断思路，常规的诊治无效后，应该加行何种检查，使得治疗更加有的放矢，是非常值得临床医生思考的。

案例3为一例以坏死性溃疡性牙周炎为表现的NK/T细胞淋巴瘤，首次前来我院就诊后，予以抗炎、抗感染治疗，但治疗效果不佳，行活检后，经由口腔黏膜病科、口腔外科（含急诊）、口腔病理科多学科会诊后，明确结外型非霍奇金淋巴瘤的诊断。其诊断依据为：

（1）口腔表现为牙龈溃疡、坏死，常规抗炎、抗感染治疗效果不佳。

（2）血常规正常，有进行性无痛性淋巴结肿大。

（3）组织病理学结果："右下牙龈"肌肉组织间见小圆细胞浸润，部分细胞有异型，倾向恶性，建议免疫组化进一步分型。

（4）免疫组化结果：免疫分子 EBER CISH（＋）；CD3（＋），CD56（＋），Ki-67（60%～70%＋），GB（＋），perforin（＋）。免疫诊断："右下牙龈"高级别T细胞淋巴瘤，结合免疫组

化结果,符合 NK/T 细胞淋巴瘤。

应与以下疾病鉴别:

(1)细菌感染导致的坏死性溃疡性牙周炎:患者复测 HIV 抗体(一),亦无其他显著的免疫抑制状态证据,抗感染治疗后未见明显好转,且通过组织病理及免疫组化排除感染原因导致的溃疡。

(2)结核:临床症状为疼痛性的溃疡,患者病理诊断未见朗格汉斯巨细胞、上皮样细胞、淋巴细胞浸润的肉芽肿性炎,不符合结核表现。

(3)梅毒:患者否认冶游史,TRUST(一),黏膜未见黏膜斑样病损,全身皮肤未见红色梅毒斑疹样损害,据此予以鉴别。

(4)HIV 相关口腔疾病:患者复测 HIV 抗体(一),同时排除因 HIV 导致的非霍奇金淋巴瘤,且患者血象未见异常数值,故排除 HIV 感染。

(5)白血病:临床症状未见贫血、发热、牙龈自发性出血,且血常规指数未见异常及免疫组化结果可排除。

(6)真菌感染:真菌培养(一),且通过组织病理及免疫组化排除真菌感染可能。

(7)颌骨坏死:患者否认放疗史、抗骨吸收及抗血管生成药物治疗史,全景片未见明显颌骨坏死影像。

淋巴瘤是一组起源于淋巴结或结外淋巴组织的恶性肿瘤。大体分为霍奇金淋巴瘤和非霍奇金淋巴瘤两大类,后者又包括前驱淋巴性肿瘤、成熟 B 细胞淋巴瘤和成熟 NK/T 细胞淋巴瘤。结外鼻型 NK/T 细胞淋巴瘤(extranodal NK/T cell lymphoma, nasal type, ENKTL)是起源于成熟 NK 细胞和 NK 样 T 细胞的非霍奇金淋巴瘤(NHL)。过去因对该病了解较少,曾用名有很多,包括致死性中线肉芽肿、鼻部中线性网状细胞增生症、血管中心性免疫增殖性病变、血管中心性 T 细胞淋巴瘤等。1994 年,国际淋巴瘤研究小组将该病命名为血管中心性淋巴瘤(angiocentric lymphoma)。根据该病的临床、组织形态学、分子生物学等特点,1997 年的 WHO 淋巴瘤分类草案提议将其改称为"结外鼻型 NK/T 细胞淋巴瘤"。2001 年 WHO 淋巴瘤分类中正式采用这一命名,并沿用至今。因为该病发病率低,口腔内损害累及牙龈时常表现为炎症、溃疡及坏死,特别在伴发感染时,易被误诊为单纯的感染性炎症。在本次诊疗中,基于患者初诊时的临床表现、初步辅助检查结果判断其为坏死性溃疡性牙周炎,对其进行抗炎、抗感染治疗,但后因治疗效果不佳而行活检明确诊断,最终经多学科会诊,明确了结外型 NK/T 细胞淋巴瘤的诊断。患者前往血液科进行针对性治疗,口腔黏膜病科继续配合局部抗炎、抗感染治疗。结外鼻型 NK/T 细胞淋巴瘤缺乏理想的治疗方案。常规化疗效果不佳时可选用造血干细胞移植。有报道该方法可延长患者的生存时间。临床工作中对有该类表现的患者,在抗炎、抗感染治疗后无效时应高度怀疑本病。同时也要注意与患者进行坦诚而又耐心的沟通与解释,获得其对繁复诊断过程的理解与支持。

以上 3 个案例的诊疗过程,是非常值得临床医生回顾和深思的。笔者将个人的心得体会总结为以下 4 点。

(1)异病同症:以上 3 个截然不同的病例,最初的症状都是牙龈糜烂和溃疡,这就需要我们有扎实的基础知识和清晰的思路,才能制订出正确的诊疗策略。

(2)多学科交叉:一些常见病例的诊断不难,但是多种基础疾病和口腔损害叠加,往往令我们的治疗束手束脚。这时候要发挥团队的力量,进行多学科交叉,各取所长,才能事半功倍。

(3) 窗口作用:伴有全身疾病时,口腔损害往往是最早出现的,起到窗口作用。提醒我们当常规治疗无效时,应及时排查全身因素。

(4) 人文关怀:对于医生来说,"有时治愈,常常帮助,总是安慰"是我们的初心。对于患者的病痛我们不能感同身受,但也应该多一分耐心和真诚,用医者仁心去抚慰患者身体和心理的伤痛。

专家点评

这是一组非常有意思的病例,读后给人以大的启发:

首先,在医学领域的专门技术和专门知识越来越专、分科越来越细的当下,作为某个专科的医师,应该尽可能地拓宽思路,才能在一些疑难杂症中找出思路。

这3个病例,都经过常规治疗无效或者无明显改善,接诊医师应该意识到这种病例是疑难杂症,不能按常规思路和常规的临床方案处理。

其次,专科医师(尤其是口腔医师)如何才能具备拓宽思路的本领呢? 其一是重视知识更新:口腔扁平苔藓在20世纪70年代是疑难杂症,但是今天已经是口腔医师非常熟悉的常见病。然而,近年来,国际口腔黏膜学界对其有了进一步认识,提出了"口腔黏膜苔藓样变"的新概念,主治医师应及时学习和更新知识。其二是重视向不同学科的专家讨教和学习:有关结外鼻型NK/T细胞淋巴瘤的思路就是从血液科专家那里学来的。

再次,专科医师(尤其是口腔医师)总归是某个专业方向的能手,不可能全知全能、包打天下。从首诊负责的角度,有义务请求会诊,为患者解除痛苦。这3个病例的处理中都体现了多学科合作的优势和效能。尽管后续的处理不一定在某个专科(例如口腔科)全程完成,但是通过分工负责的治疗效果追踪,对于首诊医师的学业进步来说,是一个极佳的提升机会,绝不能轻易放弃。

最后,应当强调的是,这么做会很累,这就需要医者扪心自问:"我学医的初衷是什么?"只有搞清楚了这个问题,才能做到以上这些。

病例提供单位:上海交通大学医学院附属第九人民医院

整理:施琳俊

点评:周曾同

参考文献

[1] 陈谦明. 口腔黏膜病学[M]. 5版. 北京:人民卫生出版社,2021.

[2] 孟焕新. 牙周病学[M]. 北京:人民卫生出版社,2020.

[3] CULLINAN MP, SEYMOUR GJ. Periodontal disease and systemic illness: will the evidence ever be enough? [J]. Periodontol 2000,2013,62(1):271-286.

[4] KHAMMISSA RAG, CHANDRAN R, MASILANA A, et al. Adverse immunologically

mediated oral mucosal reactions to systemic medication：lichenoid tissue reaction/interface dermatitis-stomatitis，autoimmune vesiculobullous disease，and IgE-dependent and immune complex reactions ［J］. J Immunol Res，2018，2018：7645465.

［5］ HARRIS NL，JAFFE ES，DIEBOLD J，et al. The World Health Organization classification of neoplastic diseases of the hematopoietic and lymphoid tissue：Report of the clinical advisory committee meeting ［J］. Hematol J，2001，1(1)：53 − 66.

［6］ BRÜGGEN M，KERL K，HARALAMBIEVA E，et al. Aggressive rare T-cell lymphomas with manifestation in the skin：A monocentric cross-sectional case study ［J］. Acta Derm Venereol，2018，98(9)：835 − 841.

［7］ 杨颖江,陈吉辉,易勤,等. 自体外周血干细胞移植治疗皮肤结外鼻型 NK/T 细胞淋巴瘤一例 ［J］. 中华病理学杂志,2019,48(5)：402 − 404.

病例23 全口牙变黄、釉质缺失：四环素牙？ 牙釉质发育不全？ 牙本质发育不全？

主诉

患者,女,45 岁,全口多颗牙牙体缺损 30 余年,因装假牙要求根管治疗。

病史摘要

现病史：患者自幼发现有"黄牙,牙较细小",咬物无力,因多牙自发松动于 8 年前起陆续在外院拔除,并行"修复治疗"。近期因重行修复治疗,多颗牙需行根管治疗,于我科就诊。否认牙痛史、颌面部外伤史,否认吸烟史,否认听力障碍,否认全身骨骼系统性疾病。

患者自发病以来,饮食、睡眠可,大小便正常,体重无明显增减。

既往史：否认高血压、糖尿病、冠心病、慢性支气管炎等慢性病史;否认肝炎、结核等传染病史;无外伤、输血史;否认药物及食物过敏史;预防接种史不详。

个人史：无异地及疫区久居史,无毒物接触史,无烟酒嗜好。

家族史：自述家人及亲属中多人有类似症状。否认其他家族性遗传病及传染病病史。

专科检查

口内检查可见上颌牙列 14、13、11、21、24～27,下颌牙列 48、43～33。14、13、11、21、27 残根,43～33 牙备形,牙冠呈微黄色半透明。24～26 可见烤瓷冠修复体,边缘欠密,无叩痛。43～33 松动度Ⅱ度,11、21 松动度Ⅰ度,余牙无松动。全口口腔卫生较差,BOP(＋),PD 2～4 mm,牙石Ⅲ度,牙龈红肿,质松软(图 23 - 1A)。口外检查可见表情与意识形态正常,双侧颜面部基本对称,无压痛,皮肤颜色正常,开口度 3 cm,开口型正常,双侧颞下颌关节区无压痛,未及弹响,无淋巴结压痛。全口曲面断层片可见全口牙髓腔完全闭锁,牙根短小;全口牙槽骨吸收至颈部 1/3 -根尖 1/3(图 23 - 1B)。

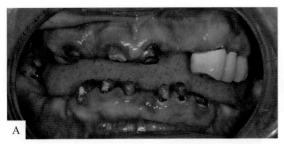
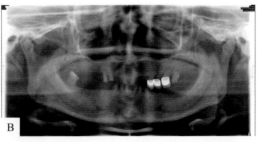

图 23-1 患者全口外观照片和 CT 图片

A. 全口正面非咬合照；B. 全口曲面断层片

遗传学分析

　　家系中共 4 代 23 人，其中类似患病成员 10 人，该患者（先证者）为Ⅲ-3，其家系图谱如图 23-2 所示。

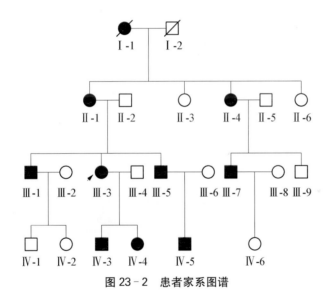

图 23-2 患者家系图谱

　　Ⅱ-1：

　　系先证者母亲，女，66 岁。自幼发现有黄牙，牙较细小，咬物无力，自发松动脱落，30 余年前于外院行"全口活动义齿修复治疗"。患者否认听力障碍，否认全身骨骼系统性疾病。口内检查可见全口活动义齿，反𬌗。15 残根，龋及龈下 2 mm，无叩痛，松动Ⅰ度。牙槽嵴低平（图 23-3A）。口外检查可见表情与形态正常，颏部偏向右，皮肤颜色正常，开口度正常，开口型偏向左，双侧颞下颌关节区无压痛弹响，无淋巴结压痛。全口曲面断层片上颌 15 残根，牙髓腔完全闭锁，牙根短小；上下颌牙槽骨吸收（图 23-3B）。

　　Ⅲ-5：

　　系先证者弟弟，男，41 岁。自幼发现有黄牙，色似麦芽糖，牙较细小，咬物无力，左下后牙咬甘蔗折裂后于外院拔除，其余牙自发松动脱落，8 年前于外院行"固定及活动义齿修复

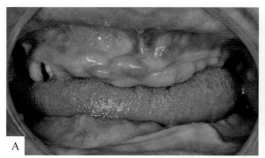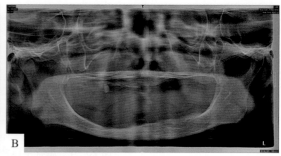

图 23-3　先证者母亲(Ⅱ-1)

A. 全口正面非咬合照;B. 全口曲面断层片

治疗"。患者否认听力障碍,否认全身骨骼系统性疾病。口内检查可见牙列上颌牙列 17、15~11、22~27,下颌牙列 31~33、41~47。41~44 残根,色呈乳黄色,龋及龈下 2 mm,无叩痛。45~47 冠部见金属修复体,边缘欠密。全口口腔卫生较差,BOP(+),PD 3~5 mm,牙石Ⅲ度,牙龈红肿,质松软(图 23-4A)。口外检查可见表情与形态正常,皮肤颜色正常,开口度、开口型正常,双侧颞下颌关节区无压痛弹响,无淋巴结压痛。全口曲面断层片可见 13、23 根管内高密度充填影,其余牙牙髓腔完全闭锁,牙根短小。28 阻生,牙冠入上颌窦。全口牙槽骨吸收至颈部⅓~根尖⅓(图 23-4B)。

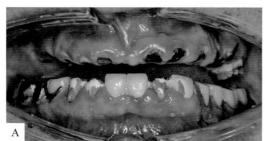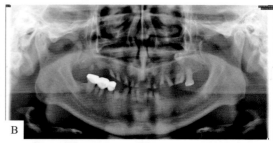

图 23-4　先证者弟弟(Ⅲ-5)

A. 全口正面非咬合照;B. 全口曲面断层片

Ⅲ-7:

系先证者表弟,男,39 岁。自幼发现有黄牙,牙较细小,咬物无力,自发松动脱落,10 余年前于外院行"修复治疗"。曾偶有自发性牙痛史,自服"消炎药"后缓解。吸烟史 20 余年,患者否认听力障碍,否认全身骨骼系统性疾病。口内检查可见上颌牙列 17~28,下颌牙列 48~38。17~28、48~37 烤瓷冠固定义齿修复,边缘欠密,无叩痛,无松动。38 异位萌出,无叩痛,无松动。全口口腔卫生较差,BOP(+),PD 3~5 mm,牙石Ⅲ度,牙龈红肿,质松软(图 23-5A)。口外检查可见表情与形态正常,双侧颜面部对称,无压痛,皮肤颜色正常,开口度 3 cm,开口型正常,双侧颞下颌关节区无压痛、张闭口弹响,无淋巴结压痛。全口曲面断层片可见上颌牙列 16、22、25、26 缺失,下颌牙列 46、42、41、36 缺失。全口牙髓腔完全闭锁,牙根短小(图 23-5B)。

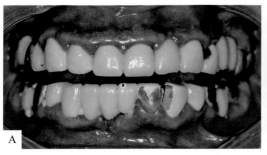
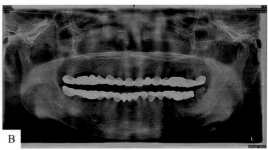

图 23-5　先证者表弟Ⅲ-7

A. 全口正面非咬合照；B. 全口曲面断层片

实验室检查

家系全外显子测序：牙本质涎磷蛋白（dentin sialophosphoprotein，DSPP）区段 chr4：88537338_88537338delG 位点突变（图 23-6）。

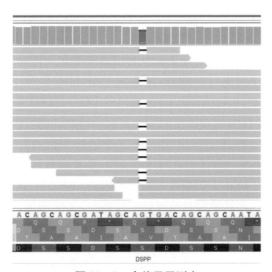

图 23-6　全外显子测序

家系 Sanger 测序：DSPP 基因第 5 外显子均存在杂合性单核苷酸缺失（c.3524delG），突变命名法基于 DSPP 参考序列（NM_14208.3）（图 23-7）。其余外显子未及突变。

治疗及转归

14、13、11、21、27、43～33 根管治疗后转修复科修复治疗。

最后诊断

遗传性牙本质发育不全Ⅱ型（短串联重复序列区域 1 个碱基缺失导致的移码突变，突变位点 c.3524delG），牙体缺损，残根，牙体缺失。

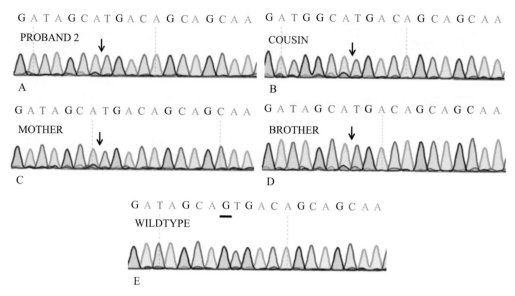

图 23 – 7　Sanger 测序

讨论与分析

　　本患者自幼牙冠呈黄棕色,而后在生长发育过程中牙釉质逐渐从牙本质表面脱落,导致牙本质暴露,曲面断层片中可见牙根细短,牙本质肥厚,髓腔影像不清,结合家族史,可初步诊断为牙本质发育不全(dentinogenesis imperfecta,DGI)。DGI 是一种以牙齿色调改变(通常为蓝灰色或黄棕色)、半透明状为特征的罕见常染色体显性遗传疾病,乳牙和恒牙都会被累及。Shield 根据 DGI 临床、影像学和组织病理学特征的不同,将 DGI 分为三型:DGI Ⅰ 型(OMIM 166240),是成骨不全综合征患者的牙齿表型,患者全身骨脆,易折断,可有蓝色巩膜等其他全身表现,80%～90% DGI Ⅰ 型患者的致病基因为 COL1A1 或 COL1A2,外显率不完全。DGI Ⅱ 型(OMIM 125490),无其他全身系统性遗传病变,又称遗传性乳光牙本质。DGI Ⅲ 型(OMIM 125500),早先被认为是美国马里兰州白兰地族的特殊表型,现在一些研究人员认为它实际是 DGI Ⅱ 型的一种严重表型,呈现出多个牙髓暴露和贝壳状牙齿。

　　DGI Ⅱ型以半透明乳光状牙列、牙髓腔闭锁、球状牙冠和短小牙根为特征;由于牙本质发育缺陷,釉牙本质界呈直线状,导致牙本质上覆的牙釉质早期剥脱,最终甚至可以导致患者牙齿早期脱落。DGI Ⅱ型的鉴别诊断包括遗传性成骨不全(osteogenesis imperfecta,OI)和遗传性牙本质发育不良(dentin dysplasia,DD)。OI 常会伴有蓝色巩膜、听力损伤和易骨折史。DD 过去被分为两型:Ⅰ型(根尖型)牙冠表现正常,后牙根尖呈圆锥形,且牙齿自发松动;Ⅱ型(牙冠型)牙冠表现与 DGI Ⅱ型相似,但仅涉及乳牙,且影像学可见髓腔增大而根管细小。随着遗传学的进步,有 8 例与 DD Ⅱ型相关的 DSPP 基因致病突变位点被检出,于是有学者认为 DD Ⅱ型也可归为 DGI,但需要分子遗传学的进一步支持。

　　早期的治疗主要集中在保护乳恒牙,通过预制金属冠和间接修复体等方式避免磨耗,后期的治疗则涉及固定、活动义齿或种植体修复缺失牙列。人 DSPP 基因位于 4 号染色体长臂 2 区 1 带 3 亚带,突变的 DSPP 基因已被证实是 DGI Ⅱ型的致病分子基础。DGI Ⅱ型是由 DSPP 基因的突变引起的,并以常染色体显性遗传方式遗传,几乎完全外显。DSPP 基因是小整合素结合配体 N 端联结糖蛋白家族(small integrin-binding ligand N-linked glycoproteins family, SIBLING)最大且最独特的成员,编码的 DSPP 蛋白是一种前体蛋白,有 1 301 个氨基酸,被切割为两个片段:牙本质涎蛋白(dentin sialoprotein, DSP)和牙本质磷蛋白(dentin phosphoprotein, DPP)。有学者在 DSPP 基因敲除小鼠中分别恢复了 DSP 和 DPP 结构域,在前者牙齿组织切片中观察到前期牙本质宽度的恢复,在后者中观察到牙本质矿化程度改善,从而推测 DSP 负责启动矿化,而 DPP 对牙本质成熟很重要。DSPP 基因由 5 个外显子组成,外显子 1 为非编码区,外显子 2～4 编码 DSP,外显子 5 编码 DSP 羧基端和全部 DPP。其中,外显子 5 包含 200 多个 9 碱基(bp)短串联重复序列,编码一系列丝氨酸-丝氨酸-天冬氨酸重复序列。在牙本质中,这 400 多个丝氨酸呈磷酸化,使 DSPP 成为人类已知的最具负电荷的亲水性蛋白质之一。迄今为止,与 DGI Ⅱ 型相关的 DSPP 基因突变位点约有 30 余个,发现了位于 DSP 编码区段的 4 个突变热点,然而,位于外显子 5 上的 DPP 编码区域具有高度重复的 9bp 序列(AGC - AGC - GAC),使该区段的测序和建模都需要较高的技术要求,关于发生在该区段的突变致病机制分析也较难进行。在本病例的诊断中,使用了 WES 技术对该家系 DSPP 基因进行了突变位点初筛,后通过 TOPO 克隆测序技术确定了本病例在 DGI Ⅱ 型受试家系患病成员 DSPP 基因的 DPP 编码区发现突变位点 c.3524delG,为短串联重复序列区域 1 个碱基的缺失突变导致的移码突变,该突变位点在 1 000 个正常人中未探及,在千人基因组数据库、NHLBI - ESP6500 European American 和 NHLBI - ESP6500 African American 数据库中最小等位基因频率(minor allele frequency,MAF)<1%,也未列在 HGMD 和 ExAC 数据库中,可将其称为新突变。

　　c.3524delG 为可引起氨基酸序列复杂变化的致病性移码突变,其突变所影响的氨基酸羧基末端呈高度保守性。它引发的氨基酸序列改变,不仅影响了编码蛋白的亲水性,还对其二级结构产生了影响。由于它位于独特的 9bp 短串联重复核苷酸序列区,不会导致终止密码子提前,而是编码蛋白 11 个氨基酸的延长,并引入了新的高度疏水性氨基酸(主要是丙氨酸、缬氨酸、苏氨酸、异亮氨酸)来代替亲水性 SSD 重复结构域。

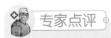 **专家点评**

　　DSPP 基因突变已被证实是 DGI Ⅱ 型的致病分子基础,但突变位点不同,临床症状的轻重程度也有所不同,在位于 DSPP 基因重复序列区单一碱基缺失导致的移码突变中,突变位置越处在下游,其临床表型往往也越严重。位于 DSPP 基因重复序列区的移码突变使氨基酸亲水性发生改变,DSPP 基因重复序列区中的移码突变越靠近下游,疏水性氨基酸所连接的亲水性氨基酸就越长,蛋白质稳定性也越差,导致 DSPP 蛋白被错误折叠,不溶性疏水性氨基酸组成的蛋白链在液体环境中可以被包裹在亲水性的氨基端蛋白质链中,形成不溶性聚集体。目前各型牙本质发育不全早期的治疗主要集中在保护乳恒牙,通过预制金属冠和间接修复体等方式避免磨耗,后期的治疗则涉及固定、活动义齿或种植体修复缺失牙列。

病例提供单位:上海交通大学医学院附属第九人民医院

整理:陈聚秀　苑克勇

述评:黄正蔚

参考文献

［1］SHIELDS ED，BIXLER D，EL-KAFRAWY AM. A proposed classification for heritable human dentine defects with a description of a new entity［J］. Arch Oral Biol，1973,18(4):543－553.

［2］PORNTAVEETUS T，OSATHANON T，NOWWAROTE N，et al. Dental properties，ultrastructure，and pulp cells associated with a novel DSPP mutation［J］. Oral Dis，2018,24(4):619－627.

［3］SABEL N，NOREN JG，ROBERTSON A，et al. X-ray microanalysis of dentine in primary teeth diagnosed Dentinogenesis Imperfecta type II［J］. Eur Arch Paediatr Dent，2020,21(4):527－535.

［4］KAUR A，KUMAR S，KARDA B，et al. Management of dentinogenesis imperfecta：A report of two cases［J］. Int J Clin Pediatr Dent，2019,12(5):464－466.

［5］SUZUKI S，SREENATH T，HARUYAMA N，et al. Dentin sialoprotein and dentin phosphoprotein have distinct roles in dentin mineralization［J］. Matrix Biol，2009,28(4):221－229.

［6］WAN C，YUAN G，LUO D，et al. The dentin sialoprotein (DSP) domain regulates dental mesenchymal cell differentiation through a novel surface receptor［J］. Sci Rep，2016,6:29666.

［7］LI D，DU X，ZHANG R，et al. Mutation identification of the DSPP in a Chinese family with DGI-II and an up-to-date bioinformatic analysis［J］. Genomics，2012,99(4):220－226.

［8］HART PS，HART TC. Disorders of human dentin［J］. Cells Tissues Organs，2007,186(1):70－77.

［9］LEE SK，LEE KE，HWANG YH，et al. Identification of the DSPP mutation in a new kindred and phenotype-genotype correlation［J］. Oral Dis，2011,17(3):314－319.

病例24 单颗牙充填治疗后头痛：颞下颌关节紊乱病还是咬合病？

主诉

女性患者，30岁，左侧后牙补牙后咬合不稳定伴头痛2周。

病史摘要

现病史：2周前患者因左侧上后牙龋坏接受充填治疗，治疗后出现咬合不稳定现象，影响咀嚼效率，并导致面部不适感，伴随头痛症状。1周前拆除患牙充填物，并重行充填治疗，但症状无改善，遂来我科就诊，希望改善上述症状。

既往史：左下后牙烤瓷冠修复多年，左上后牙充填治疗史多年。有左侧单侧咀嚼习惯。否认夜磨牙史。

个人史：否认心血管疾病、糖尿病等系统性疾病。

家族史：否认家族性遗传病和传染病病史。

口外检查

面型基本对称，面下 1/3 比例协调，张口度 3 指，张口型"↓"；下颌前伸运动无偏斜，左侧方运动尖牙保护𬌗，右侧方运动受限。触诊双侧耳前区无压痛，张闭口未触及弹响；双侧翼外肌区压痛（＋），双侧颞肌、双侧咬肌、双侧翼内肌、双侧二腹肌及双侧胸锁乳突肌均无压痛。测量息止𬌗间隙为 3 mm。

口内检查

牙列完整；前牙区正常覆𬌗覆盖（图 24-1）。全部牙齿叩痛（—），松动度（—）。牙尖交错位（ICP），叩齿音浑浊、咬合不稳定。

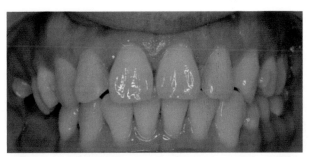

图 24-1　患者牙列咬合状态正面观照片。患者牙列完整，覆𬌗正常，牙列不齐

左侧后牙区：中性𬌗关系；24 远中邻𬌗树脂充填体，25 近中邻𬌗树脂充填体，26 𬌗面树脂充填体（图 24-2）；36 烤瓷冠修复体，左侧后牙正常覆𬌗覆盖（图 24-3）。

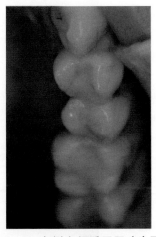

图 24-2　左侧上颌后牙区咬合面观照片。24、25 邻𬌗面充填体，26 𬌗面充填体

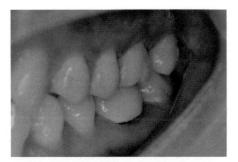

图 24-3　左侧后牙咬合状态颊面观照片。36 全冠修复后

右侧后牙区：45、46、47 明显舌倾；16 𬌗面树脂充填体，舌倾（图 24-4）；15、16、17 向对𬌗伸长伴牙槽骨下垂。右侧后牙区形成深覆𬌗及锁𬌗关系（图 24-5）。

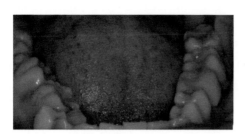

图 24-4 右侧后牙照片。45～47 明显舌向倾斜

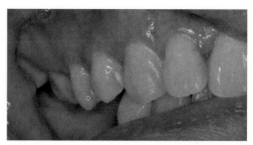

图 24-5 右侧后牙咬合状态颊面观照片。15、16、17 向对殆伸长伴牙槽骨下垂，右侧后牙区深覆殆、锁殆

初步诊断

不良充填体（24）？颞下颌关节紊乱病？

治疗及转归

患者左上后牙充填治疗后短时间内出现咬合不稳定和头痛，疑为颞下颌关节病肌功能紊乱的症状。为了理清充填体与患者目前症状的关系，进行诊断性治疗。

将红色黏蜡覆盖在 24、25 咬合面，嘱患者做咀嚼运动，随着自然的咀嚼循环，将多余的黏蜡去除，发现 24、25 咬合面残留一层黏蜡，分布于 24 颊尖远中斜面、25 颊尖近中斜面，提示咀嚼循环过程中 24、25 咬合接触不足，且患者左侧侧方运动在充填治疗前可能是组牙功能殆，而非尖牙保护殆。

依据上述证据，尝试进一步的临时修复。将充填用树脂材料覆盖在 24、25 咬合面，嘱患者做咀嚼运动以去除多余树脂，光照固化咬合面残留的树脂，修整 24、25 颊尖引导斜面，调殆去除 ICP 早接触，进一步调殆，形成组牙功能殆。治疗后即刻患者诉下颌运动时牙齿接触状态类似发病前，自觉咬合稳定（图24-6）。

预约患者 2 周后复查，但因 1 周后临时修复体脱落，患者自行提前来院复诊。患者诉咬合不稳定明显好转，头痛、咀嚼效率低及面部不适等症状均已经消失。采用与第 1 次相同的方式重新堆塑临时树脂修复体，继续观察。1 周后，患者复诊，自觉咬合舒适，头痛、面部不适感、咀嚼效率低等原有症状均已消失。患者对临时修复效果非常满意，口内、口外检查后发现，原来的翼外肌压痛消失，ICP 稳定，左侧侧方运动保持了组牙功能殆，右侧侧方运动受限。

经过 2 周的临时修复后，患者对诊断性治疗效果满意，遂进入正式修复治疗阶段。拟采用椅旁计算机辅助设计、加工系统，运用复制法设计制作嵌体修复 24、25，选用优韧瓷作为嵌体材料，最大限度模拟暂时性修复体的形态。具体过程如下：

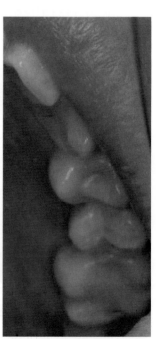

图 24-6 24、25 临时树脂修复后咬合面观照片。24、25 咬合面形态得到恢复

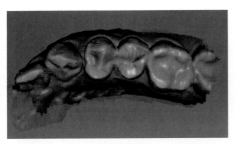

图 24-7 口内扫描获得 24、25 临时树脂修复体的颌面形态

（1）口内扫描获得 24、25 临时树脂修复体的颌面形态数据（图 24-7），T-SCAN 扫描获取患者牙列咬合接触信息（图 24-8），从咬合接触信息中可见患者牙尖交错咬合时以左侧咬合为主，左侧咬合力占据总咬合力的 60% 左右，且临时树脂修复部位咬合力最大；当下颌向左侧做侧方运动时左侧的侧切牙、尖牙和前磨牙共同引导侧方运动，形成了组牙功能殆；而患者做右侧运动时表现为运动受限，仅发生右侧第三磨牙的紧咬。

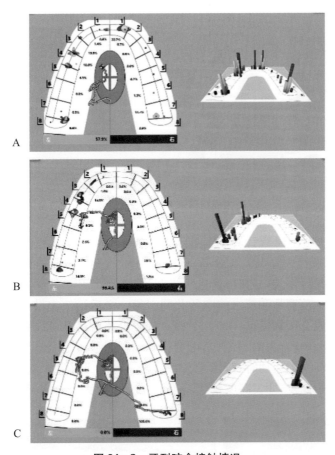

图 24-8 牙列咬合接触情况

A. 牙尖交错位；B. 下颌左侧运动时；C. 下颌右侧运动时

（2）拆除 24、25 临时树脂修复体以及原有的树脂充填体，暴露原来牙备后的洞型（图 24-9）。口内扫描获得 24、25 的洞型及咬合面形态（图 24-10），并再次用 T-SCAN 扫描获得未充填治疗状态下患者牙列的咬合接触信息（图 24-11）。从咬合接触信息中可见，去除左侧上颌双尖牙的充填体后整个牙列的咬合接触面积明显变大，接触点增加，但咬合力量分布上仍然是以左侧牙列为主，同样占据总咬合力的 60% 左右。

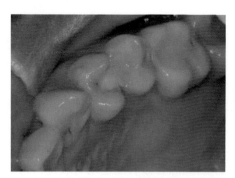

图 24-9 拆除 24、25 树脂充填体后口内照片。可见原来牙备后的洞型

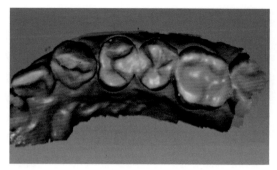

图 24-10 口内扫描获取拆除树脂充填体后左上后牙区形态

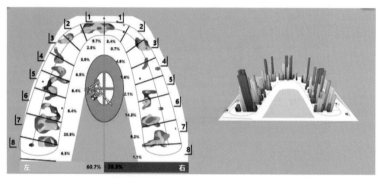

图 24-11 T-SCAN 扫描获得未充填治疗状态下的牙列咬合接触信息

（3）制作瓷嵌体：在椅旁计算机辅助设计、加工系统中，采用复制法设计嵌体形态（图 24-12），虚拟调𬌗，去除 ICP 咬合高点（图 24-13），完成修复体设计，切削瓷块获得瓷嵌体。在患者口内粘接固位，并在口内进一步调𬌗，去除 ICP 早接触，并保持下颌左侧运动时侧切牙、尖牙、第一前磨牙和第二前磨牙共同引导。之后第 3 次做 T-SCAN 扫描，获取嵌体粘接后的牙列咬合接触信息（图 24-14）。从咬合接触信息可以看到，咬合力量分布仍然以左侧为主，占据总咬合力的约 70%，咬合接触面积明显比临时修复体状态下大，咬合接触点也增多。下颌向左侧运动时，侧切牙、尖牙、第一与第二双尖牙及第二磨牙共同为引导牙。第一磨牙为全冠修复，牙尖高度较低，下颌侧方运动时无咬合引导作用。下颌向右侧运

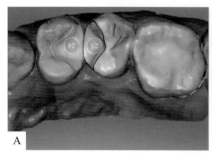

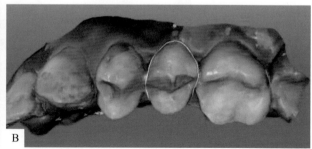

图 24-12 椅旁计算机辅助设计、加工系统中设计瓷嵌体

A. 𬌗面观；B. 颊面观

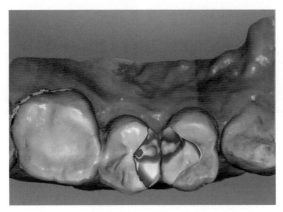

图 24-13 虚拟调𬌗去除咬合高点(红色标记)

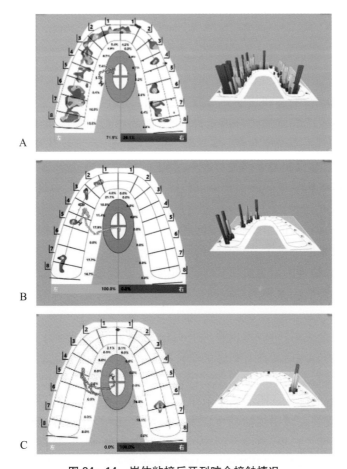

图 24-14 嵌体粘接后牙列咬合接触情况

A. 牙尖交错位;B. 下颌左侧运动时;C. 下颌右侧运动时

动受限,仅第二磨牙发生咬合接触。口内检查可见下颌向左侧运动时为组牙功能𬌗,且在侧方引导过程中 23 脱离咬合接触后,24、25 继续发挥侧方引导作用(图 24-15)。

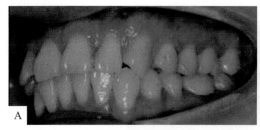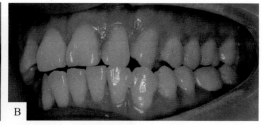

图 24-15 A.下颌侧方运动初期 23 发挥引导作用;B.23 脱离咬合接触后,24、25 继续发挥侧方运动引导作用

（4）1 个月后复诊,患者诉咀嚼效率满意,头痛及面部不适感均消失,但左上前磨牙有冷热敏感症状。扣诊可及 24 侧方运动时震颤感明显,调磨侧方引导咬合印记处充填体,减轻侧方引导时咬合力量,1 周后再次复诊时 24 冷热敏感症状消失。

最后诊断

咬合病。

讨论与分析

咬合病是指因咬合形态和功能异常而导致的口颌系统功能异常的一类疾病。因此,咬合病的治疗原则是去除异常的咬合因素,使咬合面的形态和神经肌肉系统功能相协调。颞下颌关节紊乱病是口颌系统常见病,涉及颞下颌关节、咀嚼肌及其相关附属结构的咀嚼系统,主要症状包括咀嚼肌和颞下颌关节疼痛,颞下颌关节弹响或杂音,以及下颌运动异常等,可伴有头痛、耳鸣、视物模糊等颌面部多部位疼痛和功能障碍等。目前认为颞下颌关节紊乱病的发病是多因素共同导致的,其中咬合因素和精神心理因素是两大重要的致病因素。

患者出现因咬合导致的咀嚼肌系统问题,并伴随头痛症状,在体检中也触及咀嚼肌的疼痛。因此第一印象是颞下颌关节紊乱病的肌功能紊乱期。鉴于颞下颌关节紊乱病的致病因素复杂,又以咬合和精神因素为最重要的致病因素,分析患者的就诊经历,首先考虑咬合问题导致的一系列神经肌肉系统的功能障碍和症状。因此分析患者的咬合改变、进行对因治疗十分重要。

检查患者的咬合关系,可以发现第一个明显的咬合问题,即因为下后牙明显舌向倾斜及锁𬌗的原因,患者的右侧后牙没有稳定的咬合关系。在下颌侧方运动检查时也发现,患者左侧运动范围正常,而右侧运动明显受限。因此可以得到患者有单侧咀嚼习惯的印象。经过问诊,也得到了患者的确认。咀嚼属于节律运动,其基本运动型的中枢位于脑干的中枢模式发生器,而大脑皮质的高级中枢活动可以发动咀嚼运动,并且调节咀嚼运动的协调性,具有一定的程序和重复性。口周、口内及肌肉的感受器传入感觉,反馈调节咀嚼运动,特别是十分敏感的牙周本体感受器可以分辨咀嚼时咬合力的大小和方向。牙齿咬合面的形态改变可以使得作用在牙齿上的咬合力方向发生改变,通过牙周本体感受器传导至中枢,这种改变与患者原来的咀嚼基本节律运动型可能存在冲突,会导致患者出现咀嚼效率降低、颌面部肌肉不适甚至头痛等症状。

基于此,有必要回顾患者咬合关系的形成和改变过程。牙尖交错𬌗是上下颌牙齿牙尖交错,达到最广泛、最紧密接触时的一种咬合关系。正常牙尖交错𬌗整个牙列及牙周组织受力均匀,便于承受和分散咬合负荷,最大限度发挥咀嚼潜能,是非常重要的咬合接触关系,是咀嚼循环的起点和终点,也是吞咽的终末位置。患者建𬌗过程中存在左侧单侧咀嚼习惯,导致左侧建𬌗后的咬合关系稳定,而右侧没有稳定的后牙尖窝锁结关系。整个牙列的牙尖交错位稳定性重点依靠左侧后牙和前牙的咬合接触,这是患者自然牙列的建𬌗结果。患者左侧后牙的尖窝锁结关系对整个牙列的牙尖交错位的稳定十分重要。患者左下第一磨牙是多年之前完成的全冠修复体。从 T‐SCAN 咬合扫描信息及口内检查均可以发现,全冠修复体与对𬌗牙咬合接触略松,且全冠牙尖斜度较低,功能尖与非功能尖高度略低,导致牙尖交错咬合不足的同时,侧方运动时脱离咬合接触的发生也非常早,在下颌向左侧运动开始即脱离咬合接触。因此,在左侧第一磨牙部位,多年前全冠修复后已经发生了咬合稳定性的丧失和侧方运动引导的缺失。

根据患者病史,在左下第一磨牙全冠修复之后,左上第二前磨牙经历了树脂充填治疗,口内检查可见包括部分颊尖近中斜面的二类洞充填治疗。在用黏蜡检查患者下颌左侧运动过程中的咬合接触时,可以看到在原有的树脂充填物表面残留了黏蜡。由此可见,在左上第二前磨牙充填治疗时为了避免早接触而过度调磨充填体,在侧方运动过程中过早脱离咬合接触,对左侧的咀嚼循环造成了一定的影响。但因为左上第一前磨牙仍是天然牙,这种状态被患者代偿,没有发生咀嚼系统的功能障碍。而 2 周前,患者进行了左上第一前磨牙的邻𬌗面充填治疗,突破了代偿的极限。口内检查可以看到左侧第一前磨牙的充填范围与第二前磨牙的充填范围相邻接,且面积更大,包括颊尖的部分远中斜面,跨过三角嵴甚至包括了部分的近中斜面。中央窝也是充填体恢复范围。且因为两颗前磨牙的邻𬌗面洞相接,原有的边缘嵴被破坏,导致下颌第二前磨牙颊尖与上颌的咬合接触不良,牙尖交错位的咬合稳定进一步被破坏,这可能是患者出现一系列咀嚼系统功能障碍症状的原因之一。

在各种咬合检查的方法中,蜡片法临床使用较少,但其有自身的优点和难以替代之处。在采用完整蜡片进行咬合检查时,可以让患者分别进行轻咬、中等力量咬合及最大力量咬合,从而发现早接触点,且能够观察从下颌姿势位向牙尖交错位咬合时是否存在不稳定的迹象。黏蜡的咬合检查比较特殊,因其具有黏性,可以停留在咬合面,方便我们检查前伸、侧方运动以及咀嚼循环时的咬合接触及咬合分离的情况。在本病例中,采用的就是黏蜡咬合检查,判断患者咀嚼循环时的咬合分离情况。相互保护𬌗对于自然牙列的健康非常重要,其概念包括牙尖交错𬌗时有稳定的尖窝锁结关系和广泛而稳定的接触,前伸咬合时只有前牙参与引导,侧方运动时只有工作侧尖牙引导(尖牙保护𬌗),或者工作侧多颗后牙引导(组牙功能𬌗)。但在前伸和侧方运动过程中过早地脱离咬合接触会带来咀嚼效率下降的问题。在本病例中,我们应用黏蜡法检查患者咀嚼循环,发现在左上第一、第二前磨牙处残留的黏蜡,位置正好在原有树脂充填体的表面,且有一定的厚度,结合之前对患者病史的分析,可以得出充填体过低、侧方引导不足的结论,进而开始之后的暂时性修复治疗,予以验证。

具体操作是:在原有充填物表面进行微研磨,去除表面玷污层,但不酸蚀,不涂布黏合剂,直接用充填树脂覆盖原来充填树脂表面,然后同样让患者做咀嚼循环,去除牙体边缘多余树脂,光照固化。固化后调𬌗去除牙尖交错位的明显早接触。此时可以观察到患者下颌向左侧运动时是组牙功能𬌗,而之前是尖牙保护𬌗。组牙功能𬌗与尖牙保护𬌗都是侧方运动时的引导方式,但随着年龄递增,组牙功能𬌗在人群中的比例逐渐递增,这是可以理解的,因为引导牙的磨耗会超过非引导牙,年轻人的尖牙保护𬌗随着尖牙磨耗逐渐变为组牙功能𬌗。该患者是从建𬌗期就开始的单侧咀嚼,因此主咀嚼侧是组牙功能𬌗就很好理解,但我们发现患者组牙功能𬌗在口腔治疗过程中被人为改变成尖牙保护𬌗后患者出现了一系列的症状,包括咀嚼效率下降、颌面部不适感和头痛。而在用树脂临时恢复成组牙功能𬌗后,患者的上述症状都在短期内消失,由此我们给出的最终诊断是咬合病,而不是颞下颌关节紊乱病。因为患者的发病和治疗符合咬合病的概念,即"因为咬合的形态和功能异常而导致口颌系统功能异常的一类疾病"。

这里我们用黏蜡进行了咬合检查,之后又用树脂临时恢复的方法进行了诊断性治疗。诊断性治疗这个过程非常重要,特别是在这种对咬合改变非常敏感的病例中,避免了直接正式修复治疗如果失败带来的经济问题,增强了医患双方的信任,而这种信任又可以加强患者依从性,增加治疗成功的概率。

在之后的正式修复过程中,考虑到患者对临时修复治疗的良好反馈,采用了复制法来制作最接近临时修复体形态的正式修复体。我们在修复前、中、后期,均用 T - SCAN 检查了咬合。T - SCAN 检查方法不仅可以观察咬合接触的力量、面积、左右分布,还能观察咬合接触发生的时间。在此病例中,我们观察到,去除临时修复体后,虽然左右两侧的咬合力量分布没有改变,但是咬合接触面积增大。对比临时修复体的咬合检查结果,可以看到临时修复体处有咬合过重的点;回顾患者观察期临时修复体脱落的情况,说明临时修复虽然解除了患者颌面部的一些症状,但是却形成了早接触,这也是临时树脂在使用中发生脱落的原因。因此,在正式修复时,就需要避免牙尖交错𬌗时过重的咬合接触,但同时需要保留左上两颗前磨牙都参与引导的组牙功能𬌗,也就是保留 24、25 颊尖的舌斜面。

之后,也是非常关键的步骤,就是修复体在椅旁的粘接和调𬌗。对于该患者,恢复正确的咬合关系,即符合其咀嚼基本节律运动且能维持稳定牙尖交错𬌗,是十分重要的。调𬌗的步骤是先牙尖交错位,再侧方运动,最后调磨前伸运动。椅旁调𬌗主要使用的还是咬合纸法,从厚度 $100\,\mu m$ 的咬合纸开始,逐渐换薄的咬合纸,最后使用的是 $10\,\mu m$ 的薄型咬合纸。厚型咬合纸在咬合高点留下的是内部无色、外周一圈染色的痕迹,这时我们需要调磨的是内部无色的部分。而在更换为薄型咬合纸后,会在咬合高点直接留下染色痕迹,这时需要调磨的就是染色的痕迹。在此病例中,需要注意形成早接触的部位有两处:一是 24 和 25 邻接的边缘嵴处,二是 24 中央窝。从 T - SCAN 的检查结果来看,正式修复体粘接调𬌗后的咬合接触面积与拆除临时修复体时更加接近,这最大限度地减小了修复体对患者牙尖交错咬合的影响。然后是侧方咬合的调整,黏蜡的咬合检查和临时修复体的诊断性治疗结果都表明,在此病例中,组牙功能𬌗优于尖牙保护𬌗。所以调𬌗过程中注重保证上颌后牙的颊尖舌斜面的引导痕迹,应该做到调磨后除了第一磨牙(下颌是全冠修复体,牙尖斜度高度均不足)以外,其余后牙均有侧方引导的印记。最后是前伸咬合的检查,患者的前牙覆𬌗覆盖正常,可以在前伸时引导后牙分离,我们需要注意修复体不要形成前伸𬌗干扰即可,具体就是检查 24 颊尖的远中斜面在前伸过程中不要参与引导,如果其在前伸时有咬合印记,就需要调磨去除咬合接触点。

完成全部调𬌗后,我们观察到患者在做下颌侧方运动时的引导牙一开始是尖牙、双尖牙和第二磨牙,但在侧方运动进行到 1/3 时,尖牙已经脱离咬合接触,之后由双尖牙和第二磨牙共同引导侧方运动。形成这种情况是因为患者左侧尖牙属于浅覆𬌗,引导距离短。而之前的树脂充填修复后,患者的左侧侧方运动仅由尖牙引导,这说明由于修复体的引导恢复不够,患者的咀嚼循环有效研磨距离大幅度丧失,降低了咀嚼效率,需要咀嚼肌加大收缩产生更大力量、做更多功才能达到原来的咀嚼效果,容易引发咀嚼肌疲劳不适,进而引发其他症状。

对于完整的修复治疗来说,之后的随访也非常重要。患者在随访一段时间后,头痛和颌面部不适感等症状都没有复发,这就肯定了对该患者咬合病的诊断是正确的,之后的针对咬合进行的治疗也是正确的。但患者在复诊时诉说左上第一前磨牙有冷热敏感的症状。咬合高点形成的早接触可以表现为牙本质敏感的症状,且能明确定位牙齿,但是患者往往并没有早接触的主诉,医师也容易忽略咬合问题带来的冷热敏感症状。仔细检查咬合,并配合扣诊可以感受到24牙根部位的震颤感,结合患者病史,首选调磨牙尖交错咬合的早接触点。调磨后,扣诊震颤感消失。之后随访,患者的冷热敏感症状也随之消失。

专家点评

咬合病的概念从广义上来说包括食物嵌塞和颞下颌关节紊乱病,特别是颞下颌关节紊乱病,而咬合也是颞下颌关节紊乱病主要的致病因素之一。但颞下颌关节紊乱病的致病因素还包括精神心理因素、行为因素、创伤因素以及解剖因素等。本病例病程短,针对患者咬合情况进行的治疗十分有效,因此更加符合咬合病的诊断。从本病例中我们可以得出这样的结论:咬合的改变对包括咀嚼系统在内的患者整个颅颌面系统都有影响,且这种影响可以累积。因此,口腔治疗必须慎重,不论是充填治疗、修复治疗、正畸治疗乃至正颌手术治疗,都应该充分考虑对患者咬合的检查和处理,尤其是要注意患者的咀嚼节律运动规律,而这往往是诊疗中经常忽视的地方,常因口腔治疗后的咬合与患者本身逐渐建立起来的咀嚼节律运动相冲突,导致最终治疗失败,并可能进而引发一系列症状。

病例提供单位:上海交通大学医学院附属第九人民医院

整理:程蕙娟　王莹莹

述评:胥春

参考文献

[1] 刘洪臣.咬合病的临床表现与治疗[J].中华口腔医学杂志,2005,40(5):425 - 427.

[2] KOEHLER JL, GAUER RL. Otolaryngeal and oropharyngeal conditions: Temporomandibular disorders [J]. FP Essent, 2021,501:17 - 23.

[3] CHRISTENSEN LV, RASSOULI NM. Experimental occlusal interferences. Part I. A review [J]. J Oral Rehabil, 1995,22(7):515 - 520.

[4] The glossary of prosthodontic terms [J]. J Prosthet Dent, 2005,94(1):10 - 92.

[5] SHARGILL I, ASHLEY M. Good night, squashbite: a 'how to' paper on better wax occlusal records [J]. Dent update, 2006,33(10):626 - 628.

[6] KEOUGH B. Occlusion-based treatment planning for complex dental restorations: part 2 [J]. Int J Periodontics Restorative Dent, 2003,23(4):325 - 335.

[7] 姜婷.口腔修复治疗中咬合学问题[J].中国实用口腔科杂志,2011,4(4):207-212.

[8] ASH MM JR. Occlusion, TMDs, and dental education [J]. Head Face Med,2007,3:1.

病例25 前牙开:颞下颌关节结构紊乱还是髁突吸收?

▶ 主诉 ▶▶▶

患者,27岁,女性,上下门牙间出现空隙1年余。

▶ 病史摘要 ▶▶▶

现病史:患者自2012年下半年起自感下颌运动时右侧耳前区有声响。2013年上半年发现上下门牙之间出现空隙,无法咬断较细或者较薄的食物。2013年4月曾前往当地口腔医院就诊,经MRI检查,诊断为"关节盘不可复性移位",建议患者手术治疗。患者拒绝手术治疗,2014年2月感觉右侧耳前关节区出现疼痛。后疼痛时断时续,5月初双侧耳前区都出现较明显的疼痛,影响进食、咀嚼等正常生理功能,遂于5月9日前往我院康复科就诊,行超声波物理治疗及手法治疗,效果不佳,故6月转来我科会诊。患者自发病以来,睡眠欠佳,体重无明显减轻。

既往史:既往体健,无传染病史;无手术、外伤及输血史;无药物及其他过敏史;预防接种史不详,系统回顾无特殊。

婚育史:未婚未育,有药物流产史。

家族史:否认家族成员有遗传病病史。

▶ 口外检查 ▶▶▶

方圆形脸型,面部左右不对称,下颌略右偏(图25-1)。张口度27 mm,张口型无偏斜。下颌最大侧向运动范围:左4 mm,右5 mm。双侧关节无弹响。关节区及颌面肌区触诊(VAS值0~10):右关节区4.6,左关节区4.8;右咬肌区4.1,左咬肌区3.7;右颞肌前束0.6,左颞肌前束0.7;右翼内肌0.3,左翼内肌0.2;右翼外肌0.2,左翼外肌0.2;右二腹肌前腹0.3,左二腹肌前腹0.2;右胸锁乳突肌0.2,左胸锁乳突肌0.2。

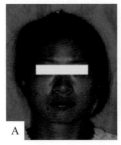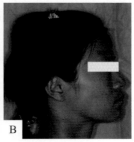

图25-1 患者面部正、侧面照片

A. 正面;B. 右侧面

口内检查

牙列完整,38、48部分萌出,下前牙略拥挤。上下牙列中线不对齐,下颌中线右偏约2 mm。双侧第一磨牙远中关系。正中咬合时前牙开𬌗,上、下切牙切缘之间有1.5~2 mm空隙。15、25与对颌牙呈对刃𬌗。前、后牙磨耗均较明显,尖牙牙尖变平,42牙冠变色,上、下后牙尖窝锁结关系不良。未见充填体与修复体(图25-2)。

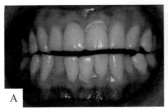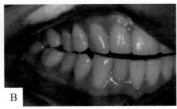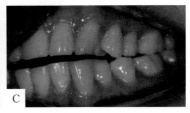

图25-2 患者牙列正、侧面观照片

A. 正面观(正中咬合);B. 右侧面观(正中咬合);C. 左侧面观(正中咬合)

辅助检查

(1)口腔全景X线片:牙列完整,38、48阻生。42根尖周可见直径2~3 mm的低密度影。双侧髁突形态异常,短小、细。双侧下颌升支短,左、右不对称。牙列咬合面及切缘磨损(图25-3)。

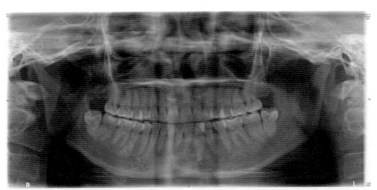

图25-3 口腔全景X线片。牙列完整,38、48阻生,42根尖周见直径2~3 mm低密度影,双侧髁突形态异常,短小、细,双侧下颌升支短,左、右不对称,牙列咬合面及切缘磨损

(2)头颅正位X线片:左、右下颌骨形态不对称,左侧下颌升支长度略大于右侧下颌升支。上颌𬌗平面倾斜,左低右高(图25-4A)。

(3)头颅侧位X线片:下颌后下旋转,前牙开𬌗,上、下颌第二磨牙咬合接触(图25-4B)。

(4)颞下颌关节MRI平扫。

2013年4月:右侧颞下颌关节盘不可复性前外移位,髁突前缘变尖。左侧关节盘不可复性前外移位,髁突形态无明显异常(图25-5)。

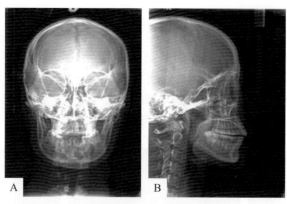

图 25 - 4　头颅正、侧位 X 线片

A. 正位片；B. 侧位片

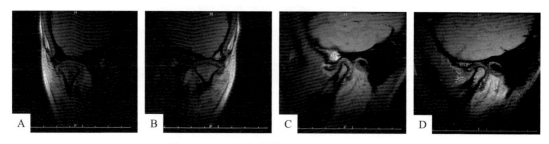

图 25 - 5　颞下颌关节 MRI(平扫,2013 - 4)

A. 右颞下颌关节冠状面；B. 左颞下颌关节冠状面；C. 右颞下颌关节矢状面；D. 左颞下颌关节矢状面

2014 年 6 月：右侧颞下颌关节盘不可复性前外移位，髁突顶部变平，前缘变尖。左侧关节盘不可复性前外移位，髁突顶部变平(图 25 - 6)。

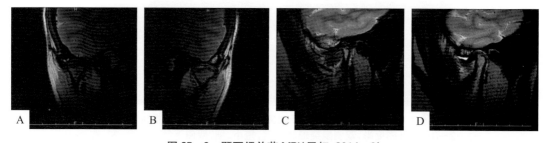

图 25 - 6　颞下颌关节 MRI(平扫,2014 - 6)

A. 右颞下颌关节冠面；B. 左颞下颌关节冠状面；C. 右颞下颌关节矢状面；D. 左颞下颌关节矢状面

◆ 初步诊断 ▶▶▶

错𬌗畸形，双侧颞下颌关节盘不可复性移位，骨关节炎，38、48 阻生齿，42 慢性根尖周炎。

◆ 治疗与转归 ▶▶▶

建议患者考虑外科手术治疗。但患者对外科手术有恐惧心理，自感能克服咬合功能上的缺陷。又因经济上的原因,对美观问题也暂时不考虑改善。患者要求先行改善疼痛症状,维持现有功能状态。在完善的沟通后,遂采取保守治疗方法。给予口腔宣教配合咬合板治疗。口腔宣教包括:①颞下颌关节紊乱病的椅旁宣教,告知患者该疾病的基本解剖、生理和病理知识,疾病分类,流行病学特征,治疗方法以及转归。②自我保健指导:包括饮食、咀嚼习惯指导,局部湿热敷方法,自我功能训练方法等。咬合板治疗采取上颌稳定咬合板(图25-7),佩戴后1、3、6、12个月随访复诊。分别评估关节区、颌面肌触诊疼痛(VAS法)及下颌运动情况,结果如下。

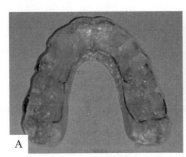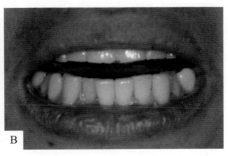

图25-7 上颌稳定咬合板和佩戴后口内照片

A. 上颌稳定性咬合板;B. 佩戴上颌稳定性咬合板后口内照片

2014年7月:关节弹响无;张口度26mm;张口型无偏斜。下颌最大侧向运动范围:左5mm,右5mm。关节区及颌面肌区触诊(VAS值0~10):右关节区2.2,左关节区2.9;右咬肌区2.2,左咬肌区1.7;右颞肌前束0,左颞肌前束0;右翼内肌0,左翼内肌0;右翼外肌0,左翼外肌0;右二腹肌前腹0,左二腹肌前腹0;右胸锁乳突肌0,左胸锁乳突肌0。

2014年9月:关节弹响无;张口度26mm;张口型无偏斜。下颌最大侧向运动范围:左5mm,右5mm。关节区及颌面肌区触诊(VAS值0~10):右关节区1.3,左关节区1.2;右咬肌区0,左咬肌区0;右颞肌前束0,左颞肌前束0;右翼内肌0,左翼内肌0;右翼外肌0,左翼外肌0;右二腹肌前腹0,左二腹肌前腹0;右胸锁乳突肌0,左胸锁乳突肌0。

2014年12月:关节弹响无;张口度26mm;张口型无偏斜。下颌最大侧向运动范围:左5mm,右5mm。关节区及颌面肌区触诊(VAS值0~10):右关节区0.4,左关节区0.4;右咬肌区0,左咬肌区0;右颞肌前束0,左颞肌前束0;右翼内肌0,左翼内肌0;右翼外肌0,左翼外肌0;右二腹肌前腹0,左二腹肌前腹0;右胸锁乳突肌0,左胸锁乳突肌0。

2015年6月:关节弹响无;张口度25mm;张口型无偏斜。下颌最大侧向运动范围:左5mm,右5mm。关节区及颌面肌区触诊(VAS值0~10):右关节区1.2,左关节区1.1;右咬肌区0,左咬肌区0;右颞肌前束0,左颞肌前束0;右翼内肌0,左翼内肌0;右翼外肌0,左翼外肌0;右二腹肌前腹0,左二腹肌前腹0;右胸锁乳突肌0,左胸锁乳突肌0。

患者佩戴稳定性咬合板1个月后,关节区和咬肌区触诊疼痛明显缓解,3个月后进一步减轻。至佩戴6个月时,关节区及咬肌区触诊疼痛基本消失,患者日常生理功能状态下无明显疼痛,嘱患者仅夜间睡眠时佩戴咬合板。佩戴咬合板1年时复诊发现,双侧关节区触诊轻度疼痛,颌面肌区触诊无疼痛,其余均无明显变化。复诊当天行双侧颞下颌关节MRI平扫,结果显示双侧髁突仍有进一步吸收表现(图25-8)。患者为年轻女性,髁突在较短时间内有持续性吸收,考虑可能有其他促进因素存在,遂建议行类风湿和雌性激素水平检查。检查结果:抗O因子(ASO)15 IU/ml;类风湿因子(RF)12.3 IU/ml;C反应蛋白(CRP)9.2 mg/L;卵泡刺激素(FSH)6.86 mIU/ml;黄体生成素(LH)4.9 mIU/ml;雌二醇(E2)12.9 pg/ml;睾酮(T)0.32 ng/ml;孕激素(P)0.3 ng/ml;β-人绒毛膜促性腺激素(HCG)1.2 mIU/ml。雌性激素水平检查结果显示患者雌二醇水平偏低,问诊患者表示有月经紊乱的现象。遂建议患者至妇科就诊。

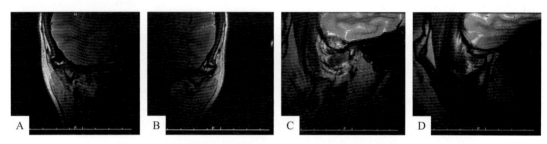

图25-8　佩戴咬合板1年复诊时颞下颌关节核磁共振成像(平扫)

A. 右颞下颌关节冠状面;B. 左颞下颌关节冠状面;C. 右颞下颌关节矢状面;D. 左颞下颌关节矢状面

最终诊断

错𬌗畸形(骨性Ⅱ类),双侧颞下颌关节盘不可复性移位,侵袭性髁突吸收,38、48阻生齿,42慢性根尖周炎,雌二醇水平低原因待查。

讨论与分析

许多局部和全身因素或疾病均可导致髁突吸收。常见的局部因素包括特发性髁突吸收、骨关节炎、反应性关节炎、缺血性坏死、感染和外伤等。全身因素包括一些系统性结缔组织和自身免疫性疾病,如类风湿性关节炎、银屑病性关节炎、硬皮病、系统性红斑狼疮、干燥综合征、强直性脊柱炎等。也有学者将造成髁突吸收的原因分成3组:①咬合治疗,关节受压造成髁突位置变化,发生髁突改建;②局部因素造成关节内压增高,如关节内结构紊乱和紧咬牙,会产生不同程度的髁突改建;③全身性因素,如系统性关节炎和甲状旁腺功能亢进,也会引起或加剧髁突吸收。对于侵袭性髁突吸收(aggressive condylar resorption,ACR),最难发现的可能是加速其吸收的全身因素。之前,一般普遍接受的观点是,尽管研究表明关节结构紊乱会带来多种变化,但几乎所有的髁突吸收都与其相关。不过,随着研究的逐渐深入,也有一些学者发现,在关节内部结构紊乱严重程度类似的情况下,有一些患者的髁突形态改变非常轻微,而另一些却非常严重。因此,可能有一些其他因素的协同作用造成了髁突吸收程度上的差异。

由于髁突吸收发生在女性中的发病率远大于男性,因此许多学者认为,这种疾病的一个突出的全身致病因素可能与性激素有关。本病例为一位未婚女性患者。回顾其疾病进展的过程,初始发病时自觉下颌运动时关节有声响,这可能与关节盘出现可复性的移位有关。半年多后,前牙开始出现间隙,无法咬断较细、较薄的食物,曾前往当地医院就诊,MRI检查后诊断为"双侧关节盘不可复性移位"。从MRI检查结果来看,右侧髁突的前缘此时已经存在形态上的变化,前缘变尖,形成一种类似"鸟嘴"样的改变。这是一种比较典型的异常骨改建,多发生于出现器质性病变的颞下颌关节骨关节炎患者。至1年零2个月后,也就是2014年6月患者来我科就诊,再次行MRI检查时可见髁突骨质吸收逐渐加重,右侧髁突顶部也出现皮质骨连续性破坏、变平的现象,而且之前未发现骨质改变的左侧髁突也出现了类似变化。当时,由于存在双侧关节盘不可复性移位情况,考虑是由于关节内结构变化导致关节内压增高,下颌运动时负荷过载导致髁突骨质吸收。在患者拒绝外科治疗的情况下,减轻关节负荷、缓解关节和颌面肌疼痛症状就成了治疗的首要目标。稳定性咬合板是一种经临床验证对于减轻上述症状具有明确疗效的治疗手段,因此我们采用了稳定性咬合板对患者进行治疗。在治疗过程中发现,患者在佩戴咬合板后疼痛症状确实得到了很大的改善,6个月复诊时关节区和颌面肌区的疼痛基本消失。但在随后1年复诊再次进行MRI检查时发现,髁突骨质改建并没有得到有效控制,髁突吸收的情况持续加重,因此考虑除关节结构紊乱的因素之外,还有其他因素的参与。后续问诊时也了解到患者本身一直都有生理周期紊乱的问题,所以在复诊时建议患者增加与髁突吸收相关的常见系统性疾病的血液学检查,包括类风湿因子和外周雌激素水平检查。检查结果显示,患者的外周血雌二醇水平确实低于正常范围,由此也确认在本病例中,外周血雌二醇水平低下是导致患者髁突持续吸收的原因之一。

早在1993年,Abubaker等报道,有颞下颌关节病症状的女性其关节囊内的雌激素受体水平大致是没有症状者的5倍,这可能是由于外周血中低水平的雌二醇导致了关节组织中雌激素受体水平的上调。髁突吸收与外周血雌二醇水平过低之间的联系可能与某些细胞因子有关。对于骨质疏松和关节炎的研究揭示了两种细胞因子,即核因子κB配体(nuclear factor κB receptor activator ligand,RANKL)、骨保护素(osteoclastogenesis inhibitory factor,OPG)二者的平衡与17β-雌二醇之间的相互作用,而RANKL/OPG的平衡又与维持骨质的完整性有很大的关系。RANKL、OPG由成骨细胞分泌,RANKL已被证明能通过影响破骨细胞形成和破骨活性来促进骨吸收,而OPG则通过干扰RANKL并阻断其作用来保护骨质。当RANKL/OPG比值升高(RANKL大于OPG)时,破骨细胞活性增强。反之,则破骨细胞活性受到抑制,成骨细胞活性占据主导地位。现有研究证明,颞下颌关节紊乱病的患者也存在RANKL/OPG失衡的情况。而17β-雌二醇已被证明是OPG释放的增效剂,可以保护骨质免受局部和全身炎症因子的损害。当雌二醇水平较低时,就不能促进OPG的释放,从而无法抑制局部或全身的炎症因子阻止新骨形成和促进骨质吸收的作用。除了OPG/RANKL效应外,持续17β-雌二醇水平过低的女性同时也伴有炎症细胞因子增加,导致关节炎症状加重和骨密度降低。此外,正常的17β-雌二醇还可能通过下调基质金属蛋白酶(matrix metalloprote-inase,MMP)转录的途径来预防骨丢失。有研究表明,侵袭性髁突吸收的患者会有MMP的升高,它会在关节间隙内导致髁突细胞外基质的降解。因此,外周血雌二醇水平过低可能是导致本病例患者髁突骨质持续性较快吸收的促进因素之一,调节该激素至正常水平可能有助于减缓髁突骨质吸收,维持颞下颌关节结构的稳定。

专家点评

颞下颌关节是口颌系统的重要组成部分,在日常生理功能中起着重要的作用。颞下颌关节的主要功能是支持复杂的下颌运动,承受着相应的负荷。作为关节硬组织结构之一的髁突,其在发育完成以后,随着年龄、功能位置、受力负荷的变化,还会在形态上发生一定的变化,这种现象称为改建。正常情况下,髁突骨组织与软骨的改建处于一个动态的平衡之中,这可以使关节形态更好地适应功能活动的需要。然而,一旦由于某些因素引发髁突骨组织与软骨组织的病理性变化,则会形成异常的髁突形态。这种异常的髁突形态往往无法满足功能上的需要,使患者出现疼痛、下颌运动障碍等症状,或咬合改变等异常表现。髁突吸收除了一些特殊的原因如外伤骨折、正颌手术之外,也可能是一些局部因素,如关节盘不可复性移位,或全身因素如类风湿、雌激素水平异常等造成的。局部因素和全身因素可单独致病,也可共同存在促进疾病的发展。因此,在对颞下颌关节疾病的诊疗工作中,我们不应仅仅单纯聚焦于关节本身,还需关注和甄别可能存在的与疾病相关的全身因素。

病例提供单位:上海交通大学医学院附属第九人民医院

整理:郁春华　王莹莹

述评:胥春

参考文献

［1］WOLFORD LM, CARDENAS L. Idiopathic condylar resorption: Diagnosis, treatment protocol, and outcomes [J]. Am J Orthod Dentofacial Orthop, 2000,116(6):667 - 677.

［2］ARNETT GW, MILAM SB, GOTTESMAN L. Progressive mandibular retrusion-idiopathic condylar resorption. Part II [J]. Am J Orthod Dentofacial Orthop, 1996;110(2):117 - 127.

［3］ARNETT GW, MILAM SB, GOTTESMAN L. Progressive mandibular retrusion-idiopathic condylar resorption. Part I [J]. Am J Orthod Dentofacial Orthop, 1996,110(1):8 - 15.

［4］BROOKS SL, WESTESSON PL, ERIKSSON L. Prevalence of osseous changes in the temporomandibular joint of asymptomatic persons without internal derangement [J]. Oral Surg Oral Med Oral Pathol, 1992,73(1):118 - 22.

［5］LINK JJ, NICKERSON JW JR. Temporomandibular joint internal derangements in an orthognathic surgery population [J]. Int J Adult Orthod Orthognath Surg, 1992,7(3):161 - 169.

［6］SOWERS M, RANDOLPH JF JR, CRUTCHFIELD M. Urinary ovarian and gonadotropin hormone levels in premenopausal women with low bone mass [J]. J Bone Miner Res, 1998,13(7):1191 - 1202.

［7］TALLENTS RH, HATALA M, KATZBERG RW. Temporomandibular joint sounds in asymptomatic volunteers [J]. J Prosthet Dent, 1993,69(3):298 - 304.

［8］GUNSON MJ, ARNETT GW, FORMBY B, et al. Oral contraceptive pill use and abnormal menstrual cycles in women with severe condylar resorption: a case for low serum 17 beta-estradiol as a major factor in progressive condylar resorption [J]. Am J Orthod Dentofacial Orthop, 2009,136(6):772 - 779.

［9］WOLFORD LM. Idiopathic condylar resorption of the temporomandibular joint in teenage girls (cheerleaders syndrome) [J]. Proceedings (Baylor University. Medical Center), 2001,14(3):

246 – 252.

［10］HOPPENREIJS TJ，FREIHOFER HP，STOELINGA PJ. Condylar remodeling and resorption after Le Fort I and bimaxillary osteotomies in patients with anterior open bite. A clinical and radiological study［J］. Int J Oral Maxillofac Surg，1998，27（2）：81 – 91.

［11］YAMASHIRO T，TAKANO-YAMAMOTO T. Differential responses of mandibular condyle and femur to estrogen deficiency in young rats［J］. Arch Oral Biol，1998，43（3）：191 – 195.

［12］MERKX MA，VAN DAMME PA. Condylar resorption after orthognathic surgery. Evaluation of treatment in 8 patients［J］. J Craniomaxillofac Surg，1994，22（1）：53 – 58.

［13］ABUBAKER AO，RASLAN WF，SOTEREANOS GC. Estrogen and progesterone receptors in temporomandibular joint discs of symptomatic and asymptomatic persons：a preliminary study［J］. J Oral Maxillofac Surg，1993，51（10）：1096 – 1100.

［14］BOYCE BF，XING L. Functions of RANKL/RANK/OPG in bone modeling and remodeling［J］. Arch Biochem Biophys，2008，473（2）：139 – 146.

［15］HOFBAUER LC，HEUFELDER AE. Role of receptor activator of nuclear factor-kappaB ligand and osteoprotegerin in bone cell biology［J］. J Mol Med，2001，79（5 – 6）：243 – 253.

［16］WAKITA T，MOGI M，KURITA K，et al. Increase in RANKL：OPG ratio in synovia of patients with temporomandibular joint disorder［J］. J Dent Res，2006，85（7）：627 – 632.

［17］TAKANO H，ARIYOSHI W，KANNO T，et al. Induction of osteoclast-like cells derived from the synovial lavage fluids of patients with temporomandibular joint disorders［J］. Osteoarthritis Cartilage，2007，15（3）：291 – 299.

［18］GALAL N，EL BEIALY W，DEYAMA Y，et al. Effect of estrogen on bone resorption and inflammation in the temporomandibular joint cellular elements［J］. Int J Mol Med，2008，21（6）：785 – 790.

［19］MITANI M，MIURA Y，SAURA R，et al. Estrogen specifically stimulates expression and production of osteoprotegerin from rheumatoid synovial fibroblasts［J］. Int J Mol Med，2005，15（5）：827 – 832.

［20］MICHAEL H，HARKONEN PL，VAANANEN HK，et al. Estrogen and testosterone use different cellular pathways to inhibit osteoclastogenesis and bone resorption［J］. J Bone Miner Res，2005，20（12）：2224 – 2232.

［21］SOWERS MR，MCCONNELL D，JANNAUSCH M，et al. Estradiol and its metabolites and their association with knee osteoarthritis［J］. Arthritis Rheum，2006，54（8）：2481 – 2487.

［22］TIILIKAINEN P，PIRTTINIEMI P，KAINULAINEN T，et al. MMP – 3 and -8 expression is found in the condylar surface of temporomandibular joints with internal derangement［J］. J Oral Pathol Med，2005，34（1）：39 – 45.

病例26 左侧咽喉痛：咽炎？肿瘤？

 主诉

患者，男，57 岁，左咽喉吞咽疼痛 3 个月余。

病史摘要

现病史：3个月前，患者自觉吞咽时左侧咽喉疼痛，自行服用"罗红霉素"等抗生素，未见明显好转。3周前患者自觉左侧舌根异物感，无明显疼痛、麻木，遂至外院行喉镜检查，发现舌根肿物，行病理活检，提示（舌根）鳞状上皮重度非典型增生，癌变。为求进一步治疗，至我科门诊就诊，行颌面部增强CT、MRI检查，提示左舌根占位，恶性可能。我院病理复片示："舌根"黏膜上皮瘤样增生及中-重度异常增生，癌变。按照门诊拟定治疗计划，患者至急诊科先行术前胃造瘘术，然后以"左舌根鳞癌"收治入院。病程中，患者一般状况可，精神饮食睡眠可，二便正常，近期体重无明显变化。

既往史：高血压病25年；2010年开始服用药物：硝苯地平控释片30 mg隔日1次（qod），血压控制良好；乙肝"大三阳"，未行治疗；否认心脏病等疾病史；否认发病前有相关手术史；否认输血史；否认食物、药物过敏史。

个人史：无异地及疫区久居史，无毒物接触史；吸烟史26年，约8支/日，已戒烟；饮酒史26年，饮酒量约200 g/d。

婚育史：已婚已育。

家族史：否认家族性遗传病及传染病病史。

入院体检

T 36.3℃，P 85次/分，R 18次/分，BP 118/77 mmHg（右上臂），神志清。颌面部对称，开口度3指，开口型↓，口内牙列缺损，口腔卫生尚可，18、23、36、46、48缺失，22～24、35～38、45～47冠桥修复体，16～17、26～28龋坏。牙龈无明显红肿。左侧舌根可触及肿块隆起，表面粗糙，无溃疡出血，大小约4 cm×3 cm，质中，界不清，基底浸润感，触痛（－），近中线，舌体活动度无明显受限，伸舌居中，余口内黏膜未见明显异常（图26-1）。未触及颈部明显肿大淋巴结。

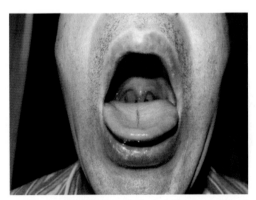

图26-1 患者术前口内外观照片，张口及伸舌正常，左侧舌根稍膨隆

辅助检查

（1）实验室检查（入院化验异常项）：乙肝表面抗原（HBsAg）＞250.000（＋）IU/ml；乙肝

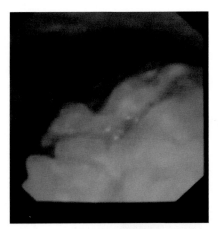

图 26-2 术前外院喉镜图像,左舌根略有膨隆,表面颗粒样增生明显,无出血溃疡

表面抗体(HBsAb)5.00(—)mIU/ml;乙肝核心抗体(HBcAb)0.100 阳性(＋);乙肝 e 抗原(HBeAg)18.821 弱阳性(＋);乙肝 e 抗体(HBeAb)1.12 阴性 Index,M;天门冬氨酸氨基转移酶(AST)39U/L;直接胆红素(DBIL)5.8 μmol/L;HBV - DNA 1.20 × 10⁶ IU/ml。

（2）影像学改变。

外院喉镜(2021-5-17):舌根部左侧表面粗糙肿物,会厌光滑抬举好,双侧声带光滑,运动好,闭合可,双梨状窝黏膜光滑(图 26-2)。

我院喉镜(2021-6-5):左侧鼻咽顶后壁一枚绿豆大小囊肿样物,双侧咽隐窝对称,咽鼓管隆突及咽口表面光滑,未见新生物。左侧舌根大块肿物、表面粗糙,目测肿物下缘距离会厌谷近1cm,会厌谷及会厌舌面黏膜光滑,双侧声带未见明显异常,声带运动正常。余喉部未见异常(图 26-3)。

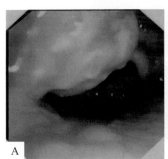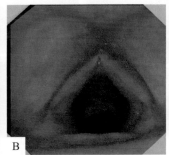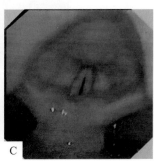

图 26-3 术前我院喉镜检查照片

A.左舌根肿物,表面粗糙,无溃疡、出血;B:会厌与声门未受侵犯;C:声带运动功能正常

我院曲面断层片(2021-6-5):颌骨未见明显异常(图 26-4)。

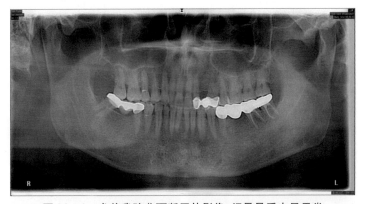

图 26-4 术前我院曲面断层片影像:颌骨骨质未见异常

我院颌面部增强 CT(2021-5-24):左侧舌根口咽见软组织密度肿块影,大小约 39 mm×35 mm×39 mm,增强后病变强化明显,密度均匀,平扫 CT 值 52 HU,增强后 CT 值 55 HU。肿块累及口底,局部似过中线,周围骨质未见明显破坏,双侧颌下、颈部见多发直径小于 10 mm 淋巴结(图 26-5)。提示左侧舌根口咽恶性占位可能,建议增强 MRI。

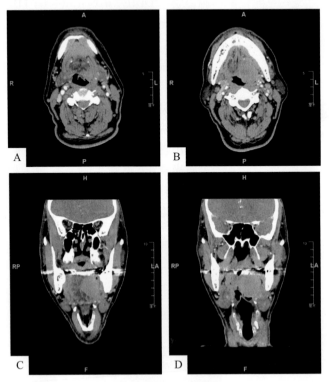

图 26-5 术前颌面部增强 CT 影像

A. 横断面显示左舌根肿块,紧邻会厌;B. 横断面显示左舌根肿块最大截面;C. 冠状面显示左舌根肿块,局部过中线;D. 冠状面显示左舌根肿块最大截面

我院颌面部增强 MRI(2021-5-28):左舌根见软组织肿块影,边界清,未过中线,大小约 39 mm×30 mm×43 mm,呈 T1WI 等信号、T2WI 高信号,增强后明显不均匀强化。颌骨骨质未见异常。颅底结构未见异常。颈部未见明显肿大淋巴结影(图 26-6)。左舌根占位:恶性占位可能,请结合临床。

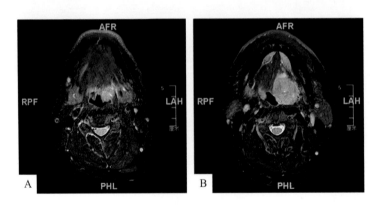

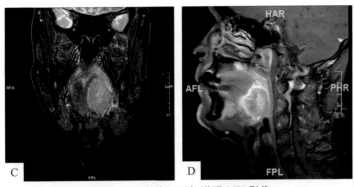

图 26-6 术前颌面部增强 MRI 影像

A. T1WI 横断面影像显示左舌根肿块,紧邻会厌;B. T1WI 横断面影像显示左舌根肿块最大截面;C. T1WI 冠状面影像显示左舌根软组织肿块影,边界清,未过中线;D. T2WI 矢状面影像显示左舌根肿块,沿肌束方向向口底浸润侵袭

（3）病理学检查。

外院病理活检(2021-5-17):(舌根)鳞状上皮重度非典型增生,癌变(图 26-7)。

我院病理复片(2021-5-24):"舌根"黏膜上皮瘤样增生及中-重度异常增生,癌变,HPV 16＋亚型。

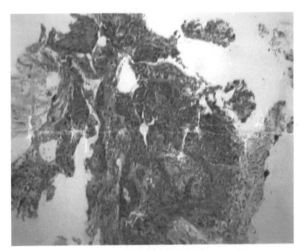

图 26-7 外院病理活检显示局部上皮细胞癌变

初步诊断

左侧舌根 HPV 相关性鳞状细胞癌($cT_3N_0M_0$，Ⅱ期)。

治疗及转归

明确诊断后,入院常规检查,术前于门诊行胃造瘘手术,为术后营养补充提供通路。排除麻醉及手术禁忌后,在全麻下行"左舌颈联合根治术＋左颈淋巴结清扫术＋左股前外侧皮瓣修复术＋气管切开术"。术中快速病理:"左舌根"黏膜鳞状细胞癌。送检切缘:"前、后、内、外、底、会厌前、咽旁"均阴性。手术顺利,术毕返 ICU 密切监护,第 2 天患者状态稳定后返回病房继续抗炎支持治疗。术后第13天,患者一般状况尚可,生命体征平稳,口内皮瓣正常,无肿胀,无渗出,颈部伤口无肿胀无渗出,愈合良好(图26-8)。头帽轻压在位,下肢术区无肿胀,愈合良好,予以出院。

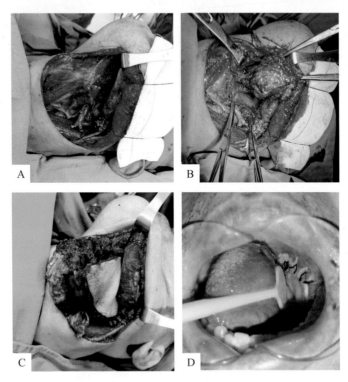

图 26-8　术中、术后照片

A. 肩胛舌骨上颈淋巴结清扫;B. 舌骨上手术入路暴露舌根咽旁肿物;C. 肿物切除后股前外皮瓣修复;D. 术后12天口内皮瓣愈合良好

术后病理:"左舌根"结合分子检测结果,符合 HPV 相关性鳞状细胞癌。送检切缘:"前、后、内、外、底、会厌前、咽旁"均阴性。"左颌下腺"轻度慢性炎。送检淋巴结:"左""Ⅰ区"4只、"Ⅱ区"9只、"Ⅲ区"11只均阴性。

最后诊断

左侧舌根 HPV 相关性鳞状细胞癌($pT_3N_0M_0$,Ⅱ期)。

讨论与分析

口咽癌是原发于软腭、扁桃体、舌根、咽侧壁和咽后壁的恶性肿瘤,90%以上为鳞状细胞癌。近年来,口咽癌的发病率在国内外均明显上升,已经成为一个全球公共卫生问题。这个病例的原发肿块位于舌根,患者的症状并不明显,仅仅感觉吞咽时左侧咽喉疼痛,也没有溃疡性出血症状,所以患者一直未予重视,认为可能是人群中常见的慢性咽炎,轻度不适一直反复持续了3个月,直到患者出现舌根异物感,才予以重视,去当地医院五官科就诊,做了喉镜检查,发现舌根表面虽然光滑,但有膨隆,深取了舌根组织进行病理检查,提示见到癌细胞,高度怀疑舌根癌。这个过程充分显示,相对于口腔癌,口咽癌发病位置隐蔽,溃疡、出血症状较轻,往往在黏膜下浸润性生长,因此患者往往较难早期发现。事实上,很多舌根癌患者即使做了喉镜,也会因为原发肿瘤很小、表面黏膜光滑而不被发现。MRI检查在口咽癌的诊断上具有突出的优势,对于主诉口咽舌根部位不适的就诊患者,我们需要特别引起重视,常规做喉镜加颌面部增强MRI,这样基本可以筛查出绝大部分的口咽癌患者。

由于口咽癌的位置隐蔽,早期无明显症状,类似于慢性咽炎,导致相当一部分患者不能早期发现,或在基层医院得不到诊断,因此,确诊时肿块往往较大。但是,也有相当一部分患者是以颈部出现转移性淋巴结为首发症状,这些患者在临床分期上往往都是中晚期。多重因素叠加,造成口咽癌患者,尤其是舌根癌患者的临床治疗较为复杂,争议也相对较多:是首选手术,还是首选放化疗?一方面,对于范围较小的患者,手术可以根治,但是对于范围较大的患者,特别是侵犯舌骨、累及会厌的患者,大范围的手术在未必能够明显降低肿瘤复发率的同时,可能会严重影响患者的术后功能,造成发音、言语、吞咽和咀嚼等功能严重障碍,甚至造成老年患者因重症肺炎而死亡;另一方面,单纯放疗对于早期、位于扁桃体的口咽癌效果较好,但对于舌根癌,特别是HPV阴性舌根癌,并不能达到根治的目的,后期往往还是需要救治性手术干预。在这种两难的情况下,目前口咽癌的治疗方式,大多数专家建议手术与放疗,甚至是免疫治疗组合应用,同时提出按照口咽癌的不同部位,制订合理的个体化治疗方案:对于常见的扁桃体癌,首选放疗,原发部位几乎不需要手术,颈部如有淋巴结转移,可以单独进行清扫。对于常见的舌根癌,HPV阳性的患者,可以实施保留重要器官的手术,外加术后放疗,而且放疗剂量可以适当降低;如果HPV阴性的话,则建议行大力度的根治手术,配合术后放化疗及免疫治疗。

口咽癌在颈部转移淋巴结的处理上,也存在争议,主要集中在颈部是否需要清扫以及手术清扫的合理范围上。对于临床无明显转移淋巴结的cN$_0$口咽癌患者,颈部建议预防性淋巴结清扫,或是进行预防性放疗;对于cN+口咽癌患者,建议手术处理转移淋巴结,并辅以术后预防性放疗。关于清扫的范围,口咽癌的转移淋巴结多集中在颌下和颈深上区域,颏下很少转移,Ⅳ区和Ⅴ区也很少转移。因此,对于口咽癌,如果转移淋巴结出现在颌下或颈深上区域,临床上可以只进行肩胛舌骨上清扫,无须进行全颈淋巴结清扫,因为全颈淋巴结清扫在治疗转移淋巴结的同时,也带来了明显的不良反应,包括肩下垂、肩关节功能障碍、慢性肩颈疼痛等,严重影响患者术后生活质量。此外,过度的颈淋巴结清扫,也会在一定程度上影响患者的局部免疫功能,降低机体对免疫治疗的响应。

口咽癌的手术难点,不仅在于肿瘤的暴露与切除,更体现在肿瘤切除术后缺损的修复上。本例舌根癌患者,接受了较为广泛的切除,涉及舌根、口底和咽侧壁,如果不做修复,创面无法关闭,勉强通过邻近组织牵拉强行关闭,必然出现术后伤口裂开,口腔咽瘘,食物、口水从颈部流出,长期感染,甚至导致颈部血管破裂。基于显微外科技术,我们对这例患者实施了术后同期股前外侧皮瓣修复。该皮瓣取自患者的大腿,通过显微血管吻合,我们将皮瓣的动脉接到颈部的颌外动脉,将皮瓣的回流静脉接到颈部的颈外静脉,建立起血供循环,移植的皮瓣包括皮肤和肌肉组织,可以无张力地将术后缺损修复,重建口咽环,充填术后缺损空腔,显著提高了伤口的一期愈合和患者的术后生活质量。

如前所述,HPV在口咽癌的发生发展过程中发挥了重要作用,本例患者是一位HPV阳性的舌根癌患者。目前尚不完全清楚为什么HPV相关的头颈癌优先在口咽部位发展。有研究推测,HPV 相关性口咽癌好发于软腭、舌根及扁桃体的原因可能为:①扁桃体隐窝的深部可能为 HPV 和其他病原体的储存库;②软腭和舌扁桃体的网状上皮基底膜不连续,屏障功能减弱;③扁桃体内的深隐窝作为免疫豁免区,有利于持续性 HPV 感染,并使肿瘤逃避免疫监视。此外,口咽部位的上皮结构类似于子宫颈和肛门,表现为鳞状柱状细胞过渡区,因此,过渡区内化生基底细胞/储备细胞的可及性也有助于解释这些部位对 HPV 的易感性。针对 HPV 在口咽癌发生与治疗预后方面的重要作用,美国癌症联合委员会(AJCC)第 8 版分期系统将 HPV 相关性口咽癌和 HPV 阴性口咽癌作为独立的疾病,具有不同的分期方法(表 26 - 1～表 26 - 3)、临床特点、肿瘤特征和预后(表 26 - 4)。

表 26 - 1　AJCC 第 8 版 HPV 相关性口咽癌分期

分期	标　准
原发肿瘤(T)	
T_x	原发肿瘤无法评价
T_0	无原发肿瘤证据
T_{is}	原位癌
T_1	肿瘤最大径≤2 cm
T_2	肿瘤最大径>2 cm,≤4 cm
T_3	肿瘤最大径>4 cm,或侵犯会厌的舌面
T_4	肿瘤侵犯喉、舌的外部肌肉、翼内肌、硬腭或下颌骨或更远
区域淋巴结(N)	
临床 N(cN)	
N_x	区域淋巴结无法评价
N_0	无区域淋巴结转移
N_1	同侧单个或多个淋巴结转移,最大径≤6 cm
N_2	同侧单个或多个淋巴结转移,最大径≤6 cm
N_3	对侧或双侧淋巴结转移,最大径≤6 cm
病理 N(pN)	
N_x	区域淋巴结无法评价
pN_0	无区域淋巴结转移
pN_1	淋巴结转移数≤4 个
pN_2	淋巴结转移数>4 个
远处转移(M)	
M_0	无远处转移
M_1	有远处转移

表 26-2 AJCC 第 8 版口咽癌总体分期(临床)

	T	N	M
Ⅰ期	$T_0 \sim T_2$	$N_0 \sim N_1$	M_0
Ⅱ期	$T_0 \sim T_2$	N_2	M_0
	T_3	$N_0 \sim N_2$	M_0
Ⅲ期	$T_0 \sim T_3$	N_3	M_0
	T_4	$N_0 \sim N_3$	M_0
Ⅳ期	任何 T	任何 N	M_1

表 26-3 AJCC 第 8 版口咽癌总体分期(病理)

	T	N	M
Ⅰ期	$T_0 \sim T_2$	$N_0 \sim N_1$	M_0
Ⅱ期	$T_0 \sim T_2$	N_2	M_0
	$T_3 \sim T_4$	$N_0 \sim N_1$	M_0
Ⅲ期	$T_3 \sim T_4$	N_2	M_0
Ⅳ期	任何 T	任何 N	M_1

表 26-4 HPV 相关性口咽癌与 HPV 阴性口咽癌的不同特点

特 征	HPV 相关性口咽癌	HPV 阴性口咽癌
患者特征		
确诊时平均年龄	59 岁	60 岁
男性占比(美国)	86.9%	76.8%
种族(美国)	90%白人	75.9%白人
吸烟	吸烟者与非吸烟者的 HPV 相关性口咽癌发病率均呈上升趋势	
酒精摄入	HPV 阴性口咽癌患者酒精摄入量较 HPV 相关性口咽癌患者更高	
性生活史	性伴侣数量较多是 HPV 相关性口咽癌的危险因素	
肿瘤特征		
美国发病率 (每 10 万人)	4.62	1.82
头颈癌中占比	HPV 相关性头颈癌中 94.2%为口咽癌	HPV 隐形头颈癌中 72.8%为口咽癌
病理学表现	未成熟,基底样,非角质化上皮	角化上皮
肿瘤特异死亡率	HPV 相关性口咽癌预后更好[调整后的风险比(aHR)0.40,$P < 0.001$]	

（续表）

特征	HPV 相关性口咽癌	HPV 阴性口咽癌
生物学特征		
基因突变	编码 DNA 损伤反应蛋白，FGF 和 JAK - STAT 信号蛋白以及免疫相关基因（如 $HLA - A/B$）更频繁地突变；$PIK3CA$ 突变常见。	$TP53$ 和细胞周期途径的异常（如 CDKN2A 丢失）；氧化应激调节更频繁地发生突变
其他异常	p53 和 Rb 分别由 E6 和 E7 降解	无报道

本例患者为左侧舌根 HPV 相关性鳞状细胞癌（$pT_3N_0M_0$，Ⅱ期），根据 CSCO 2021 指南，属于局部晚期口咽癌。根据 NCCN 2021 v3 指南中 HPV 相关性口咽癌诊疗路径（图 26-9），本例患者采用"左舌颈联合根治术＋左颈淋巴结清扫术＋左股前外侧皮瓣修复术＋气管切开术"的手术方案，术后密切随访。

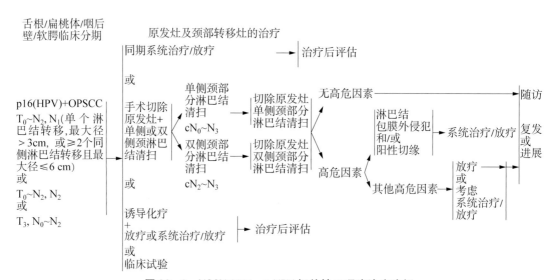

图 26-9　NCCN 2021 v3 HPV 相关性口咽癌诊疗路径

口咽癌的手术治疗，常规方法是开放性手术。近年来，随着微创理念的普及，经口机器人手术（TORS）也较多地被运用于口咽癌外科治疗。但是机器人手术在微创的同时，也具有一些明显的缺点，包括操作空间有限、根治力度不够、术后出血并发症相对较多，因此，在选择时要谨慎。本例患者肿块较大，显然不适合应用经口机器人手术。

事实上，除了手术，放疗在口咽癌的治疗上也占有非常重要的位置。对于术后放疗，一般应在术后 6 周内进行，具有一般高危因素者（$T_3 \sim T_4$、$N_2 \sim N_3$、淋巴结位于Ⅳ或Ⅴ区、脉管侵犯、周围神经浸润）建议术后单纯放疗，切缘阳性/不足或淋巴结包膜外侵犯者建议同期放化疗。研究显示，有淋巴结包膜外侵犯和（或）镜下手术切缘距病灶<1 mm 者接受术后同期放化疗较单纯放疗者有明显的生存获益。当需要辅助放疗时，减少具备有利因素[如手术切缘阴性和（或）肿瘤早期]患者的辐射剂量，可在保持疗效的同时改善治疗相关并发症。

目前的主流观点认为，对于局部晚期口咽癌，放疗联合顺铂化疗是标准的治疗模式。对于不适合使用顺铂的患者,可给予放疗联合西妥昔单抗。对于 HPV 阳性患者,2 项前瞻性随机研究证实放疗联合顺铂化疗显著优于放疗联合西妥昔单抗。对于不适合接受同期药物治疗的局部晚期患者可接受单纯放疗,特别是同期治疗生存获益不明确的高龄患者(>70 岁)。对于分期 T_4 或 $N_{2c}{\sim}N_3$ 的患者,可考虑行诱导化疗以缩小肿瘤负荷,同时有可能降低远处转移的风险。对于接受根治性放疗的 $N_2{\sim}N_3$ 患者,3 个月后的 PET/CT 对于残留病灶具有很高的诊断价值,如果显示完全缓解,则无须进行颈部淋巴结清扫。对于放疗/同期放化疗后肿瘤残留或局部复发的患者,推荐有条件者接受挽救性手术。总之,对于局部晚期口咽癌,目前缺乏手术(通常需要联合术后放疗或放化疗)与同期放化疗的前瞻性对照研究。治疗方式的选择应基于肿瘤的大小、位置、手术后可能的功能障碍、手术或放疗医生的治疗水平和经验,强烈建议多学科综合治疗团队对生活质量和治疗结果(治疗的有效性、功能维持、并发症等)做出完整评估后决定。

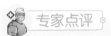 **专家点评**

　　HPV 相关性口咽鳞状细胞癌(oropharyngeal sequamous cell carcinoma,OPSCC)是高收入国家中发病率增长最快的癌症之一。口咽癌由于位置隐蔽,早期无明显症状,因此被发现时多为中晚期,加之口咽位于消化道和呼吸道的交叉起始部位,口咽癌的肿瘤侵犯或是外科切除都会造成患者的严重功能障碍。这些都使得口咽癌的治疗极为复杂,极具难度。近期的研究显示,HPV 与口咽癌的发生、发展关系密切,能够明显影响口咽癌的治疗效果及预后。最新的(第 8 版)UICC/AJCC 分期系统特别将 HPV 相关性口咽癌与 HPV 阴性口咽癌分开,以解释前者预后的改善。

　　本例患者为晚期舌根癌患者,HPV 阳性,确诊过程漫长,手术过程复杂,包括肿瘤的根治和同期修复。虽然目前口咽癌的治疗还存在很多争议,但是外科根治手术加上术后放化疗无疑是这个患者的最佳治疗方式。事实上,由于其更好的预后和年轻人中更高的发病率,许多正在进行的临床试验在研究针对低风险 HPV 相关性口咽癌患者的去强化治疗,包括不同的患者分层标准及放射剂量降级标准,作为改善生活质量并保持可接受的生存结果的治疗手段。此外,HPV 相关性口咽癌的靶向疗法和免疫疗法也已成为特别受关注的领域。特别需要指出的是,由于早期症状不明显,口咽癌大多在确诊时即为中晚期,因此,需要进一步探索口咽癌的分子癌变基础和临床诊疗过程,尤其是识别和验证可能的诊断生物标志物,以指导早期发现和精准治疗,并改善患者的预后。

病例提供单位:上海交通大学医学院附属第九人民医院

整理:王钰璞

述评:阮敏

参考文献

[1] LECHNER M, LIU J, MASTERSON L, et al. HPV-associated oropharyngeal cancer: epidemiology, molecular biology and clinical management [J]. Nat Rev Clin Oncol, 2022,19(5): 306 - 327.

［2］CHI AC，DAY TA，NEVILLE BW. Oral cavity and oropharyngeal squamous cell carcinoma——an update［J］. CA Cancer J Clin，2015，65(5)：401－421.

［3］ADELSTEIN DJ，ISMAILA N，KU JA，et al. Role of treatment deintensification in the management of p16＋ oropharyngeal cancer：ASCO provisional clinical opinion［J］. J Clin Oncol，2019，37(18)：1578－1589.

［4］MAHAL BA，CATALANO PJ，HADDAD RI，et al. Incidence and demographic burden of HPV-associated oropharyngeal head and neck cancers in the United States［J］. Cancer Epidemiol Biomarkers Prev，2019，28(10)：1660－1667.

［5］张志愿. 口腔颌面外科学［M］. 8版. 北京：人民卫生出版社，2020.

［6］NCCN Clinical Practice Guidelines in Oncology (NCCN Guidelines) Head and Neck Cancers Version 2. 2021—March 26，2021 http://www. nccn. org/patients.

［7］LEWIS JS JR. Morphologic diversity in human papillomavirus-related oropharyngeal squamous cell carcinoma：Catch me if you can［J］! Mod Pathol，2017，30(s1)：S44－S53.

［8］MEHANNA H，EVANS M，BEASLEY M，et al. Oropharyngeal cancer：United Kingdom National Multidisciplinary Guidelines［J］. J Laryngol Otol，2016，130(S2)：S90－S96.

［9］ZHANG Y，FAKHRY C，D'SOUZA G. Projected association of human papillomavirus vaccination with oropharynx cancer incidence in the US，2020－2045［J］. JAMA Oncol，2021，7(10)：e212907.

病例27 颈部包块，"元凶"竟在口腔

主诉

患者，男性，52岁，口底鳞癌伴双颈部淋巴结转移化疗后2周。

病史摘要

现病史：患者于1年前偶然发现右颈部鹌鹑蛋大小肿物，无疼痛不适，自行口服抗生素(具体不详)抗感染治疗1周，颈部肿块无明显缩小，因无不适，未进一步求治。后颈部肿块逐渐增大。半年前患者偶然发现舌下口底黏膜溃疡，无明显疼痛、不适，自行口服抗生素(具体不详)抗感染治疗2周无效，未予重视。2个月前自觉口底溃疡增大明显，伴疼痛、不适且影响进食，遂进一步求治于我科专家门诊。门诊仔细询问患者病史并查体，发现患者中线偏右口底黏膜处有一溃疡状肿物，约4cm×2.5cm大小，边缘不规则，基底部浸润，肿物波及下颌舌侧牙龈、舌腹，并过中线，触痛明显。双侧颈部多发肿大淋巴结，较大者位于右颌下区，4cm×3cm大小，质韧，与皮肤粘连，活动度较差。颌面部增强CT可见舌腹口底不规则高密度影，两侧颈部多发淋巴结肿大。门诊初步诊断为口底鳞癌伴双颈部淋巴结转移可能。为证实临床判断，门诊局麻下行切取活检，术后病理提示："舌腹、口底"黏膜鳞状细胞癌，高-中分化。明确诊断为"口底黏膜鳞状细胞癌伴双侧颈部多发淋巴结转移"($cT_3N_3M_0$)。考虑到患者已为恶性肿瘤晚期，肿瘤负荷较重，加之身体营养状态不佳，评估其对手术耐受性较差，遂建议患者先于肿瘤内科行诱导化疗，同时增强营养摄入。后患者于肿瘤内科行2周期

TP方案＋尼妥珠单抗靶向治疗,疗程结束后临床评价其治疗效果较好,舌腹、口底病灶及双侧颈部转移淋巴结较治疗前明显缩小。现患者为化疗后2周,门诊以"口底鳞癌化疗后"收入院,拟行手术治疗。

患者自发病以来,近半年出现口底黏膜溃疡症状后,饮食较差,睡眠一般,大小便正常,体重下降明显。

既往史:否认高血压、心脏病、糖尿病、慢性支气管炎等慢性病史;否认结核、肝炎等传染病史;无手术及外伤史、输血史;否认食物及药物过敏史;预防接种史不详。

个人史:无异地及疫区久居史,无化学性物质、放射性物质、有毒物质接触史,吸烟、饮酒史30年,平均30支/日,白酒500克/日。

婚育史:离婚,已生育,育有1子。

家族史:否认家族性遗传病及肿瘤病史。

入院体检

身高175 cm,体重60 kg,T 36.5℃,P 87次/分,R 21次/分,BP 136/81 mmHg。患者神清,查体配合,面型基本对称,未见明显畸形;双侧颞下颌关节动度基本一致,未闻及明显弹响及杂音,张口度正常,张口型居中无偏斜,口内恒牙列,口腔卫生较差,伸舌居中,抬舌运动轻微受限,舌腹及前口底黏膜可见一溃疡型肿物,跨过舌系带,主体居右,大小约2 cm×1.5 cm,质地较硬,边缘浸润,界不清,触痛明显;余未见明显异常(图27-1)。双侧颈部可扪及多发肿大淋巴结,右颌下较大者约4 cm×3 cm,质地硬,活动度较差,与颌下腺粘连,无明显触压痛;左颈部Ⅱ区可触及1 cm×1.3 cm大小质硬淋巴结,触压痛(一),边界一般;余未见明显异常。

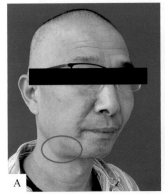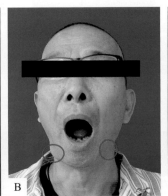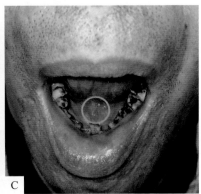

图27-1　患者术前正侧面照与口腔内病变

A. 右颌下较大淋巴结大小约4 cm×3 cm,质地硬,活动度较差,与颌下腺粘连,无明显触压痛(红色实线椭圆圈);B. 双侧颈部可扪及多发肿大淋巴结(红色实线椭圆圈);C. 舌腹及前口底黏膜见一溃疡型肿物,跨过舌系带,主体居右,大小约2 cm×1.5 cm(蓝色实线椭圆圈)

辅助检查

(1) 门诊化疗前肿块活检病理图像:镜下可见异形鳞状上皮侵袭性生长,局部癌巢形成(图27-2)。病理诊断为:"舌腹、口底"黏膜鳞状细胞癌,高-中分化。

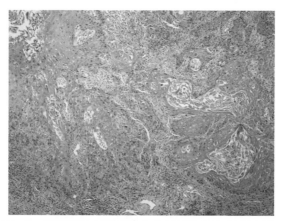

图 27-2　显微镜下,异形鳞状上皮侵袭性生长,局部癌巢形成

（2）诱导化疗前头颈部 CT 检查（图 27-3）。

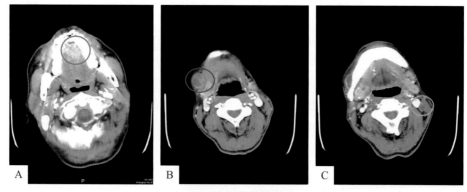

图 27-3　患者化疗前头颈增强 CT 影像

A. 口内原发灶大小 4 cm×2.5 cm,累及下颌牙龈、舌腹,过中线（蓝色实线圆圈）；B. 颈部淋巴结右Ⅰ区转移淋巴结,大小 4 cm×3 cm,临床评估包膜外侵犯（ENE）（＋）（红色实线圆圈）；C. 左Ⅱ区转移淋巴结（绿色实线圆圈）

（3）诱导化疗后头颈部 CT 检查（图 27-4）。

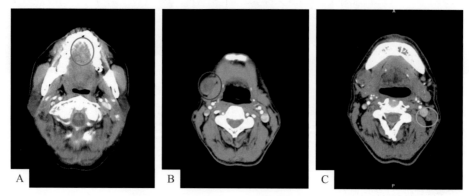

图 27-4　诱导化疗后头颈增强 CT 影像

A. 口内原发灶化疗后缩小明显,大小约为 2 cm×1.5 cm,未累及牙龈,过中线（蓝色实线圆圈）；B. 右颈Ⅰ区转移淋巴结无明显变化（红色实线圆圈）；C. 左颈Ⅱ区转移淋巴结有缩小（绿色实线圆圈）

（4）诱导化疗后胸部 CT 检查（图 27 - 5）。

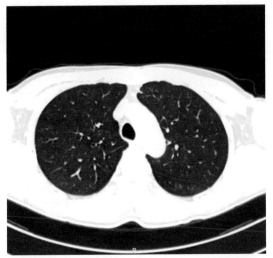

图 27 - 5 诱导化疗后肺 CT 影像,两肺无明显转移

初步诊断

口底黏膜鳞状细胞癌伴双颈淋巴结转移化疗后（$cT_3N_3M_0$）。

治疗及转归

入院后完善术前相关检查,排除手术绝对禁忌,全麻下行"口底、舌、下颌骨、双颈联合根治术＋血管化游离股前外侧皮瓣修复术＋气管切开术"（图 27 - 6）。术后病理诊断显示:"原发灶"软组织内见鳞状细胞癌,高-中分化,肿瘤侵犯神经;送检切缘"前、后、左、右、舌底、口底"均阴性;送检淋巴结"左Ⅱ、Ⅲ区"各 1 只内见肿瘤转移（＋）,"右Ⅰ区"1 只（肿瘤累及至包膜外软组织）、"Ⅱ区"2 只内见肿瘤转移（＋）,其余淋巴结均为阴性。术后常规予以抗炎、消肿、营养对症支持治疗,术后创口愈合顺利,于术后 12 天顺利出院。术后 1 个月复诊,患者恢复良好（图 27 - 7）,并按计划接受术后预防性调强放疗。

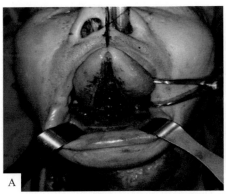
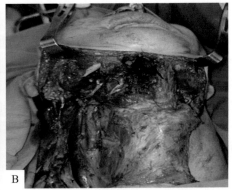

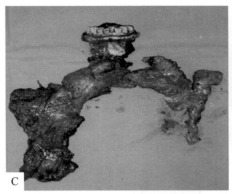
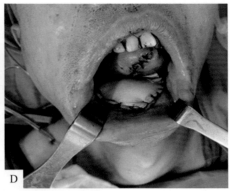

图 27-6　患者手术过程照片，口底、舌、下颌骨、双颈联合根治术＋游离股前外侧皮瓣修复术＋气管切开术

A.口底、舌原发癌灶切除后口内缺损情况；B.颈淋巴清扫术后颈部术区；C.口底、舌、下颌骨肿瘤及双侧颈部淋巴结清扫组织标本；D.股前外侧皮瓣修复口底缺损

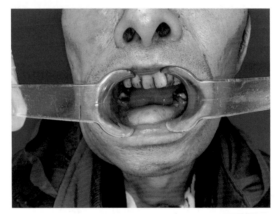

图 27-7　术后 1 个月复诊照片，口内皮瓣愈合良好，功能恢复良好

最终诊断

舌腹、口底鳞状细胞癌伴双颈淋巴结转移（$pT_3N_3M_0$）。

讨论与分析

大多数口腔颌面头颈部肿瘤患者是由于肿物引起体征与不适症状而就诊于肿瘤专科门诊，其中一部分患者会表现为单侧或双侧无痛性颈部肿块在最近几个月中增大，并且在就诊前往往已经接受了几个疗程的抗生素治疗，疗效不佳。当这些颈部肿物被头颈肿瘤科尤其是口腔颌面-头颈肿瘤专科医师判断为不正常的颈部淋巴结肿大，且怀疑为恶性时，必须寻找其原发灶，这也是本病例的诊断难点。一般而言，无论原发肿瘤最后能否找到，全面的口腔颌面-头颈部体格检查对于最终明确诊断以及制订后续治疗计划都至关重要。仔细询问病史是第一步，患者的症状和体征有助于鉴定病灶原发部位。另外，不偏倚单一器官的症状也非常重要。出血、鼻塞或伴发持续的中耳炎往往提示鼻咽为原发部位，而吞咽困难、发音困难提示口咽或下咽原发病变，声音改变则提示喉的原发病变。在此基础上，颈部包块的具体位置可以进一步提供原发肿瘤可能来源的线索。例如,口咽癌如扁桃体癌和舌根癌常伴有颈内静脉上组淋巴结病变,口腔原发癌灶则易引起颌下三角及颈深上组淋巴结异常肿大,锁骨上淋巴结肿大提示有肺癌或胃癌转移的可能性。根据这些线索,如果怀疑某个原发部位,在体格检查、影像学检查或诊断性内镜检查的基础上,还经常需要进行活检病理,借助"金标准"以印证诊断。

事实上,肿大淋巴结的病理检查本身对于原发病灶的寻找也具有重要提示作用。细胞学穿刺提示癌细胞分化差、无角化,往往提示鼻咽部原发性恶性肿瘤可能性大;如果 PCR 提示同时合并 EB 病毒的存在,就强烈提示为鼻咽癌可能;如果穿刺细胞学提示为典型的鳞癌,PCR 显示有 HPV 感染,那么口咽癌的可能性就会比较大,此时,需要更加仔细地检查扁桃体、舌根等位置是否有小的、不易发现的原发肿块;如果穿刺细胞学提示腺癌,特别是颈部肿大淋巴结位于低位区域,那么就需要考虑是否有肺癌转移的可能。

然而,并不是所有的颈部转移癌最后都可以明确原发肿瘤灶及其位置,此种特殊的肿瘤亚组约占所有头颈癌的 2%～9%。由于此种类型病例的存在,为了定位肿瘤的原发部位,除了常规的头颈部 CT 和胸部 CT 检查外,PET/CT 检查技术也在当前被越来越多的口腔颌面-头颈肿瘤专科医师广泛使用。CT 检查提供解剖学信息,PET/CT 检查可提供代谢信息。已有研究显示,PET/CT 检查在鉴别头颈部以外的原发灶方面是有用的,因为 24.3% 的颈部转移癌的原发肿瘤被发现位于锁骨平面以下的身体其他部位,并且 PET/CT 检查可以发现 24.5% 的颈部转移癌患者(经 CT 检查和内镜检查为阴性)的原发灶。

幸运的是,此病例中,我们经过对患者病史详细的询问和分析,通过体格检查发现了引起颈部淋巴结异常肿大的前口底溃疡状肿物,并通过切取活检证实为"鳞状细胞癌",进而证实了两者之间的因果关系,在寻找颈部转移癌的原发灶过程中并未"大费周章",加之头颈CT 等影像学检查的辅助,较顺利地得出了"口底鳞状细胞癌伴双颈淋巴结多发转移"这一初步诊断,从而为后续进行准确的个体化治疗奠定了基础。需要强调的是,早期口底癌常需与溃疡性疾病如创伤性溃疡相鉴别,后者一般具有明确的创伤诱发因素,并且具有自愈性,大多 2 周以内可以自行愈合,病程极少超过 1 个月。中、晚期口底鳞癌需与舌下腺癌鉴别,后者位置较深,黏膜早期大多完整,后期可见黏膜血管扩张,极少有溃疡。对于本例患者,我们最终也是通过病理活检排除了炎性溃疡和舌下腺来源的唾液腺癌。

在恶性肿瘤的诊疗过程中,明确肿瘤的病理类型之后,一定要对肿瘤进行临床 TNM 分期,这对确定最后的治疗方案非常必要。回到这个病例,此患者在门诊就诊时,查体后发现其口底黏膜原发癌灶大小为 4 cm×2.5 cm,累及下颌牙龈、舌腹,并过中线;同时双侧颈部淋巴结多发肿大,较大者为右颌下区一淋巴结,大小为 4 cm×3 cm,与皮肤粘连、活动度较差,提示包膜外转移。再结合头颈部 CT、胸部 CT 检查,确定此患者肿瘤临床分期为 $T_3N_3M_0$,为口腔癌晚期,尚具备手术指征。

口底癌作为一种较常见的口腔癌,是指发生在口底黏膜的癌,病理类型以鳞状细胞癌为主,好发年龄为 40～60 岁。口底鳞癌以发生在舌系带两侧的前口底最为常见,表现为局部出现溃疡或肿块。由于口底区域不大,故极易侵犯舌系带而至对侧,并很快向前侵及下牙龈和下颌骨舌侧骨板,进一步侵入骨松质后可使下前牙发生松动甚至脱落,影响患者进食。本例患者就是因为溃疡疼痛而逐步影响进食,导致后期体重明显下降。口底癌进一步发展,除了波及侧口底外,还可以进一步侵及舌腹,晚期向深层侵犯口底诸肌群。侵犯舌体后可导致舌运动障碍,甚至固定于口腔内。此时患者多有自发性疼痛,常伴有流涎。这些体征与症状,在本例患者身上均有不同程度的表现。因此,在手术上,我们将口底黏膜及舌侧的下颌骨做了扩大切除,在此基础上,将口底肌肉组织贯穿式切除,特别是口底肌肉的附着起止点,最大限度地达到根治,降低局部的复发概率。

肿瘤的根治必然会导致局部的较大缺损,因此,缺损的修复是本病例的另一个诊疗难点。该患者由于口底组织的广泛切除,加上双侧颈部都做了清扫,因此,很难借用邻近组织将术区创口一期关闭缝合,勉强拉拢缝合势必导致术后伤口开裂、感染,一旦波及颈部动脉,很可能造成生命危险。本例患者缺损涉及舌腹及整个口底,舌体的创口通常用舌腹外侧缘折叠后缝合关闭,口底则利用游离皮瓣进行修复。通过运用股前外侧皮瓣进行口底重建,并将携带的一小段股外侧肌覆盖节段性切除下颌骨后遗留的无效腔,同时填充口底及颌下区无效腔,以保证消除创面无效腔和保障舌的运动。需要注意的是,在制取股前外侧皮瓣时应注意尽量不要携带太多的肌肉,因修复口底缺损时如皮瓣组织量太大会限制舌体运动,导致拔管时间延迟,并使颌舌沟形态消失而导致流涎,影响患者的生活质量。

口底癌的颈部淋巴结处理一直存在争议:首先,对于早期口底癌,是否一定要进行淋巴结清扫,临床医生的意见并不一致。一部分认为,早期 $T_1 \sim T_2$ 口底癌,如果临床和影像学检查评估均无淋巴结转移,完全可以观察,因为过度的颈部淋巴结清扫一方面会产生一些术后并发症,如颈肩功能障碍,另一方面,也会影响局部的免疫状态;另一部分则认为,口底癌,无论早期、晚期,无论临床是否有可疑的转移淋巴结,都至少应该进行双侧肩胛舌骨上淋巴结清扫。其次,对于晚期口底癌,或者再扩大一些,对于晚期口腔鳞癌,是否需要做术前化疗也存在很大争议。一部分临床医生认为术前化疗可以缩小晚期口腔癌的肿瘤面积,减轻机体的肿瘤负荷,降低远处转移的概率,对于提高患者的总体生存率具有积极作用;但是,也有许多医生通过一些回顾性研究,提出术前化疗并没有提高患者术后 5 年生存率,反而是化疗带来的各种不良反应严重影响了患者的生活质量,打击了患者体质,不利于后期的手术恢复。对于这些争论,上海交通大学医学院附属第九人民医院通过大样本的前瞻性临床研究,发现术前化疗并未能提高晚期口腔癌包括口底鳞癌患者的总体生存率。但是,通过分层分析,发现对化疗敏感的患者,是可以从术前诱导化疗中生存获益的。由此,对于本例患者,术前化疗及靶向治疗明显缩小了肿瘤范围,可以判定为敏感型,所以术前化疗会大概率提高该患者的 5 年生存率。

最后,由于该患者是晚期口底癌患者,长期进食困难,导致体重严重下降,身体的各项机能也可能相应减退,我们需要在术前考虑到这些因素,包括患者的总体健康状况和功能状态是否能耐受这样一个头颈肿瘤大手术,患者是否伴有全身系统性疾病而进一步增加手术风险。针对这些,我们在手术前对患者进行数周的肠内高营养支持治疗,以改善其营养、免疫状态,让患者以较好的身体状态去耐受手术。终于,在周密严谨的术前准备与安排下,该患者于肿瘤内科顺利进行完 2 周期靶向治疗及化疗后,接受了"口底、舌、下颌骨、双颈联合根治术+血管化游离股前外侧皮瓣修复术+气管切开术"。术后患者恢复良好,顺利出院,并按计划进行了辅助放疗。患者随访至今,肿瘤控制良好,无明显复发及远处转移迹象。

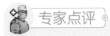 专家点评

　　鼻咽癌、口咽癌和口腔癌的首发症状均有可能表现为颈部淋巴结肿大,也就是首先出现淋巴结转移。一般而言,颈部转移淋巴结的原发病灶大多位于头面部,小部分可来自肺或胃等。在这些病例中,原发肿瘤一般可以通过细致的临床检查、影像学检查或诊断性内镜检查而发现,PET/CT 对于寻找不明原因的颈部转移淋巴结也有重要价值,因此口腔颌面-头颈肿瘤专科医师应有这方面的意识,充分了解局部与整体的辩证关系。此病例中,患者因颈部渐进性增大的无痛肿物和口底黏膜溃疡就诊,临床医师敏锐地意识到二者之间存在的可能因果关联,并通过影像学检查和病理活检予以证实,得出了"口底癌伴发双颈多发淋巴结转移"这一正确诊断,从而为后续制订合适的个体化治疗方案奠定了基础。治疗上,晚期口底癌常采用术前诱导化疗、手术、术后辅助放疗这一经典的"三明治"综合序列疗法,尤其是手术环节,需要在根治肿瘤的基础上进行缺损的同期修复重建,具有较高的难度与复杂性。同时,在治疗期间,因为患者存在进食、吞咽困难而导致其营养状态往往不佳,针对这一情况,围术期的营养支持治疗也是不可缺少的。患者维持在一个良好的营养及免疫状态,对顺利完成晚期恶性肿瘤的整个综合序列治疗十分有利。

病例提供单位:上海交通大学医学院附属第九人民医院

整理:张晓晨

述评:阮敏

参考文献

[1] GRAU C, JOHANSEN LV, JAKOBSEN J, et al. Cervical lymph node metastases from unknown primary tumors. Results from a national survey by the Danish Society for Head and Neck Oncology [J]. Radiother Oncol,2000,55(2):121-129.

[2] KENNEL T, GARREL R, COSTES V, et al. Head and neck carcinoma of unknown primary [J]. Eur Ann Otorhinolaryngol Head Neck Dis,2019,136(3):185-192.

[3] QURESHI TA, WASIF M, AWAN MS, et al. Role of contrast enhanced computed tomography in assessing cervical lymph node metastases in oral cavity squamous cell carcinoma [J]. J Pak Med Assoc,2021,71(3):826-829.

[4] FARWELL DG, REILLY DF, WEYMULLER EA JR, et al. Predictors of perioperative complications in head and neck patients [J]. Arch Otolaryngol head Neck Surg,2002,128(5):505-511.

[5] DUBNER S, HELLER KS. Local control of squamous cell carcinoma following marginal and segmental mandibulectomy [J]. Head Neck,1993,15(1):29-32.

[6] CARIATI P, CABELLO SERRANO A, ROMAN RAMOS M, et al. Behavior of squamous cell carcinoma of the floor of the mouth. Is supraomohyoid neck dissection sufficiently safe to manage clinically N0 patients [J]? Acta Otorrinolaringol Esp (Engl Ed),2019,70(2):68-73.

[7] JIA J, JIA MQ, ZOU HX. Lingual lymph nodes in patients with squamous cell carcinoma of the

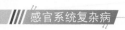

tongue and the floor of the mouth [J]. Head Neck, 2018,40(11):2383 - 2388.

[8] YU P. Characteristics of the anterolateral thigh flap in a western population and its application in head and neck reconstruction [J]. Head Neck, 2004,26(9):759 - 769.

[9] GONG ZJ, WANG K, TAN HY, et al. Application of thinned anterolateral thigh flap for the reconstruction of head and neck defects [J]. J Oral Maxillofac Surg, 2015,73(7):1410 - 1419.

皮肤系统复杂疾病

病例28 反复脓疱样皮疹,凝血功能异常:是药物作用、基因驱动还是自身免疫反应?

主诉

患者,女性,27 岁,关节疼痛 1 个月,全身脓疱样皮疹 1 周。

病史摘要

现病史:患者于 2017 年 3 月初无明显诱因下出现左肩胛持续性中度刺痛,伴肩关节活动受限,无放射痛,未予重视。1 周后出现右膝关节疼痛,性质同肩部。2017 年 3 月 10 日自觉发热,体温未测,伴夜间盗汗,同时出现胸部牵拉痛,偶有心悸,无咳嗽、咳痰、寒战等不适。2017 年 3 月 12 日至我院急诊就诊,测体温 38.5℃,查 WBC 22.01×10⁹/L, N％ 91％, CRP 86 mg/L,肌酸激酶同工酶(CK－MB)6.1 ng/ml,肌钙蛋白 3.89 ng/ml,心电图示窦性心动过速(心率 120 次/分),ST－T 改变(Ⅰ、Ⅱ、aVF, V2～6 导联呈弓背样抬高),胸部 CT 示两肺多发渗出改变并少量胸腔积液,心影增大,考虑病毒性心肌炎,自身免疫相关心脏损害待排。予吸氧,当日予左氧氟沙星、头孢呋辛抗感染,硝酸异山梨酯扩冠后无明显好转,收入院进一步诊治。查免疫指标阴性,右膝关节和左肩关节 MRI 提示炎症水肿,请心内科和风湿免疫科会诊,考虑心肌损害与感染相关,关节疼痛为感染性或反应性,先后予头孢曲松＋阿奇霉素、头孢哌酮＋甲硝唑抗感染,辅酶 Q₁₀、盐酸曲美他嗪、果糖二磷酸钠、磷酸肌酸钠营养心肌,塞来昔布止痛、抗炎治疗,并于 2017 年 3 月 24～26 日加用甲泼尼龙 20 mg 静滴抗炎,症状暂时改善后再度加重,故于 3 月 27 日起改为甲泼尼龙 40 mg 静滴抗炎,羟氯喹、白芍总苷调节免疫;3 月 31 日起改为醋酸泼尼松 20 mg bid 口服,体温恢复正常,心肌蛋白和炎症指标明显好转后出院。2017 年 4 月 12 日因膝关节疼痛再次加重至风湿免疫科就诊,考虑反应性关节炎治疗效果不佳,排除肝炎、结核等禁忌后予重组人Ⅱ型肿瘤坏死因子受体抗体融合蛋白 25 mg qw,米诺环素 50 mg bid,自觉关节痛好转,但用药后数日患者出现前胸区红斑和小脓疱样皮疹,并蔓延至颜面部、躯干和上肢,伴有疼痛及发热,体温最高 39.3℃。2017 年 4 月 19 日收至风湿科住院,予甲泼尼龙 80 mg 静滴 1 天、40 mg 静滴 2 天,静脉丙种免疫球蛋白 20 g×2 d 控制病情,患者仍有发热,体温 37.8℃,下肢有新发红斑、脓疱、脱屑,皮肤科会诊考虑急性泛发性发疹性脓疱病,遂转入我科进一步诊治。

病程中患者神清,精神萎,食欲及睡眠可,大小便正常,近期体重无明显增减。

既往史: 既往体健,否认高血压、糖尿病等慢性病史;否认肝炎、结核等传染病史;否认外伤、手术及输血史;否认食物及药物过敏史。

个人史: 出生并生长于厦门,目前生活在上海。否认烟酒嗜好,否认疫水、疫区接触史。

婚育史: 未婚未育。

家族史: 否认家族遗传性疾病史。祖母有关节痛病史,具体不详。

入院体检

T 38.3℃,P 107 次/分,R 18 次/分,BP 98/51 mmHg。神志清,精神萎;两肺呼吸音清,未闻及干、湿啰音,心律齐,各瓣膜未及杂音;腹平软,无压痛及反弹痛;左侧髋关节 4 字征阳性,其余关节无肿痛,双下肢无水肿。

专科查体:颜面、躯干、四肢见片状红斑,融合成片,上可见粟米大小脓疱,周身脱大量皮屑(图 28-1)。皮肤、黏膜未见瘀点、瘀斑及活动性出血。

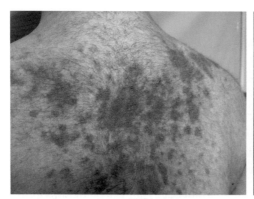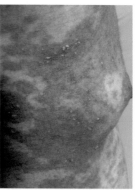

图 28-1　急性泛发性发疹性脓疱病胸背部皮损。背部、胸部片状红斑,融合成片,上可见粟粒大小脓疱

辅助检查

(1) 血常规:

(2017-4-19)WBC $22.41×10^9$/L, N% 89.2%, RBC $3.88×10^{12}$/L, Hb 120 g/L, PLT $241×10^9$/L。

(2017-5-22)WBC $11.8×10^9$/L, N% 83.2%, RBC $3.21×10^{12}$/L, Hb 98 g/L, PLT $295×10^9$/L。

(2017-5-27)WBC $18.3×10^9$/L, N% 86.4%, RBC $2.99×10^{12}$/L, Hb 86 g/L, PLT $298×10^9$/L。

(2) 生化(2017-4-19):肝肾功能、电解质、血糖、心肌蛋白未见明显异常。

(3) 凝血指标:

(2017-4-19)APTT 33.2 s, PT 12.5 s,国际标准化比值(INR)1.06,凝血酶时间(TT)16.5 s, Fg 5.2 g/L,纤维蛋白降解产物 20.6 mg/L, D-二聚体定量 6.63 mg/L。

(2017-5-22)APTT 63.5 s, PT 12.1 s, INR 1.03, TT 16.6 s, Fg 4.7 g/L,纤维蛋白

降解产物 5.6 mg/L，D-二聚体定量 1.2 mg/L。

(2017-5-27)APTT 108.1 s，凝血因子Ⅷ活性 0.6%，凝血因子Ⅷ抗体 16 BU，APTT 纠正试验(即刻)43.5 s，APTT 纠正试验(孵育 2 h)70.5 s。

(2017-6-26)APTT 90.7 s，凝血因子Ⅷ活性 0.5%，凝血因子Ⅷ抗体 64 BU。

(4) 自身抗体谱(2017-6-6)：ANA、ENA、dsDNA、ANCA、抗心磷脂抗体(IgG、IgA、IgM)、抗 β_2 糖蛋白 1 抗体、狼疮抗凝物质、HLA-B27 均阴性。

(5) 炎症指标(2017-4-19)：ESR 82 mm/h，CRP 86 mg/L。

(6) 感染指标(2017-4-22)：降钙素原、T-SPOT、铁蛋白、β-1,3 葡聚糖、巨细胞病毒、单纯疱疹病毒、IgM 阴性，血培养、脓液培养细菌和真菌未生长。

(7) 皮肤病理(2017-8-21)：腹部红斑脓疱处皮肤病理示表皮角化过度，角化不全，角层下大量中性粒细胞聚集形成脓疡，棘层肥厚(图 28-2)。病理诊断：角层下脓疱。

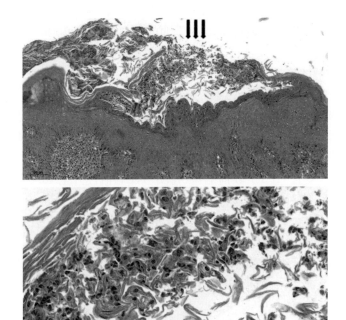

图 28-2　红斑脓疱处皮肤活检 HE 染色，角层下大量中性粒细胞聚集形成微脓疡(箭头，上 10×，下 40×)

(8) 胸部 CT 检查(2017-4-1)：两肺纹理增多，右肺中叶内侧段少许条索影。

(9) 基因测序：

(2019-11-11)自身炎症性疾病检测未发现可解释患者临床表型的致病或疑似致病性变异。

(2022-1-10)全外显子组测序未发现与临床表型高度相关且符合遗传致病模式的致病或可能致病变异。

初步诊断

急性泛发性发疹性脓疱病，反应性关节炎。

治疗及转归

患者入科时存在发热、多发红斑小脓疱、低蛋白血症,予甲泼尼龙 0.8 mg/(kg·d)＋静脉丙种免疫球蛋白 0.4 g/(kg·d)静滴,补充白蛋白,低分子肝素抗凝,每日仍有新发红斑脓疱,故行 6 次连续性肾脏替代治疗(continuous renal replacement therapy, CRRT),以清除循环炎症介质,全身红斑脓疱逐渐消退,无发热,激素逐渐减量。2017 年 5 月 20 日突然再次发热,体温最高 39.2℃,5 月 22 日第 6 次 CRRT 后右股导管局部少量渗血,5 月 23 日渗血增多,此时血培养提示金黄色葡萄球菌阳性,考虑金黄色葡萄球菌败血症,予万古霉素、克林霉素抗感染后体温正常。

2017 年 5 月 27 日测 APTT 明显延长,PT 正常,停用低分子肝素,予酚磺乙胺、注射用血凝酶、对氨甲基苯甲酸(PAMBA)止血,输注新鲜冰冻血浆,右股部少量渗血。根据患者皮肤自发性出血,孤立性 APTT 延长,排除狼疮抗凝物和抗凝药物的干扰,APTT 纠正试验(即刻)43.50 s,APTT 纠正试验(孵育 2 h)70.50 s,且凝血因子Ⅷ(FⅧ)活性降低,FⅧ抗体阳性,诊断为获得性血友病。2017 年 6 月 9 日予甲泼尼龙 0.8 mg/(kg·d)＋环磷酰胺(CTX)0.2 g/w＋新鲜冰冻血浆。2017 年 6 月 14 日第二次 CTX 后 APTT 延长减少,FⅧ活性升高,但当天出现肉眼血尿,考虑出血性膀胱炎,停用 CTX。

2017 年 6 月 21 日出现头颈部片状红斑,其上密集针尖大小脓疱,无发热及活动性出血,复查 APTT 延长(86.5 s),2017 年 6 月 27 日调整为泼尼松 50 mg qd＋硫唑嘌呤 100 mg bid 抑制免疫,后病情平稳出院。

2017 年 8 月 2 日复查 APTT 较前缩短(42.6 s),FⅧ活性升至 46.8%,FⅧ抗体转阴,但出现中性粒细胞缺乏,绝对计数 0.1×10⁹/L,遂停用硫唑嘌呤。2017 年 8 月 5 日出现发热、咳嗽,右拇指肿胀溢脓,予万古霉素＋克林霉素静滴,8 月 7 日加左氧氟沙星静滴,8 月 10 日全身突发红斑丘疹,部分融合,伴少许脓疱、脱屑,轻度瘙痒,WBC 10.7×10⁹/L,N% 63.6%,APTT 逐渐延长,FⅧ活性显著降低,FⅧ抗体未检出,予泼尼松 30 mg qd＋静脉丙种球蛋白治疗后皮疹逐渐消退,凝血指标无明显好转,亦无明显出血表现,门诊定期随访。

2018 年 5 月 7 日复查 APTT 92.9 s,FⅧ活性 0.6%,FⅧ抗体 32 BU,无明显活动性出血,予泼尼松 20 mg qd＋环孢素 75 mg q12 h po。2018 年 12 月因 APTT 进行性升高,考虑环孢素治疗无效,予停用。院内联合会诊后于 2018 年 12 月 6 日起予甲泼尼龙 40 mg＋利妥昔单抗 100 mg qw×4w＋静脉丙种球蛋白治疗,疾病控制良好。2019 年 9 月复查凝血指标异常,2019 年 9 月 18 日、9 月 25 日、10 月 2 日、10 月 9 日分别予甲泼尼龙 40 mg＋利妥昔单抗 100 mg qw＋静脉丙种免疫球蛋白治疗,凝血指标逐渐改善。2020 年 4 月 1 日和 2020 年 6 月 19 日因 APTT 轻度延长(39.1 s)、FⅧ活性降低(27.6%),两次予甲泼尼龙 0.8 mg/(kg·d)＋静脉丙种球蛋白 0.4 g/(kg·d)静滴 5 天巩固治疗。末次治疗至今随访 20 个月,患者无发热、皮疹、关节痛、出血等表现,血常规及凝血功能正常。

最后诊断

急性泛发性发疹性脓疱病,获得性血友病。

讨论与分析

急性泛发性发疹性脓疱病（acute generalized exanthematous pustulosis，AGEP）是一种急性发热性药疹。现常用的诊断标准如下。

（1）皮损特征：水肿性红斑基础上出现非毛囊性、泛发性、浅表性、无菌性小脓疱（直径<5 mm），可伴有其他皮损，如水疱、大疱、紫癜或靶形皮损。

（2）组织病理学表现为角层下脓疱或表皮内海绵状脓疱形成，疱腔内许多中性粒细胞，真皮浅层水肿，血管周围有以淋巴细胞、中性粒细胞、组织细胞等为主的炎性浸润。可伴有白细胞碎裂性血管炎及灶状角质细胞坏死。

（3）发热，一般体温>38℃。

（4）血常规白细胞总数升高，中性粒细胞升高（$>7\times10^9$/L）。

（5）急性发病，自然病程一般小于 15 天。

90%以上患者由药物引起，但也可能是由于接触化学品，或对某些病原体如巨细胞病毒、肺炎衣原体和大肠杆菌的反应。系统使用的抗生素是引起 AGEP 的主要致病药物，尤其是β-内酰胺类和大环内酯类抗生素，其他药物还包括抗肿瘤药、钙通道阻滞剂、质子泵抑制剂、非甾体抗炎药、羟氯喹。所有年龄均可发病，大多数年龄在 25 岁以上。在药物驱动的 AGEP 中，症状可能在最初药物干预的数小时、几天甚至几周内出现，平均天数为 9.1 天。一项包含 97 例 AGEP 的病例研究发现，从药物暴露到出现症状的中位时间抗生素为 1 天，其他所有药物为 11 天，因此，鉴别可疑药物具有挑战性。目前已有文献报道引起 AGEP 的药物（表 28 - 1）[1]。本病一般不复发，但再次使用致敏药物可引起 AGEP 复发。患者第一次 AGEP 发病前数周内有不明原因感染（感染性心肌炎、反应性关节炎）、多种药物使用史，包括系统使用抗生素（头孢类抗生素、左氧氟沙星、米诺环素、甲硝唑、阿奇霉素、塞来昔布）、重组人Ⅱ型肿瘤坏死因子受体抗体融合蛋白、羟氯喹。第二次 AGEP 发病前有万古霉素、克林霉素、左氧氟沙星系统使用史和感染表现（发热、咳嗽、化脓性甲沟炎）（图 28 - 3）。国内外文献检索未发现重组人Ⅱ型肿瘤坏死因子受体抗体融合蛋白引起 AGEP 的报道，相反，有英夫利昔单抗（一种 TNF - α 抑制剂）成功治疗 AGEP 的病例报道。后续治疗曾使用头孢类抗生素、塞来昔布、克林霉素、万古霉素，未诱发明确药物反应。患者再次口服羟氯喹后曾出现在片状红斑基础上的密集脓疱。故根据药物接触时间和后续用药反应，我们推测羟氯喹是第一次 AGEP 发生的诱因。第二次发病可能由左氧氟沙星诱发。一种或多种可疑药物的斑贴试验有助于识别 AGEP 的病因。斑贴试验阳性反应发生率为 18%～58%，阳性结果与 AGEP 类似，表现为红斑基础上小的无菌性脓疱。鲜有斑贴试验引起全身反应的报道，但阴性结果并不能排除药物引起 AGEP。

表 28 - 1　文献报道怀疑单一因素引起 AGEP 的药物

药物类型	药物类型
β-内酰胺类抗生素	非β-内酰胺类抗生素
阿莫西林	阿奇霉素
阿莫西林克拉维酸钾	环丙沙星

（续表）

药物类型	药物类型
阿莫西林舒巴坦	克林霉素
头孢氨苄	氨苯砜
头孢唑林	达托霉素
头孢吡肟	多西环素
头孢他啶	左氧氟沙星
头孢曲松	甲硝唑
头孢呋辛	米诺环素
厄他培南	莫西沙星
美罗培南	磺胺甲恶唑/甲氧苄啶
苯唑西林	万古霉素
哌拉西林他唑巴坦	
抗真菌药	**止痛药**
制霉菌素	塞来昔布
特比萘芬	布洛芬
	羟考酮
	对乙酰氨基酚/羟考酮
抗惊厥药	**钙通道阻滞剂**
卡马西平	地尔硫䓬
拉莫三嗪	尼卡地平
左乙拉西坦	硝苯地平
苯妥英钠	
丙戊酸钠	
其他药物	**其他药物**
安非他酮	美托洛尔
维布妥昔	孟鲁司特
羟氯喹	文拉法辛
伊马替尼	

（引自参考文献1）

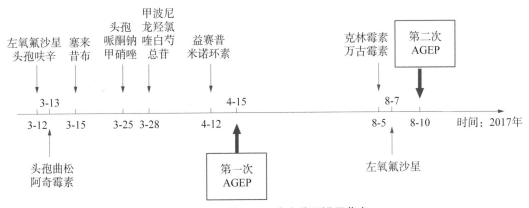

图 28-3 两次 AGEP 发生前可疑用药史

AGEP 与其他脓疱性皮损大多可从临床、病史和组织病理学相鉴别。泛发性脓疱性银屑病(generalized pustular psoriasis,GPP)与 AGEP 具有相似的临床表现,发病机制亦有相似之处,有时组织病理学难以区分。GPP 患者常有银屑病个人史或家族史,AGEP 少有银屑病史。有人认为应用糖皮质激素治疗或在银屑病进行期外用药可激发 GPP。GPP 皮疹分布更为广泛,AGEP 皮疹起初多见于皱褶部位。AGEP 脓疱发生迅速,针尖大小,存在时间短,药物停用后迅速缓解,通常少于 15 天;GPP 脓疱较大,发生缓慢,存在时间长。AGEP 患者常有药物反应和近期药物使用史,GPP 缺乏与药物的相关性。30% GPP 患者有关节炎,AGEP 关节受累罕见。组织学上,GPP 呈乳头瘤样增生,棘层肥厚,血管迂曲、扩张。本例患者既往无银屑病病史,应用糖皮质激素未加重病情,且治疗后皮疹逐渐缓解,长期随访无寻常型银屑病发生,亦无红皮病倾向,虽有反应性关节炎发生,但与前期感染有关,随着治疗关节症状消失,故首先考虑 AGEP。

AGEP 是一种 T 细胞介导的无菌性中性粒细胞炎症,为Ⅳ型药物超敏反应,因为皮肤内存在大量 T 细胞,涉及 T 细胞的反应在临床上具有显著的皮肤表现。许多 T 细胞是已接触抗原的记忆效应细胞,如果免疫原性药物穿透皮肤屏障或通过循环扩散到皮肤,这些 T 细胞会迅速应答。当个体暴露在病原体时,抗原提呈细胞通过主要组织相容性复合体(MHC)分子提呈抗原,导致 CD4、CD8 T 细胞活化。一旦这些和药物相关的 T 细胞活化、增殖,聚集在表皮和真皮,辅助性 Th17 细胞分泌的 IL-17、IL-22 协同刺激角质形成细胞产生 IL-8,使中性粒细胞聚集到表皮,引发 AGEP 相应的临床和组织病理学改变(图 28-4)。IL-36 受体拮抗剂(IL-36RN)基因突变与 GPP 相关。由于 AGEP 与 GPP 在临床表现和免疫机制上的相似性,有研究发现 AGEP 患者存在 IL-36RN 基因突变。我们进行了包含与银屑病相关的 CARD14 基因、脓疱性银屑病相关的 AP1S3 基因以及 IL36RN 基因等在内的自身炎症性疾病基因测序和全外显子测序,均未发现与临床表型相关的变异。

结合 AGEP 的发病机制和临床特点,去除诱因和及时应用糖皮质激素是治疗的关键。根据疾病严重程度的不同,治疗包括支持治疗、局部外用糖皮质激素、系统应用糖皮质激素和其他系统治疗,相关药物包括阿维 A、环孢素、英夫利昔单抗和静脉丙种球蛋白。AGEP 一般呈良性病程,脓毒血症和多器官功能衰竭等原因导致约 3% 的患者死亡,死亡患者多数存在严重的心肺基础疾病。本病例在去除诱因、系统应用糖皮质激素和静脉丙种球蛋白后

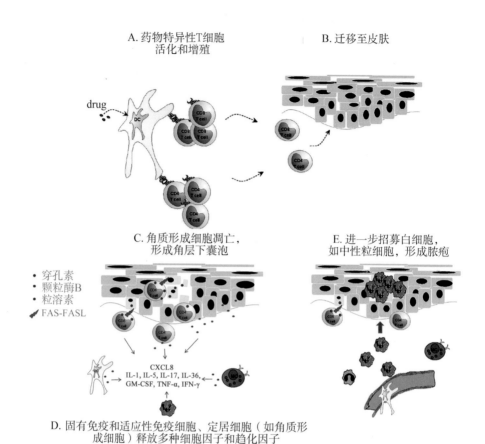

图 28-4　AGEP 的发病机制假设

A. 初始阶段,在药物参与下药物特异性 T 细胞活化和增殖;B. 迁移至皮肤;C. 这些 T 细胞与 NKT 细胞/NK 细胞一起在皮肤中激活,通过细胞毒性蛋白和 Fas/Fas 配体(FasL)相互作用诱导角质细胞凋亡,导致角层下疱形成;D. 这些 T 细胞与随后激活的树突状细胞、巨噬细胞、中性粒细胞一起释放各种细胞因子和趋化因子;E. 主要导致中性粒细胞炎症和脓疱的形成
(引自参考文献 2)

发热未控制,红斑脓疱每日增多。CRRT 是一组体外血液净化的治疗技术,是所有连续、缓慢清除水分和溶质治疗方式的总称。我们进行 CRRT 体外血液净化,目的是清除循环中各种细胞因子、炎症介质,避免脓毒血症和多器官功能衰竭的发生。据我们所知,联合 CRRT 治疗重症 AGEP 是国内外首次报告。在 CRRT 治疗期间出现皮肤出血、APTT 延长,是否与治疗有关? 主流观点未提及血液透析与获得性血友病的关联,尽管抗凝药物应用本身可导致凝血功能异常。国外有散在病例报道慢性肾病患者在血液透析诱导期出现获得性血友病。亦有急性肾功能衰竭的获得性血友病患者安全稳定进行血液透析未出现出血的报道。尽管如此,对于重症患者,我们认为考虑 CRRT 时需要充分权衡治疗获益风险比和监测凝血功能。

患者多次查 APTT 延长,而 PT 正常。发现 APTT 延长应如何进一步诊治? APTT 延长常见的原因包括凝血因子缺乏、存在狼疮抗凝物或凝血因子抑制物等,可以联合 PT、TT 试验和确认试验明确诊断(表 28-2)。

表 28-2　常见凝血功能异常检验结果分析(部分)

诊断结果	PT 试验	APTT 试验	即刻混合血浆纠正试验	其他试验/确认试验 (如果需要)
FⅧ、FⅨ、FⅪ、FⅫ、PK、HMWK 等缺乏症	正常	延长	APTT 纠正	FⅧ、FⅨ、FⅪ 和 FⅫ 等活性检测
FⅦ缺乏	延长	正常	PT 纠正	FⅦ活性检测
FⅡ、FⅤ和(或)FⅩ缺乏	延长	延长/正常	PT 和 APTT 均纠正	FⅡ、FⅤ 和(或)FⅩ活性检测
FⅧ、FⅨ、FⅪ 和(或)FⅫ抑制物	正常	延长	APTT 不纠正(大部分 FⅧ抑制物对时间和温度有依赖性,如果未混合孵育,APTT 可能会纠正)	FⅧ、FⅨ、FⅪ 和 FⅫ(抑制物)试验
FⅦ抑制物	延长	正常	PT 不纠正	FⅦ(抑制物)试验
FⅡ、FⅤ和(或)FⅩ抑制物	延长	延长	PT 和 APTT 均不纠正	FⅡ、FⅤ 和(或)FⅩ(抑制物)试验
LA	正常(可能延长)	延长	APTT 不纠正	LA 确认试验
弥散性血管内凝血(DIC)	延长	延长	PT 和 APTT 均纠正	D-二聚体、纤维蛋白原、血小板计数,可检测其他凝血因子
肝病	延长	延长	PT 和 APTT 均纠正	凝血因子测定,肝酶检验

注:PK,激肽释放酶原;HMWK,高分子量激肽原;LA,狼疮抗凝物质
(引自参考文献 3)

APTT 延长混合血浆纠正试验(简称 APTT 纠正试验)是将患者血浆(patient plasma, PP)与正常混合血浆(normal pooled plasma,NPP)按照一定比例混合后多次检测 APTT, 评估混合血浆 APTT"纠正"的程度。理论上,当 PP 缺乏一种或多种内源性凝血因子时, APTT 检测结果可纠正至参考范围内;而当 PP 存在凝血抑制物,如抗凝药物、凝血因子抑制物、抗磷脂抗体等时,混合后 APTT 不能纠正至参考范围内。根据 2021 年发布的中国专家共识,APTT 结果不明原因超出正常对照至少 5 s,患者有相关症状、体征或临床医生需要进一步了解 APTT 延长的原因时,可启动 APTT 纠正试验,结果分析与意义见图 28-5。排除狼疮抗凝物,主要是心磷脂抗体和狼疮抗凝物质的存在,以及抗凝药物的干扰,根据患者 APTT 延长,APTT 不纠正,存在时间和温度依赖性抑制物,进一步测定血浆凝血因子活性和相应凝血因子抑制物。

获得性血友病是如何发生的呢? 获得性血友病是指非血友病患者自发地、在不同诱因下产生抗 FⅧ活性抗体而引起的一种凝血缺陷性疾病,可能是在基因和环境因素共同作用下导致免疫耐受的破坏,自发性产生针对内源性 FⅧ的中和性自身抗体而发病。经典血友病是遗传性 FⅧ、FⅨ、FⅪ的缺乏,而获得性血友病是由于患者自身抗体对体内 FⅧ的灭活所致。约 50%的获得性血友病为特发性,另外一半与一些基础疾病有关,如系统性红斑狼

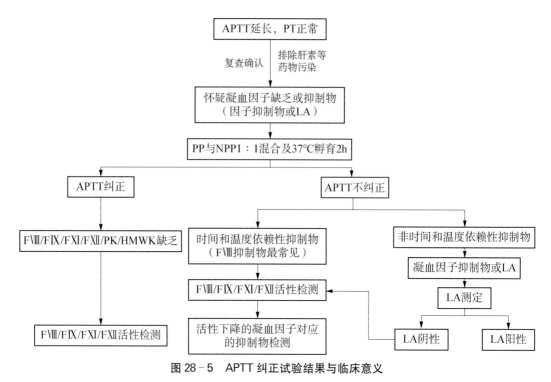

图 28‑5 APTT 纠正试验结果与临床意义

注：PP，患者血浆；NPP，正常混合血浆；LA，狼疮抗凝物；PK，激肽释放酶原；HMWK，高分子量激肽原
（引自参考文献 3）

疮、肿瘤、产后状态、药物过敏、疫苗接种、皮肤病（如银屑病、大疱性类天疱疮、蕈样肉芽肿）等。目前认为，获得性血友病的发生为 FⅧ抑制物作用于 FⅧ，与 FⅧ的 A2、A3、C2 区发生作用，抑制其活化，或干扰其与Ⅸ因子、Ⅹ因子、磷脂、von Willebrand 因子的相互作用，阻止凝血酶的裂解，使凝血过程受到干扰。FⅧ的 C2 区有高度的溶解暴露性和可塑性，是 CD4$^+$ T 细胞的表位，而 CD4$^+$ T 细胞和 C2、A2、A3 区相结合处与 FⅧ抑制物同 FⅧ的结合部位重叠，提示 CD4$^+$ T 细胞在这些区域可能与 FⅧ抑制物的合成有关。银屑病发病中有 T 细胞参与，发生获得性血友病可能与免疫紊乱和 T 细胞活化有关。目前尚无 AGEP 合并获得性血友病的病例报道。AGEP 与脓疱性银屑病发病机制存在相似之处，亦存在 T 细胞的活化，可能与获得性血友病的发生有关。此外有散发感染后发生获得性血友病的报道，包括 HIV、SARS‑CoV、乙肝病毒、链球菌感染等。

获得性血友病如何诊断和治疗？该病发病突然，除原发病表现外，多数患者出现皮肤、肌肉或软组织、黏膜自发性出血，如不及时诊治可危及生命。皮下出血最为常见（＞80%），其次为肌肉出血（＞40%）、胃肠道出血（＞20%）、泌尿生殖道出血、腹膜后及其他部位出血（＜10%）。颅内出血很少见，但可致命。直接由出血导致的死亡较少见，约为 3.2%，但获得性血友病可导致住院天数延长，伤口延迟愈合，间接导致患者死亡。由于本病较为少见，易于漏诊或误诊，曾有报道误诊为弥散性血管内凝血。以下情况需要疑诊获得性血友病：①在近期有异常出血的患者，尤其是老年女性和围生期或产后女性，存在孤立性 APTT 延长而 PT 正常；②无出血表现，未接受抗凝治疗情况下出现孤立性 APTT 延长，混合实验提示抑制物，且狼疮抗凝物阴性。实际上，在有经验的临床医生或专业血液病学医生协助的情况下,其诊断并不困难。

治疗方面,获得性血友病的处理原则包括基础疾病的诊治、控制和预防出血、抑制物的清除三方面。对于有明确基础疾病的患者,需要结合基础疾病的状况制订治疗方案,增加患者获益,减少不良事件的发生,如原发病为自身免疫病,纠正免疫异常的措施可"一箭双雕",通过临床表现和FⅧ活性监测来评估治疗反应。当FⅧ抗体水平低(<5 BU)时,人FⅧ替代治疗有效,但当FⅧ抗体水平>5 BU 时,FⅧ替代治疗很容易被抗体灭活,故无应用价值。专家建议所有成年获得性血友病患者均使用免疫抑制治疗,可以清除抗体和降低出血风险,但死亡患者中约 16% 与免疫抑制剂的使用有关。60%～80% 的患者平均 6～8 周后获得缓解。一线方案包括单用糖皮质激素[泼尼松 1 mg/(kg·d)口服或地塞米松 40 mg qd 口服,连续 4～7 天],上述剂量糖皮质激素联合环磷酰胺 1～2 mg/(kg·d)口服,或 5 mg/kg 每3～4 周静滴 1 次,或糖皮质激素联合利妥昔单抗 375 mg/m^2 或 100 mg qw,连续 4 周静滴。利妥昔单抗是一种人鼠嵌合性单克隆抗体,通过特异性与 B 细胞表面的 CD20 结合,启动免疫反应介导的 B 细胞溶解,并未被推荐作为获得性血友病的初始治疗,仅在其他免疫抑制剂存在禁忌时使用。利妥昔单抗治疗患者临床缓解率(59%)介于单用激素(48%)和激素联合环磷酰胺(70%)之间。一线治疗方案失败或复发的患者使用利妥昔单抗作为二线治疗手段,临床缓解率大约为 50%。静脉丙种球蛋白可中和自身抗体,用于患者抑制物较低时疗效好,需要与其他药物联用,不宜作为首选。本例患者激素联合环磷酰胺、硫唑嘌呤、环孢素均效果不佳,采用激素、利妥昔单抗和静脉丙种球蛋白联合方案获得缓解,在随访过程中使用激素＋静脉丙种球蛋白巩固,获得满意的疗效。

总之,当炎症性皮肤病出现出血症状或凝血功能异常时,应警惕并发获得性血友病的可能,以免误诊或漏诊而延误治疗时机。

专家点评

患者发病前有感染性心肌炎、反应性关节炎病史,治疗过程中发生急性泛发性发疹性脓疱病,激素、静脉丙种球蛋白治疗疗效不佳,辅以 CRRT 清除炎症物质后病情改善。联合 CRRT 为国内外治疗重症难治性 AGEP 的首次报告。金黄色葡萄球菌败血症后出现凝血功能异常,亦需要鉴别弥散性血管内凝血。根据患者皮肤自发性出血,孤立性 APTT 延长,排除狼疮抗凝物和抗凝药物的干扰;APTT 不纠正,存在时间和温度依赖性抑制物,血清中 FⅧ 活性降低,存在 FⅧ 自身抗体,获得性血友病 A 型诊断明确。激素联合 CTX、硫唑嘌呤、环孢素等免疫抑制剂治疗,均因出现严重不良反应或效果不佳而停药。最终,采用定期激素＋利妥昔单抗 100 mg/w×4w＋静脉丙种免疫球蛋白治疗后临床表现及凝血指标均正常,末次治疗至今随访 2 年无复发。该患者病程长,病情复杂且反复,给医疗团队和患者带来许多挑战,诊治过程有良好的借鉴意义。患者为何反复发生 AGEP,获得性血友病为何病程迁延,是否存在基因驱动因素? 但包含与银屑病相关的 CARD14 基因、脓疱性银屑病相关的 AP1S3 基因、泛发性脓疱性银屑病相关的 IL36RN 基因等在内的自身炎症性疾病基因测序和全外显子测序均未发现与临床表型相关的变异。本病例中激素联合利妥昔单抗 100 mg/w、静脉丙种球蛋白方案安全、有效。目前利妥昔单抗并未被推荐作为获得性血友病的初始治疗用药,仅在其他免疫抑制剂存在禁忌时使用。此外,激素＋静脉丙种球蛋白间歇性治疗可作为巩固方案的选择。

病例提供单位:上海交通大学医学院附属瑞金医院

整理:陈梦雅

述评:潘萌

参考文献

[1] CREADORE A，DESAI S，ALLOO A，et al. Clinical characteristics, disease course, and outcomes of patients with acute generalized exanthematous pustulosis in the US [J]. JAMA Dermatol，2022,158(2):176 - 183

[2] FELDMEYER L，HEIDEMEYER K，YAWALKAR N. Acute generalized exanthematous pustulosis：pathogenesis, genetic background, clinical variants and therapy [J]. Int J Mol Sci，2016,17(8):1214.

[3] 中国研究型医院学会血栓与止血专委会. 活化部分凝血活酶时间延长混合血浆纠正试验操作流程及结果解读中国专家共识[J]. 中华检验医学杂志,2021,44(8):690 - 697.

[4] FRANCHINI M，GANDINI G，DI PAOLANTONIO T，et al. Acquired hemophilia A：a concise review [J]. Am J Hematol, 2005,80(1):55 - 63.

[5] HU GL，OKITA DK，CONTI-FINE BM. T cell recognition of the A2 domain of coagulation factor VIII in hemophilia patients and healthy subjects [J]. J Thromb Haemost，2004,2(11):1908 - 1917.

[6] FRANCHINI M. Rituximab in the treatment of adult acquired hemophilia A：a systematic review [J]. Crit Rev Oncol Hematol，2007,63(1):47 - 52.

[7] KRUSE-JARRES R，KEMPTON CL，BAUDO F，et al. Acquired hemophilia A：Updated review of evidence and treatment guidance [J]. Am J Hematol，2017,92(7):695 - 705.

病例29 慢性哮喘患者出现全身瘀点、瘀斑:是一元论,还是新的病程?

主诉

患者,女性,65 岁,全身瘀点、瘀斑伴瘙痒半年。

病史摘要

现病史:患者于 2019 年 6 月无明显诱因下出现躯干、四肢多发瘀点、瘀斑,部分融合成片,伴瘙痒,就诊于我院皮肤科门诊,结合患者血小板下降(PLT $59×10^{12}$/L),考虑血小板降低相关瘀斑。2019 年 7 月哮喘急性发作,静脉使用甲泼尼龙 40 mg 1 周后,哮喘缓解,同时皮疹也消退,其间发现贫血(Hb 77 g/L)、嗜酸粒细胞升高(绝对计数 $1.11×10^9$/L),后至免疫科、血液科门诊就诊,完善检查:ANA 1:80 阳性,类风湿因子 833 IU/ml,Coombs 试验阳性(Coombs c3d+),网织红细胞计数 1.7%。2019 年 8 月患者因右上腹胀痛、腹腔积液、低蛋白血症,查 HBV 载量 1.05×10^6/L,考虑慢性乙肝,收治我院感染科。住院期间检查发现肝酶、胆红素正常范围,低蛋白血症(20 g/L),贫血(Hb 73 g/L)。肝硬化指标(透明质酸酶、层黏蛋白、IV 型胶原、III 型前胶原)升高。腹部 B 超示:肝脏弥漫性病变,脾肿大(厚度 49 mm,长径 149 mm,肋下 23 mm),腹腔积液,符合肝硬化表现。腹部 MRI 示:肝硬化、脾肿大。诊断为:乙肝后肝硬化失代偿期。予以恩替卡韦抗病毒、保肝、抗纤维化、利尿等治疗,入院期间紫癜样皮损再发。皮肤科会诊,考虑"皮肤血管炎",完善检查示 ANA、ENA、ANCA、dsDNA 均阴性,泪唾液分泌试验正常。患者拒行皮肤活检,遂予以糠酸莫米松乳膏外用治疗,皮疹未见明显改善。2019 年 10 月患者因紫红色皮疹再次加重,门诊拟"皮肤血管炎"收治入院(图 29-1)。患者诉偶有口干、关节痛,否认眼干,否认关节痛,双手无雷诺现象,无龋齿、腮腺炎等病史。

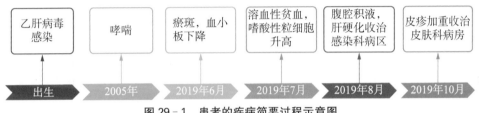

图 29-1 患者的疾病简要过程示意图

患病以来,患者精神可,食欲可,二便正常,近 3 个月体重下降 4 kg。

既往史:无高血压、糖尿病、冠心病等慢性疾病。2005 年感冒后出现咳嗽、胸闷、气促,肺功能提示中-重度阻塞性通气功能障碍,支气管舒张试验阳性,故诊断为哮喘,后规律激素吸入治疗,在哮喘加重时用口服或静脉激素治疗,病情控制可。嗜酸性粒细胞于 2019 年前在正常范围内。有乙肝病毒感染病史(母婴传播),后定期随访乙肝病毒检测及乙肝病毒定量,2019 年 8 月查乙肝病毒载量 1.05×10^6 IU/ml,感染科予以恩替卡韦 1 粒 qn 口服,后复查乙肝病毒定量转阴。否认结核等其他传染病史;有青霉素及头孢类药物过敏史。

个人史:出生、生长于原籍,否认疫水、疫区接触史,否认烟酒等不良嗜好。

家族史:母亲有乙肝病史,否认其他相关家族史。

入院体检

T 36.7℃,P 106 次/分,R 20 次/分,BP 108/54 mmHg。神清、精神可,听诊两下肺呼吸音低,散在湿啰音。腹平软,触诊肝脏未及肿大,脾脏肋下 2 指可触及,移动性浊音阳性。全身浅表淋巴结未及肿大。全身多发性大小不等暗红色瘀点、瘀斑,有可触性紫癜,压之不褪色,部分可见浅糜烂面(图 29-2)。未见明显关节肿胀。

辅助检查

(1) 实验室检查。

血常规:WBC 4.34×10^9/L,嗜酸性粒细胞计数 1.11×10^9/L↑,Hb 66 g/L,PLT 124×10^9/L。

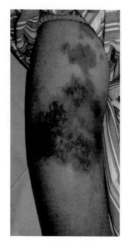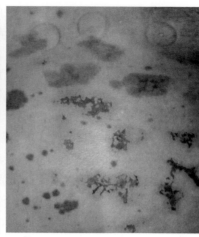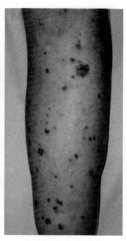

图 29-2　躯干、四肢散在大小不一暗红斑、瘀斑，有可触及紫癜及网状紫癜，其上散在糜烂面

尿常规：白细胞弱阳性，亚硝酸盐（＋＋），隐血弱阳性，蛋白质阴性，红细胞镜检 0/HP，白细胞镜检 0/HP。

肝肾功能、电解质、血糖：葡萄糖 5.07 mmol/L，前白蛋白 47 mg/L，ALT 13 IU/L，AST 22 IU/L，ALP 54 IU/L，γ-谷氨酰基转移酶 7 IU/L，总胆红素 29.3 μmol/L，直接胆红素 10.8 μmol/L，总蛋白 50 g/L，白蛋白 23 g/L，白球比例 0.85，胆汁酸 27.1 μmol/L，肾功能、电解质正常。

凝血功能：APTT 37.2 s，PT 16.7 s，INR 1.45，TT 24.30 s，FIB 1.1 g/L，纤维蛋白降解产物 29.9 mg/L，D-二聚体定量 9.16 mg/L。

ESR：22 mm/h。

免疫球蛋白及补体：IgG 1 830 mg/dl，IgE 1 210 IU/ml，补体 C3 23 mg/dl，补体 C4 4 mg/dl。

类风湿因子和抗环瓜氨酸肽抗体：RF 854 IU/ml，抗环瓜氨酸肽抗体（CCP）13 RU/ml。

ANA、ENA、dsDNA：阴性。

血尿 M 蛋白：阴性。

冷球蛋白：阴性。

ANCA：阴性。

细胞因子：IL-5 正常范围。

HBV 核酸载量：$<1\times10^3$/L。

（2）影像学检查。

胸部 CT：双肺渗出，两侧胸腔积液（图 29-3）。

下肢血管超声：双侧下肢动脉斑块形成，双侧下肢深静脉血流通畅。

神经传导：右腓总神经运动神经传导延迟；右侧肱二头肌少量多相波活动。

头颅 MRI：双侧岛叶及额顶叶多发腔隙灶；脑白质变性；老年性脑改变；双侧上颌窦、筛窦炎。

门静脉血管超声：未见明显异常。

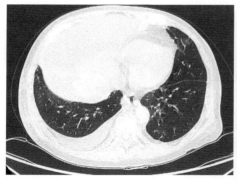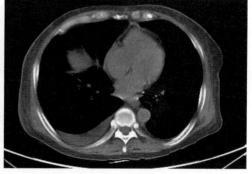

图 29-3 患者胸部 CT 可见渗出、胸腔积液

（3）皮肤病理：网篮状角层，表皮基本正常。真皮浅、深层及皮下脂肪内小血管管壁纤维素样坏死，小血栓形成，周围较多中性粒细胞、嗜酸性粒细胞浸润，伴核尘。DIF（－）（图 29-4）。

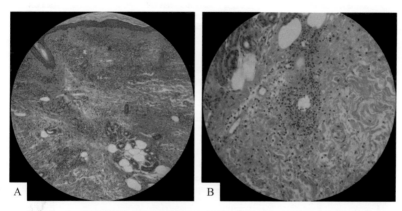

图 29-4 真皮浅层、深层血管管壁纤维素样坏死，血管腔内血栓形成，周围中性粒细胞、嗜酸性粒细胞浸润，伴核尘（A.5×；B.20×）

初步诊断

皮肤血管炎。

治疗及转归

患者入院后，根据患者临床：①哮喘病史；②皮肤血管炎伴病理性嗜酸性粒细胞增高；③周围神经病变，结合实验室检查异常（嗜酸性粒细胞增高、类风湿因子阳性等），诊断为"嗜酸性肉芽肿性多血管炎"。治疗上，予以甲泼尼龙 40 mg 静滴，辅以补钙、护胃、补充人血白蛋白，继续予恩替卡韦 1 粒 qd 抗病毒，布地奈德福莫特罗吸入控制哮喘等对症支持治疗。患者皮疹、浆膜腔积液、贫血等较前显著好转，遂予以出院。出院后激素逐渐减量至 1 片，病情指标平稳（表 29-1、图 29-5）。2021 年 4 月患者因哮喘再次加重，使用奥马珠单抗（600 mg，每 2 周一次）。治疗后哮喘控制可，皮疹也无再发。

表 29‑1 治疗前后患者部分指标变化情况

	2019年10月25日	2019年11月9日	2019年11月15日	2019年12月23日	2020年1月13日	2020年3月2日	2020年4月13日	2020年5月29日	2020年8月11日
Hb(g/L)	75	65	64	85	102	118	121	122	132
嗜酸性粒细胞计数（×10⁹/L）	0.7	1.11	0.03	0.03	0.05	0.06	0.14	0.14	0.29
白蛋白(g/L)	23	21	30	29	35	36	35	35	39
ESR(mm/h)	80	22	31	30	31	15	16	13	13
浸润(pred)	0	0	10	7	5	4	3	2	1

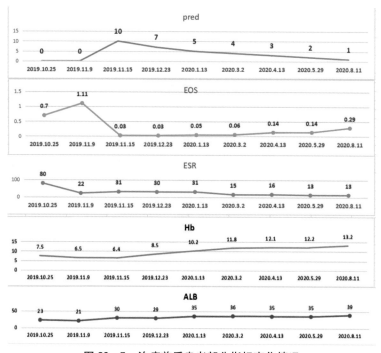

图 29‑5 治疗前后患者部分指标变化情况

最后诊断

①嗜酸性肉芽肿性多血管炎；②溶血性贫血；③乙型肝炎后肝硬化失代偿期；④支气管哮喘；⑤血小板减少；⑥低蛋白血症。

讨论与分析

本例患者在哮喘发生14年后，出现皮肤紫癜、外周神经病变等临床表现，并被最终诊断为嗜酸性肉芽肿性多血管炎(eosinophilic granulomatosis with polyangiitis，EGPA)，经系统激素治疗后疾病控制良好。患者具有 EGPA 经典的临床表现，如哮喘、皮肤血管炎、周围神经病变、嗜酸性粒细胞增高等，也有其他非经典表现，包括溶血性贫血、浆膜腔积液、类风湿性因子阳性等。

EPGA,又称 Churg-Strauss 综合征(Churg-Strauss syndrome,CSS)或变应性肉芽肿性血管炎,是累及多器官的小-中等大小血管炎。其中常受累的器官为肺、皮肤,其余包括心血管、胃肠道、肾脏和中枢神经系统。诊断时平均年龄为 48 岁,男女无明显性别差异。EGPA 发病机制尚未明了,主要由免疫功能紊乱、遗传背景和外界诱因等多因素致病。

(1) 免疫功能紊乱:ANCA 在部分患者中阳性提示免疫介导血管炎的参与;部分患者存在变态反应性特征,提示 Th2 免疫应答的增强;外周血中分泌 IL-10 的 $CD4^+CD25^+T_{reg}$ 细胞在疾病发作期下降,而在缓解期增加,提示 T_{reg} 也参与发病等。

(2) 遗传因素:EGPA 患者中 HLA-DRB1×07 和 HLA-DRB4 型更常见;IL-10 基因的多态性与 EGPA 患者也有相关性。

(3) 外界诱因:可卡因滥用、白三烯调节剂使用、疫苗注射、免疫脱敏等均可诱导发病。

目前也有学者建议将 EGPA 分为 ANCA 阳性和 ANCA 阴性两类亚型,这两类亚型的致病机制不同。ANCA 阴性患者主要是由嗜酸性粒细胞介导。嗜酸性粒细胞的颗粒蛋白有细胞毒性,主要碱性蛋白与气道重塑和哮喘、纤维发生和促凝血活性有关。NADPH 氧化酶和嗜酸性粒细胞过氧化物酶(eosinophile peroxidase,EPO)与内皮功能障碍和血栓形成有关。嗜酸性粒细胞阳离子蛋白(eosinophile cationic protein,ECP)与心脏毒性、促凝血活性和神经纤维变性相关。嗜酸性粒细胞神经毒素(eosinophi-derived neurotoxin,ENT)在体内具有显著的神经毒性潜力。ANCA 阳性患者由中性粒细胞介导的内皮损伤导致 EGPA 发病。外周中性粒细胞通过炎症细胞因子和 C5a 补体因子激活 ANCA,启动诱导中性粒细胞的暴露 ANCA 抗原的细胞表面。循环 ANCA 通过 F(ab)2 片段与 ANCA 抗原结合,并通过与 Fc 受体相互作用激活中性粒细胞。活性中性粒细胞释放细胞毒性酶和激活替代补体途径的因子,产生进一步增强中性粒细胞启动的 C5a。ANCA 激活的中性粒细胞边缘化并穿透血管壁,在那里它们经历呼吸爆发、脱粒、炎性死亡(NETosis)和坏死,从而导致内皮细胞损害。

EGPA 临床分为 3 个阶段,第一阶段表现为过敏性鼻炎、鼻息肉和哮喘;第二阶段表现为外周嗜酸性粒细胞增多及肺和胃肠道症状;第三阶段为血管炎期,特征性表现是危及生命的系统性中、小血管炎伴肉芽肿性炎症。EGPA 各系统临床表现如下。

(1) 呼吸道表现。哮喘是 EGPA 的主要临床特征,见于>90% 的患者,多在其他系统症状前 11.8±18.2 年出现,且其严重程度与其他症状的严重程度无相关性。其他呼吸道异常包括胸腔积液、磨玻璃影、肺部结节、实变等影像学改变。本例患者哮喘发生于其他症状前 14 年,其胸部影像学提示有胸腔积液和渗出。

(2) 耳鼻喉表现。70%～85% 的 EGPA 患者存在耳、鼻、喉受累。临床症状包括听力下降(31%)、耳鸣(25%)、鼻塞(63%)。影像学表现包括鼓膜炎(14%)、浆液性中耳炎(3%)、鼻窦炎(50%)和鼻息肉病(85%)。本例患者无耳、鼻、喉临床表现,鼻咽喉镜未见鼻息肉,但在头颅 MRI 检查中提示筛窦炎、上颌窦炎。

(3) 皮肤表现。皮肤表现发生于 40%～75% 的患者中,多发生在第三阶段,最常见的是可触及的紫癜,并可伴有坏死,其他包括皮下结节(四肢伸侧)、网状青斑、网状紫癜、斑丘疹伴坏死、皮肤梗死、大疱等。ANCA 阳性和阴性组间皮肤表现无差异。本例患者皮肤表现多形,有可触及的紫癜、红斑、网状紫癜和糜烂。

（4）神经系统表现。75%的 EGPA 患者存在周围神经病，最常表现为多发性单神经炎，临床症状为疼痛、麻木、无力等，其在 ANCA 阳性患者中更为常见。本例患者无神经麻木的临床表现，但外周神经传导提示异常。

（5）心血管表现。心脏受累是 EGPA 较严重的表现之一，占死亡病例的 1/2，临床表现包括心衰、心肌病、心包炎。本例患者无相关临床表现。

（6）肾脏表现。少数患者有肾脏受累，可表现为急进性或急性肾功能不全、蛋白尿或镜下血尿，肾脏受累与 ANCA 阳性有明显相关性。本例患者无相关临床表现，ANCA 阴性。

（7）胃肠道表现。有 20%～50% 的患者有胃肠道受累，临床表现有腹痛、腹泻、消化道出血和结肠炎。内镜下表现为红斑、糜烂、溃疡等。常见部位为空肠、回肠和结肠。本例患者曾有腹痛等表现，但内镜等检查无异常。

（8）其他表现：深静脉血栓、肌痛、游走性多关节痛和明显关节炎、淋巴结肿大等。本例患者在临床上还存在溶血性贫血和多浆膜腔积液，这两种临床表现并非 EGPA 的经典临床表现。文献回顾分析表明，溶血性贫血可能与患者的乙肝病毒感染相关性更大；多浆膜腔积液可能是患者肝硬化、低蛋白血症、急性炎症反应共同所致。

实验室检查：

（1）嗜酸性粒细胞增多，但需注意糖皮质激素的使用会致嗜酸性粒细胞下降。

（2）ANCA：30%～60% 的 EGPA 患者具有 ANCA，其中多为 P - ANCA 阳性。ANCA 阳性和 ANCA 阴性 EGPA 患者的临床表现可能不同。ANCA 阳性与肾脏受累、周围神经病和活检证实的血管炎相关，而 ANCA 阴性与心脏病和发热相关，考虑与嗜酸性粒细胞介导相关。

（3）非特异性的异常，如：急性期反应物（血沉、C 反应蛋白）升高，正细胞正色素性贫血，白细胞增多，血清 IgE 水平升高，类风湿因子或抗核抗体低滴度阳性。本例患者有嗜酸性粒细胞升高，ANCA 阴性，ESR 升高，CRP 升高，溶血性贫血，白细胞增多，IgE 升高，类风湿因子高水平升高。近期，也有学者将 EGPA 分组成类风湿因子高水平组和类风湿因子低水平组，其中类风湿因子高水平组，ANCA 均为阴性，嗜酸性粒细胞水平更高，胃肠道累及更明显。

病理（皮肤）：

（1）不同类型和时期的皮损其病理不同。早期病损可见中央胶原变性伴中性粒细胞、淋巴细胞和组织细胞浸润，嗜酸性粒细胞数量各异，同时存在白细胞碎裂。晚期病损可见肉芽肿形成，中央胶原坏死，周围栅栏状肉芽肿形成。

（2）血管炎特征往往明显：血管壁纤维素样坏死伴有嗜酸性、中性粒细胞浸润。在真皮浅层血管中可见白细胞碎裂性血管炎，并会有表皮坏死，偶可见真皮、皮下组织内类似结节性多动脉炎样动脉变化。在 85 例 EGPA 患者的病理中发现，36% 存在白细胞碎裂性血管炎伴嗜酸性粒细胞浸润，10% 有白细胞碎裂性血管炎伴肉芽肿形成。

（3）ANCA 阳性的 EGPA 多为中性粒细胞浸润，而 ANCA 阴性的 EGPA 多为嗜酸性粒细胞浸润。本例患者皮肤病理提示：真皮浅、深层及皮下脂肪内小血管管壁纤维素样坏死，小血栓形成，周围较多中性粒细胞，嗜酸性粒细胞浸润，伴核尘。尽管皮肤病理中未见肉芽肿性改变，但伴嗜酸性粒细胞浸润的白细胞碎裂性血管炎也可作为 EGPA 的病理诊断线索。

诊断与鉴别诊断：

过去，EGPA 的诊断标准主要有 2 种：美国风湿病学会（ACR）标准（首选）和 Lanham 标准。ACR 标准在 1990 年为确诊血管炎的患者制定了 6 条 EGPA 分类标准：①哮喘史；②外周血嗜酸性粒细胞增多＞10％；③单、多发性神经炎；④肺部 X 线示非固定性肺部浸润影；⑤副鼻窦异常；⑥活检示血管外有嗜酸性粒细胞浸润。以至少符合其中 4 条来诊断 EGPA 的敏感性是 85％，特异性是 99.7％。

2022 年 ACR/欧洲风湿病协会联盟提出了新的分类标准（图 29-6），其敏感性为 85％，特异性为 99％。其中临床中存在阻塞性气道疾病（+3 分）、鼻息肉（+3 分）、多发性单神经炎（+1 分）。实验室和活检标准：血清嗜酸性粒细胞计数≥1×10⁹/L（+5 分），活检可见血管外有嗜酸性粒细胞浸润（+2 分），细胞质抗中性粒细胞胞质抗体（c-ANCA）或抗蛋白酶3 抗体（抗 PR3）阳性（-3 分），血尿（-1 分）。确诊标准：上述 7 项条目得分≥6 分可确诊为 EGPA。

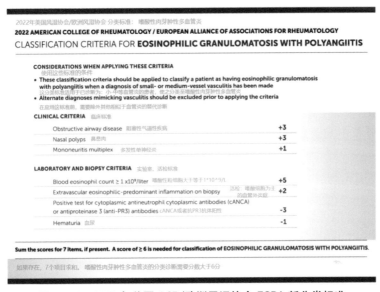

图 29-6 2022 年美国 ACR/欧洲风湿协会 EGPA 新分类标准

本例患者根据 2022 年新 EGPA 标准记分：11 分（阻塞性气道疾病、多发性单神经病变、嗜酸性粒细胞升高、血管外嗜酸性粒细胞浸润），故其 EGPA 诊断明确。

需要考虑的鉴别诊断包括：肉芽肿性多血管炎（GPA）、结节性多动脉炎（PAN）、显微镜下多血管炎（MPA）、冷球蛋白性血管炎、IgA 血管炎。本例患者的 c-ANCA 阴性可鉴别 GPA，p-ANCA 阴性鉴别 MPA，冷球蛋白阴性不支持冷球蛋白性血管炎，DIF 阴性不支持 IgA 型血管炎。另外，外周血嗜酸性粒细胞升高及嗜酸性粒细胞性血管炎是 EGPA 较特异性的诊断依据。

治疗和预后：

EGPA 的主要治疗是系统使用糖皮质激素，在晚期和难治性疾病时可加用免疫抑制剂。系统使用糖皮质激素初始治疗多为泼尼松（或等效物）[0.5～1 mg/(kg·d)]，在 1～2 年内，糖皮质激素逐渐减量至小剂量口服。大多数 EGPA 患者单用糖皮质激素治疗便可得到缓解，若有心脏、肾、消化道或中枢神经系统受累，通常需要加用免疫抑制剂治疗，如环磷酰胺、甲氨蝶呤、硫唑嘌呤、来氟米特等。静脉丙种球蛋白、血浆置换等也可作为联用的治疗手段。

而生物制剂如 IL－5 抗体(美泊利珠单抗、卡瑞利珠单抗)和抗 IL－5 受体抗体(贝那利珠单抗)、利妥昔单抗、奥马珠单抗等也有使用的报道。奥马珠单抗目前被认为对哮喘、鼻窦疾病有效,而对血管炎的临床表现无明显改善。同时有报道称部分因哮喘而使用奥马珠单抗的患者可能诱发 EGPA 的发生。大多数患者死亡源于疾病血管炎期的并发症,最常见的死因为:心力衰竭和或心肌梗死、脑出血、肾衰竭、消化道出血、哮喘持续状态。本例患者在使用 40 mg 甲泼尼龙后疾病得到迅速控制,并在 1 年内激素逐渐减量至小剂量维持,后因哮喘复发加用奥马珠单抗治疗,其皮疹无复发,嗜酸性粒细胞在正常范围内。

专家点评

　　EGPA 是累及多系统的血管炎。其临床表现多样且易发生漏诊和误诊。本例患者以皮肤紫癜瘀斑为主诉就诊,结合哮喘、周围神经炎、嗜酸性粒细胞增多、皮肤病理血管炎伴嗜酸性粒细胞浸润,最终诊断为 EGPA,并经及时的系统激素治疗后,病情迅速缓解。

　　该患者的诊疗经过给我们以下提示:①在成人发病的哮喘病患者中,若出现紫癜、瘀斑,需要考虑 EGPA 这一诊断并完善相关筛查;②EGPA 作为病谱性疾病,ANCA 和类风湿因子的检测有助于鉴别其不同亚型的可能受累器官;③EGPA 存在多器官损害,故而初始系统评估时需要进行全面筛查;④EGPA 对系统应用激素多敏感,可在 1～2 年内激素减量至小剂量维持。

病例提供单位:上海交通大学医学院附属瑞金医院

整理:阮叶平

述评:潘萌

参考文献

[1] FAGNI F, BELLO F, EMMI G. Eosinophilic granulomatosis with polyangiitis: dissecting the pathophysiology [J]. Front Med (Lausanne), 2021, 8: 627776.

[2] GOTTIN V, BEL E, BOTTERO P, et al. Respiratory manifestions of eosinophilic granulomatosis with polyangiitis (Churg-Strauss) [J]. European Respiratory Journal, 2016, 48 (5): 1429－1441.

[3] PETERSEN H, GOETZ P, BOTH M, et al. Manifestation of eosinophilic granulomatosis with polyangiitis in head and neck [J]. Rhinology, 2015, 53(3): 277－285.

[4] ISHIBASHI M, KAWAHARA Y, CHEN KR. Spectrum of cutaneous vasculitis in eosinophilic granulomatosis with polyangiitis (Churg-Strauss): A case series [J]. Am J Dermatopathol, 2015, 37(3): 214－221.

[5] ASSMANN G, MOLINGER M, PFREUNDSCHUH M, et al. Gastrointestinal perforation due to vasculitis at primary diagnosis of eosinophilic granulomatosis with polyangiitis (EGPA) despite a high dose glucocorticosteroids treatment [J]. Springerplus, 2014, 3(1): 1－4.

[6] SUZUKI T, OKAMOTO T, KAWAI F, et al. Hemolytic anemia after acute hepatitis b virus infection: A case report and systematic review [J]. Intern Med, 2021, 61(4): 481－488.

[7] INAMO J, KANEKO Y, OTA Y, et al. Subtypes in eosinophilic granulomatosis with

polyangiitis classified according to rheumatoid factor [J]. Clin Rheumatol，2019，38(12)：3493 - 3499.

[8] GRAYSON PC, PONTE C, SUPPIAH R, et al. DCVAS study group. 2022 American College of Rheumatology/European Alliance of Associations for Rheumatology classification criteria for eosinophilic granulomatosis with polyangiitis [J]. Arthritis Rheumatol，2022，74(3)：386 - 392.

[9] TABB ES, DUNCAN LM, NAZARIAN RM. Eosinophilic granulomatosis with polyangiitis：Cutaneous clinical and histopathologic differential diagnosis [J]. J Cutan Pathol，2021，48(11)：1379 - 1386.

病例30　全身暗红斑伴下肢麻木、乏力：皮肌炎？麻风？

主诉

患者，男性，58 岁，全身皮疹 4 年余，下肢麻木、乏力 1 年余。

病史摘要

现病史：患者自 2016 年起无明显诱因下双大腿内侧出现暗红色皮疹，边界清，无痛、痒等自觉症状。2016—2018 年间皮疹逐渐增多，扩大至四肢，呈多发性、对称性特点，性质同前。2019 年 1 月患者躯干出现大片暗红色皮疹，高出皮面，双眼睑、双颊出现红肿，遂于 2019 年 6 月至当地医院就诊，诊断为"慢性皮炎"，予以炉甘石洗剂、外用激素软膏治疗，皮疹无明显好转，后皮疹面积进一步扩大并泛发，伴轻微瘙痒，皮疹触之质地稍硬。2019 年 10 月起双上睑、面颊红肿明显加重，双侧眉毛逐渐脱落，自觉下肢麻木、乏力，夜间盗汗，自行服用中药治疗（具体不详），未见好转。患者于 2020 年 10 月 19 日至我院门诊就诊，完善皮肤活检，皮肤病理示：表皮基层色素增加、基底细胞灶性区域空泡变性，真皮浅、深丛细血管和附属器周围团块状稍致密淋巴细胞、组织细胞浸润伴较多浆细胞，TP 染色（－），DIF（－）。查血常规、心肌酶谱、抗核抗体、ENA 抗体谱、补体、HIV、快速血浆反应素环状卡片试验（RPR）均未见明显异常。为求进一步诊治，于 2020 年 11 月 23 日拟诊"结缔组织病？"收住入院。

追问病史，2012 年起患者频发鼻塞，近 1 年来有下肢麻木感、乏力，夜间盗汗，近 1 个月来频发胸闷、头晕，偶有眼干，自起病来无反复发热、肌肉酸痛，无吞咽困难，无上举及蹲起困难，无反复口腔溃疡、外生殖器溃疡，无日晒后皮疹加重，无关节肿痛，无张口受限、握拳困难，手指遇冷水后无发白、发紫、变红。

患者自发病以来，饮食、睡眠可，大小便正常，体重无明显增减。

既往史：有高血压病史 2 年余，血压最高 150/100 mmg，近 2 年口服"坎地沙坦"治疗，血压控制良好；否认糖尿病、冠心病、慢性支气管炎等慢性病史；否认肝炎、结核等传染病史；否认外伤、输血史；否认药物及食物过敏史；预防接种史不详。

个人史：无异地及疫区久居史、毒物接触史，否认麻风患者接触史，否认犰狳接触史。吸烟、饮酒史 30 余年，已戒烟、酒 10 余年。

家族史：否认家族性遗传病及肿瘤史。

入院体检

T 36.4℃, P 92 次/分, R 17 次/分, BP 123/94 mmHg。神志清, 发育正常, 营养好, 回答切题, 自动体位, 查体合作, 步入病房。全身浅表淋巴结未触及肿大。头颅无畸形, 眼睑正常, 睑结膜未见异常, 巩膜无黄染。双侧瞳孔等大、等圆, 对光反射灵敏。耳廓无畸形, 外耳道无异常分泌物, 无乳突压痛。鼻部无畸形, 鼻通气良好, 鼻中隔无偏曲, 鼻翼无扇动, 两侧副鼻窦区无压痛。口唇无发绀。双侧腮腺区无肿大。颈软, 无抵抗, 颈静脉无怒张, 气管居中, 甲状腺无肿大。胸廓对称、无畸形, 未见局限性隆起或凹陷, 双肺呼吸音清晰, 未闻及干、湿啰音。心脏及腹部查体未及异常。脊柱、四肢无畸形, 关节无红肿, 双下肢无水肿。肌力正常, 肌张力正常, 生理反射正常, 病理反射未引出。双下肢痛觉减退, 温觉减退, 触觉正常。

皮肤科专科查体: 面、颈、躯干、四肢散在成片暗紫红色斑块, 部分上覆细小鳞屑, 触之浸润感, 边界欠清, 项部水肿性红斑、丘疹, 伴结痂。额部、枕部片状脱发, 双侧眉毛脱落, 指、趾甲板黄浊增厚, 甲下碎屑堆积(图 30-1)。

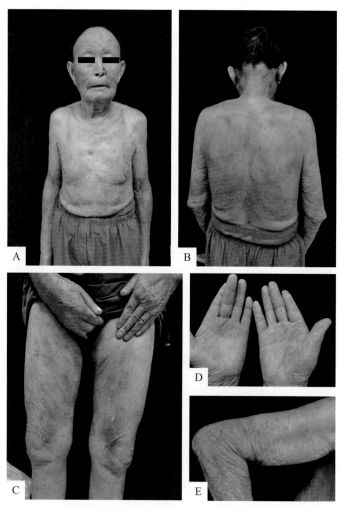

图 30-1　患者外观照片: 全身散在暗紫红色斑块伴白色细小鳞屑

辅助检查

（1）实验室检查。血常规：WBC $4.77×10^9$/L，N％ 66.7％，Hb 167 g/L，PLT $233×10^9$/L，嗜酸性粒细胞％ 1.0％。血沉 11 mm/h。ANA 1：100，胞质型。抗心磷脂抗体 124.6 RU/mL，余 ENA 抗体谱、CPK、LDH、特发性炎性肌病谱、IgG4、补体、出凝血功能、肝肾功能、血糖、男性肿瘤标记物、PCT、T‐spot、风湿系列、淋巴细胞亚群均正常。尿、粪常规正常。

（2）其他辅助检查。

肌电图（electromyography，EMG）：双下肢部分远端被检肌见纤颤、正尖波；轻收缩运动单位电位（motor unit potential，MUP）部分偏宽，募集略减少。神经传导速度（nerve conduction velocity，NCV）：双下肢运动神经传导复合肌肉动作电位（CMAP）波幅降低，双下肢感觉神经传导感觉神经动作电位（sensory nerve action potential，SNAP）波幅降低或未引出，运动神经 F 波潜伏期正常范围或未引出。提示：多发性周围神经损害，下肢运动和感觉神经轴索损害为主。

B 超：脂肪肝，胆囊、胰腺、脾脏、双肾未见明显异常。双侧颈部、腋下、锁骨上、腹股沟、后腹膜及周围大血管处未见明显肿大淋巴结。

肺部 CT、肺功能、心电图、心脏彩超、头颅 MRI、大腿肌肉 MRI 未见明显异常。

（3）颈部皮肤组织病理学检查：表皮变薄，表皮突变平或消失。表皮与其下方病变区域间有一窄的正常胶原带。真皮内有成群的泡沫状组织细胞，有时成大的结节状。在真皮层神经束内有少许炎症细胞浸润。抗酸染色阳性（图 30‐2）。

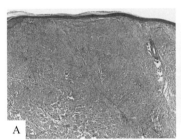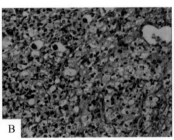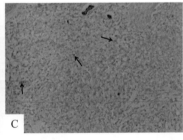

图 30‐2　组织病理检查结果

A. 表皮突变平，真皮乳头见无浸润带，真皮内弥漫性泡沫状组织细胞浸润（HE，40×）；B. 组织细胞胞质呈泡沫状伴稀疏淋巴细胞、浆细胞（HE，400×）；C. 抗酸染色组织细胞内可见红染的短小棒状杆菌

初步诊断

皮肌炎？麻风？

治疗及转归

明确诊断后，转至麻风防治定点医院，给予联合化疗：利福平‐600 mg，每月 1 次；氯法齐明 300 mg，每月 1 次及 50 mg，每天 1 次；氨苯砜 100 mg，每天 1 次；疗程 12 个月。

最后诊断

麻风（中间界线类）。

◆ **讨论与分析** ▶▶▶

麻风是由麻风分枝杆菌引起的可治愈的慢性传染病。尽管 WHO 在 2000 年宣布麻风作为一个全球公共卫生问题已被"消除",但在包括巴西、印度在内的 12 个国家仍有地区流行。至 2000 年底,我国已有 90％的县(市)达到基本消灭麻风的标准。目前我国麻风病例主要集中在云、贵、川、藏、湘五地。

麻风杆菌进入人体后是否发病以及发病后的表现取决于个人对感染的免疫反应,尤其是机体的细胞免疫功能状态,因此麻风的临床表现多种多样,差异很大,主要涉及皮肤、周围神经系统和网状内皮系统,也可能累及其他如上呼吸道、骨骼和关节、眼睛、睾丸和肾上腺等多个脏器系统。麻风主要采用两种分类方案:1962 年,Ridley-Jopling 根据临床表现、组织病理学和细菌学指标将麻风分为结核样型麻风(tuberculoid leprosy,TT)、界线类偏结核样型麻风(borderline tuberculoid leprosy,BT)、中间界线类麻风(borderline leprosy,BB)、界线类偏瘤型麻风(borderline lepromatous leprosy,BL)、瘤型麻风(lepromatous leprosy,LL)以及未定类麻风(indeterminate leprosy,I);WHO 则根据细菌密度指数(bacterial density index,BI)将麻风分为多菌型和少菌型两大类。各分类常见临床表现见表 30-1。

表 30-1　麻风的分类及临床表现

细胞免疫功能	强 ——————————————————→ 弱				
Ridley-Jopling 分型	TT	BT	BB	BL	LL
皮损表现	边界清楚的斑片/斑块	浸润性斑片/斑块	内缘模糊的环形皮损	麻风结节和环形皮损	浸润性斑片/斑块/结节
皮损数量	单个	单个或少数	数个	多个	非常多
皮损分布	局限	不对称	不对称	对称	对称
皮损表面	干燥、脱屑	干燥	略有光泽	有光泽	有光泽
皮损处毛发生长	毳毛脱落	生长减退	生长有所减退	生长略减退	不影响
感觉	斑块处感觉缺失	斑块处感觉缺失	中度减退	轻度减退	早期无影响,后期进展,可导致畸形
细菌密度指数	阴性～1+	1+～2+	2+～3+	3+～4+	4+～6+
WHO 分型	少菌型		多菌型		

早发现、早诊断、早治疗是中断麻风传染、预防畸残发生的关键。诊断麻风最大的难点在于将这种疾病纳入鉴别诊断的考虑范畴,特别是在麻风大多已被根除或极其罕见的地区。当出现≥1 项以下临床表现时,我们需要考虑麻风的诊断:①色素减退性斑块或红斑伴随明确的感觉丧失;②周围神经粗大伴相应的功能障碍(感觉丧失或肌无力);③皮肤涂片抗酸杆菌阳性。

麻风周围神经病变可导致浅感觉障碍、运动功能障碍及自主神经功能障碍,其中浅感觉障碍是麻风皮肤损害鉴别诊断的要点,通常见于皮疹部位或受累神经干支配的皮肤,首先累及温度觉,其次为痛觉,最后累及触觉,因此神经检查是麻风病患者的一个重要检查组成部分。近年来,神经电生理测试包括神经传导研究和肌电图的应用也提高了麻风诊断的敏感性。此外,周围神经超声检查也是一种低成本、无创的检测技术,在过去的 20 年里越来越多地被用于测量周围神经增粗程度(横截面积增加)。束模式的丧失和破坏是麻风病神经损伤的特征。神经超声检查可作为客观评估麻风病神经受累程度的工具,不仅可以评估临床触诊无法触及的神经,如手腕正中神经,还对尺神经和腓总神经的病变评估有高度敏感性和特异度。麻风神经病变的鉴别诊断见表 30‑2。

表 30‑2　麻风神经病变的损伤模式和鉴别诊断

神经病变	麻风类型	损伤模式	鉴别诊断
微小的单神经病变	I	局限(皮神经分支末端)	手术或创伤
单神经或多个单神经病变	BB、BL、BT、LL 或 TT	单个或多个神经干	手术或创伤、神经肿瘤、腕管综合征或其他压迫综合征
多神经病变	LL	弥漫性(袜子和手套样病变)	遗传性感觉神经病变(Thevernard 综合征)、HIV 多神经病变、Dejerine Sottas 综合征、药物或中毒引起的神经毒性、糖尿病、淀粉样变性、系统性狼疮或硬皮病

　　皮肤活检和组织病理学检查有助于麻风的诊断和分型,建议自新鲜、活跃皮损的边缘取材。麻风的组织病理改变多样,不同的麻风类型病理改变亦有所不同。

　　(1) TT:表皮有破坏,表皮下方没有"无浸润带",真皮内有典型上皮样细胞肉芽肿变化,肉芽肿内抗酸染色阴性。

　　(2) BT:表皮基底层完成,表皮下有狭窄的"无浸润带",真皮内以上皮样肉芽肿为主,抗酸染色 0～2＋。

　　(3) BB:兼有两极性特点,表皮下可见明显的"无浸润带",真皮内可见组织细胞上皮样细胞肉芽肿,可见组织细胞和不典型泡沫细胞,神经束膜可呈"洋葱"样改变,抗酸染色 2＋～4＋。

　　(4) BL:表皮萎缩,表皮下"无浸润带"明显,真皮内见有巨噬细胞和泡沫细胞肉芽肿,并有成堆的淋巴细胞,神经束有洋葱皮样外观,抗酸染色 4＋～5＋。

　　(5) LL:表皮下方有明显的"无浸润带",真皮内主要为巨噬细胞或泡沫细胞肉芽肿,神经束膜一般正常,抗酸染色 4＋～6＋。

　　(6) I:为非特异性炎症表现,抗酸染色通常为阴性。

　　麻风的治疗主要根据细菌密度指数采用联合化疗方案,也就是采用两种或两种以上作用机制不同的有效杀菌或抑菌性化学药物治疗,降低单一药物耐药性的产生。化疗方案中包括强效杀菌性药物利福平,高效抑菌性药物氯法齐明、氨苯砜,以及一些新型替代性抗菌药物如克拉霉素、利福喷丁、莫西沙星、氧氟沙星、米诺环素等。

　　麻风的防治策略是早期发现患者,及时使用联合化疗方案治疗患者。麻木性皮肤病变是我们最常见的临床发现,接诊时也应高度警惕,在查体时进行相关的神经系统体检,并可结合辅助检查提高麻风诊出率，减少漏诊和误诊。

 专家点评

　　麻风是一个古老的疾病，历史上曾广泛流行，在包括《圣经》在内的文献和史料中被大量记载，我国古代也有"疠人坊"来专门隔离麻风患者。1949 年以后，我国大力推进麻风防治工作并取得显著成效，目前仅在云南、贵州、四川等地病例略集中，其他地区的皮肤科已经很少见到麻风患者，因此对于这一疾病的诊断往往被忽视。如果考虑到麻风并进行相应的诊断性检查，麻风的诊断并不难，因为麻风具有特征性的感觉异常——触觉、温觉和痛觉的丧失，同时麻风的病理改变也具有特征性，皮损组织中抗酸染色阳性的麻风分枝杆菌可以进一步支持诊断。

　　机体免疫系统对麻风分枝杆菌的炎症应答是导致麻风皮损表现的原因，而对麻风分枝杆菌的免疫应答在不同个体之间差异很大，导致了麻风皮疹的"万花筒"样改变，可以模拟几乎所有其他皮肤病的表现。典型的"瘤型"和"结核型"麻风少见，大多是混合类改变，可以表现为红斑、肿胀、斑块等。因此，皮肤感觉丧失是麻风诊断的重要线索，当看到一个患者的皮疹跟其他的皮肤病相像又不典型，皮炎较重而瘙痒症状不重，病程较长，对常规治疗效果欠佳，再结合感觉丧失和毛发脱失，就要考虑到麻风的可能性，需要及时做活检来诊断。

　　本病例患者以进行性的躯干、四肢红斑、斑块为主要表现，几乎不痒，逐渐出现眉毛缺失且伴肌力减退等神经症状，这个时候应该考虑麻风的可能性，皮肤病理最终确诊为麻风。当然，皮肌炎也会有类似的皮疹和肌力减退表现，但是眉毛缺失和神经症状是麻风的特征性改变，不应被忽视。

病例提供单位：复旦大学附属华山医院

整理：顾超颖　马英

述评：李巍

参考文献

［1］MAYMONE MBC，LAUGHTER M，VENKATESH S，et al. Leprosy：Clinical aspects and diagnostic techniques［J］. J Am Acad Dermatol，2020，83(1)：1－14.

［2］赵辨. 中国临床皮肤病学［M］. 2 版. 南京：江苏凤凰科学技术出版社，2016：493－511.

［3］张敏，吴亚光，王娟，等. 51 例麻风患者临床及皮肤病理分析［J］. 中国麻风皮肤病杂志，2022，38(2)：73－77.

［4］World Health Organization. WHO expert committee on leprosy［J］. World Health OrganTech Rep Ser，2012(968)：1－61.

病例31 全身皮疹伴瘙痒：白癜风? 蕈样肉芽肿?

主诉

患者，女性，34岁，全身皮疹伴瘙痒12年余。

病史摘要

现病史：患者，因"全身皮疹伴瘙痒12年余"，于2016年6月入院。患者自2004年冬季无明显诱因下双大腿内侧及上臂内侧皮肤出现细小菲薄鳞屑，伴轻微瘙痒，自觉皮肤干燥，自行外用润肤霜，至夏季皮疹能完全消退。其后数年，每于冬季皮疹就会反复，性质同前，面积逐渐扩大至臀部、背部及双足背，夏季可完全消退。2008年冬季，原有脱屑处出现红色皮疹，不高于皮面，压之褪色，瘙痒明显，曾短期外用激素软膏、口服抗组胺药无明显改善。2012年10月，原有红色皮疹处出现白斑，白斑面积逐渐扩大，伴瘙痒。当地医院考虑白癜风予以口服中成药、醋酸地塞米松搽剂外用，皮疹无好转，且面积进一步扩大，瘙痒加重。患者于是来我院就诊，为进一步明确诊断收住入院。

追问病史，患者发病前无发热、上呼吸道感染史，无化学毒物接触史，无特殊药物使用史，既往无婴儿湿疹史，无过敏性鼻炎、过敏性哮喘、过敏性结膜炎病史，无遗传过敏性疾病家族史，无白癜风家族史。自发病来，无反复发热，无关节肿痛，无反复口腔、外生殖器溃疡，无日晒后加重，无肌肉酸痛、肌无力，无张口受限、握拳困难，手指遇冷水后无发白、发紫、变红。

患者自发病以来，饮食、睡眠可，大小便正常，体重无明显增减。

既往史：既往体健。否认高血压、糖尿病、冠心病、慢性支气管炎等慢性病史；否认肝炎、结核等传染病史；否认外伤、输血史；否认药物及食物过敏史；按计划进行免疫接种。

个人史：无异地及疫区久居史、毒物接触史；无吸烟、酗酒史；已婚未育，月经史无特殊。

家族史：否认家族性遗传病史及家族肿瘤史。

入院体检

T 36.8℃，P 76次/分，R 17次/分，BP 118/78 mmHg。神志清，发育正常，营养好，回答切题，自动体位，查体合作，步入病房。全身浅表淋巴结未触及肿大。头颅无畸形，眼睑正常，睑结膜未见异常，巩膜无黄染。双侧瞳孔等大、等圆，对光反射灵敏。耳廓无畸形，外耳道无异常分泌物，无乳突压痛。鼻部无畸形，鼻通气良好，鼻中隔无偏曲，鼻翼无扇动，两侧副鼻窦区无压痛。口唇无发绀。双侧腮腺区无肿大。颈软，无抵抗，颈静脉无怒张，气管居中，甲状腺无肿大。心、肺、腹部查体均未见异常。脊柱、四肢无畸形，关节无红肿，双下肢无水肿。肌力正常，肌张力正常，生理反射正常，病理反射未引出。

皮肤科专科查体：胸、腰背部、臀部及四肢泛发大片色素减退及色素脱失斑，边界清楚，形状不规则，边缘活跃可见色素岛屿。白斑中央散在分布淡红斑，上覆细薄鳞屑，以大腿内侧及右前臂内侧尤为明显(图31-1)。皮损无明显浸润感。

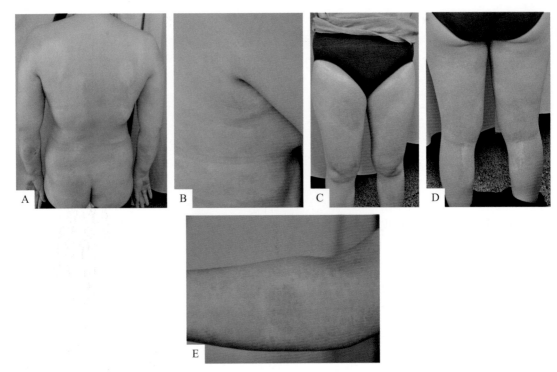

图 31‑1 患者外观:全身泛发大片色素减退及色素脱失斑

(1) 实验室检查。血常规:WBC 5.32×10⁹/L,N% 65.1%,Hb 128 g/L,PLT 256×10⁹/L,嗜酸性粒细胞% 3.0%。淋巴细胞亚群 CD 六项:淋巴细胞群 19.79%,CD3+ 72.32%,CD4+ 36.56%,CD8+ 35.09%,NK+ 19.87%,CD19+ 7.57%。CD4/CD8:1.04。ANA、ENA 抗体谱、心肌酶谱、IgG4、补体、出凝血功能、肝肾功能、血糖、肿瘤标记物、风湿系列、血沉、外周血流式检测均正常。尿、粪常规无特殊。

(2) 其他辅助检查:心电图、胸部 CT、腹部及浅表淋巴结 B 超、PET‑CT 均未见异常。

(3) 大腿皮肤组织病理学检查:表皮灶性角化不全,灶性基底细胞液化变性,真皮浅层细血管周围片状单个核细胞浸润,部分细胞侵入表皮,个别细胞核大、深染。根据切片镜下观首先考虑蕈样肉芽肿。(图 31‑2)

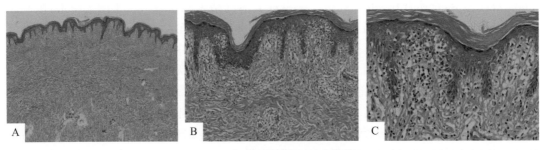

图 31‑2 病理检查 HE 染色结果

A. 表皮片状角化不全,棘层略肥厚,表真皮交界处淋巴细胞浸润(HE,40×);B. 表真皮交界处淋巴细胞浸润伴亲表皮现象(HE,100×);C. 表真皮交界处,真皮浅层非典型淋巴细胞浸润伴明显的亲表皮现象(HE,200×)

免疫组化:异型淋巴样细胞 LCA(＋),CD3 少数(＋),CD4 部分(＋),CD8 部分(＋),CD4(＋)＜CD8(＋),CD20(－),CD79α(－),CD1α(－),CD56(－),CD30(－),Ki－67＜1%(＋)。结合临床、HE 染色及免疫组化,可配合蕈样肉芽肿,向表皮的异型淋巴样细胞以 CD8 染色阳性细胞为主(图 31－3)。

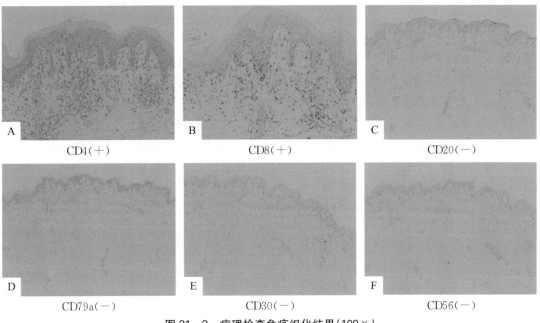

图 31－3 病理检查免疫组化结果(100×)

初步诊断

蕈样肉芽肿。

治疗及转归

明确诊断后,完善检查,明确分期,给予窄谱中波紫外线(NB－UVB)光疗治疗,每周 3 次×16 周,联合外用卤米松软膏、尿囊素维生素 E 乳膏,红斑消退,色素减退斑接近肤色,瘙痒缓解;继续进行光疗,每周 2 次×16 周,联合尿囊素维生素 E 乳膏,皮疹消退;后每周 1 次 NB－UVB 联合尿囊素维生素 E 乳膏长期维持巩固治疗。其间定期复查浅表淋巴结未见异常。

最后诊断

色素减退型蕈样肉芽肿(红斑期)。

讨论与分析

蕈样肉芽肿(mycosis fungoides,MF)是起源于记忆性辅助性 T 细胞的低度恶性皮肤 T 细胞淋巴瘤(cutaneous T cell lymphoma,CTCL),约占所有原发性 CTCL 的 50%,以脑回状核淋巴细胞的亲表皮性浸润为特征性组织病理改变。

典型 MF 呈慢性进行性发展,可分为红斑期、斑块期及肿瘤期,病程常长达数年或数十年,在红斑期及斑块期皮损表现多样，可模仿多种皮肤病皮损，瘙痒常为早期或唯一的自觉症状。除典型 MF 外，多种 MF 变异型或亚型时有报道，包括嗜毛囊性 MF、Paget 样网状细胞增生病、肉芽肿性皮肤松弛症、色素减退型 MF、色素沉着型 MF、异色病样 MF、紫癜样型 MF。

色素减退型蕈样肉芽肿（HMF）作为一种少见的特殊类型 MF，由 Ryan 等于 1973 年首次报道，可能是由于早期真皮内非典型淋巴细胞侵入表皮，造成真皮表皮交界处损伤，黑素细胞的破坏及数量减少，从而引起色素失禁。与典型 MF 男女发病率为 2∶1 不同，HMF 的发病率无明显性别差异，且发病年龄更为年轻，常见于儿童及青少年，占所有病例的 53%～79%，Ⅳ～Ⅴ型皮肤人群和亚洲人更易受累。皮损主要分布于躯干和四肢近端，尤其是臀部，亦可累及面颈部或远端肢体，但几乎不累及手足及黏膜部位，大多无自觉症状，部分可伴有不同程度的瘙痒。临床表现与花斑癣、白癜风、炎症后色素减退等的皮损类似，表现为边界欠清的类圆形或不规则形色素减退斑、色素脱失斑，表面可覆有细小鳞屑，罕见表皮萎缩或呈羊皮纸样外观。

在临床中，HMF 需与白癜风、花斑癣、白色糠疹、麻风、梅毒、慢性苔藓样糠疹及炎症后色素减退等鉴别。伴或不伴自觉症状慢性进展的获得性色素减退斑值得我们引起重视，需进行全面的查体和辅助检查明确诊断（图 31‑4）。

组织病理学、免疫组化、T 细胞基因重排相结合是诊断 MF 的重要依据，早期 MF 的组织病理学诊断标准见表 31‑1。典型的 MF 是由成熟的 CD4＋/CD45RO＋的记忆性 T 细胞异常克隆形成，伴不同程度的 CD2、CD3、CD5、CD7、CD26 等表达缺失。在 HMF 中则主要以 CD8＋T 淋巴细胞浸润为主，CD4＋∶CD8＋为 1∶（1～8）。T 细胞基因重排可以检测到 T 淋巴细胞的单克隆性增殖，检测阳性率为 62.2%～77.6%。

表 31‑1　早期蕈样肉芽肿的组织病理学诊断标准

表　皮	真　皮
表皮内淋巴细胞聚集（Pautrier 微脓肿） 淋巴细胞在表真皮交界处呈线状排列 表皮淋巴细胞比真皮淋巴细胞大 "不相称"的亲表皮现象 淋巴细胞周围有空晕	真皮乳头层轻度纤维化，胶原束粗大 淋巴细胞带状或片状苔藓样浸润

因 CD8＋T 细胞参与 Th1 介导的免疫应答，可阻止疾病进展，因此 HMF 较典型 MF 病程更为惰性，进展缓慢，根据 T 细胞淋巴瘤的 TNMB 分期，多数处于 ⅠA、ⅠB 期，不超过ⅡA 期，对皮肤导向治疗及靶向治疗反应良好。HMF 的治疗应据临床分期，以个体化、局部皮肤导向治疗为原则，可选择如补骨脂素联合长波紫外线（PUVA）、NB‑UVB，局部卡莫司汀、局部外用糖皮质激素或局部氮芥治疗。

紫外线光疗首选 PUVA 治疗，长波紫外线（UVA）可穿透表皮及真皮上部，与补骨脂素结合产生光毒性反应，诱导活性氧（ROS）产生、P53 蛋白的激活、细胞膜功能的损伤及 5‑羟色胺的分泌，促进皮肤朗格汉斯细胞的迁移及肥大细胞激活，诱导 T 细胞凋亡，减少恶性 T 细胞的增殖，调节机体免疫功能，是治疗早期 MF 的标准方法，对于ⅠA～ⅡA 期患者的完全有效率达 80%～90%，每 2～4 周一次。但目前亦有使用 NB‑UVB 来替代 PUVA 治疗，311 nm 波长的紫外线可诱导朗格汉斯细胞迁移，同时下调病变处促炎症细胞因子如 IL‑1α、IL‑2、IL‑5、IL‑6 的水平，上调抗炎因子 IL‑10 的水平，与 PUVA 疗效相近，且较

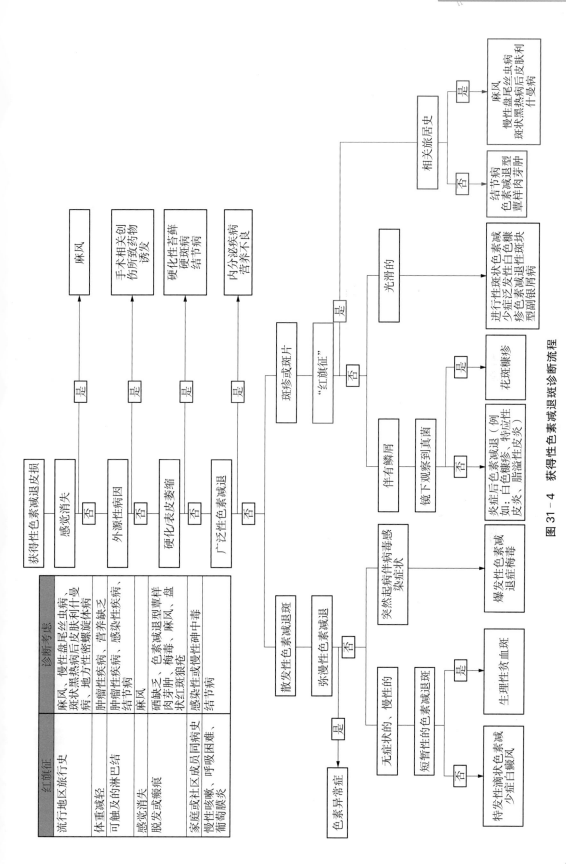

图 31 - 4　获得性色素减退斑诊断流程

PUVA 不良反应低,诱发皮肤癌风险小。

外用糖皮质激素是 NCCN 指南推荐作为早期 MF 治疗的一线治疗药物,以及 CTCL 任一分期的辅助治疗药物。它通过诱导细胞凋亡,对淋巴细胞黏附内皮细胞的作用产生影响,下调转录因子,使细胞因子、黏附分子和生长因子产生减少等,从而起到治疗效果。可以有效控制斑片或斑块皮损活动,完全缓解率可达 60%。

氮芥是一种烷化剂,它可以破坏肿瘤细胞的 DNA 并且诱导细胞发生凋亡。外用氮芥可能是经由角质形成细胞、郎格汉斯细胞和 T 细胞相互之间介导的免疫反应起到治疗作用。对 ⅠA~ⅠB 期患者的完全缓解率达 60%~80%,可作为早期 MF 的维持治疗,有效维持时间超过 6 个月。但我们需要注意其不良反应:可产生变应性接触性皮炎,存在诱发非黑素性恶性皮肤肿瘤的风险。

紫外线光疗联合外用糖皮质激素是 HMF 有效且耐受性良好的治疗方法,但治疗后复发率较高,需长期随访监测。

色素减退是 MF 预后良好的标志,其自然病程可超过 30 年。尽管 HMF 在临床中较为罕见,与典型 MF 相比治疗反应更佳,预后更好,但 HMF 始终是恶性肿瘤性疾病,皮肤科医生在遇到经久不愈的皮肤色素减退斑时,应考虑 HMF 的可能,及时进行皮肤活检甚至多次、多部位皮肤活检以免误诊、误治,在明确诊断后,仍需要根据皮损形态及受累面积、淋巴结病变情况、内脏器官累及情况及外周血异性淋巴细胞百分比进行详细分期,以制订合适的治疗方案并长期随访。

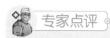 专家点评

皮肤是人体最大的器官,也具有重要的感觉功能,在外界环境因素作用以及皮肤自身病理情况下,经常会发生感觉异常,其中瘙痒是皮肤特征性的感觉异常,也是大部分皮肤病都具有的症状。炎症性皮肤病和肿瘤性皮肤病都会有瘙痒症状,但是因为皮炎常见,皮肤肿瘤少见,当出现皮肤瘙痒和皮疹的时候,人们往往首先考虑到的是炎症性皮肤病。皮肤淋巴瘤包括 MF,在疾病早期以瘙痒性斑片为主要表现,与很多炎症性皮肤病如特应性皮炎、花斑癣等的表现和症状相类似,在很多时候容易造成误诊。

在本病例中,瘙痒是诊断的重要线索,但是被长期忽视了。对于以瘙痒性斑片为表现的患者,开始可以按照皮炎来治疗,但是当病情反复并出现色素减退而瘙痒持续的情况时,应该尽早考虑做活检以明确诊断,因为以色素减退为表现的白癜风不会有瘙痒症状,而且按照白癜风进行治疗疗效欠佳。对于这例患者,鉴别诊断还要考虑硬化性苔藓,也可以在疾病早期表现为伴瘙痒且有色素减退的界清斑片,需要做活检来确诊。

所以,对于瘙痒性皮疹,要综合考虑皮疹的形态、分布、转归、对治疗的应答、伴随症状以及系统性疾病背景来进行诊断,必要时进行活检和皮肤病理检查,基于病以及免疫病理来完善诊断,并进行相应的后续治疗。

病例提供单位:复旦大学附属华山医院

整理:顾超颖　尹慧彬

述评:李巍

参考文献

［1］赵辨. 中国临床皮肤病学［M］. 2 版. 南京：江苏凤凰科学技术出版社，2016：1874 - 1882.

［2］余时娟，任发亮，王华. 色素减退型蕈样肉芽肿的研究进展［J］. 儿科药学杂志，2019，25(10)：58 - 62.

［3］RODNEY IJ，KINDRED C，ANGRA K，et al. Hypopigmented mycosis fungoides：a retrospective clinicohistopathologic study［J］. J Eur Acad Dermatol Venereol，2017，31(5)：808 - 814.

［4］SALEEM MD，OUSSEDIK E，PICARDO M，et al. Acquired disorders with hypopigmentation：A clinical approach to diagnosis and treatment［J］. J Am Acad Dermatol，2019，80(5)：1233 - 1250.

［5］TRAUTINGER F，EDER J，ASSAF C，et al. European Organisation for Research and Treatment of Cancer consensus recommendations for the treatment of mycosis fungoides/Sézary syndrome-Update 2017［J］. Eur J Cancer，2017，77：57 - 74.

［6］韩婕，余红. 蕈样肉芽肿免疫标志物及相关药物治疗进展［J］. 协和医学杂志，2021，12(4)：568 - 574.

病例32　双侧面部不对称：表皮样囊肿？ 面部感染？ 肿瘤？

主诉

患者，男性，58 岁，右侧面部皮下肿物 5 年。

病史摘要

现病史：患者于 5 年前发现右侧脸颊部位有一肿物，无疼痛、无破溃以及其他不适症状，未接受治疗，平日身体健康，于近期发现面部肿物逐渐增大，左右侧面部大小不一，辗转多家医院求诊未果。初步考虑为梭形细胞肿瘤，建议完善影像学检查辅助诊断。

病程中无发热、盗汗，食欲佳，大小便正常，体重无明显变化。

既往史：否认高血压、糖尿病、冠心病史；否认传染病史；否认外伤史；否认寄生虫病史；否认食物及药物过敏史。

个人史：无烟、酒史，无疫水、疫区接触史。

婚育史：已婚已育。

家族史：否认家族性疾病史。

入院查体

T 36.5℃，P 80 次/分，R 18 次/分，BP 140/70 mmHg，发育正常，营养中等，神志清，精神尚可。

专科检查：面部不对称，右颊部皮肤可见一大小约 3 cm×3 cm 肿物(图 32 - 1)，表面皮肤发红，可见毛细血管充血，边界不清，质中，与表面皮肤粘连，不易推动，质地较硬，无压痛。口内对应颊黏膜处可见包块隆起，黏膜无溃破，无压痛。右上 3 牙Ⅱ度松动，其余牙全部正常。右眶下皮肤及右上唇无麻木,双侧颞下颌关节无弹性、压痛,腮腺导管口无红肿、溢脓。双侧颌下及颈部未扪及肿大淋巴结。

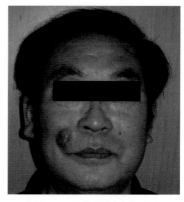

图 32-1 右面部肿物外观

辅助检查

增强 CT:右侧颊部见一大小约 2.8 cm×2.5 cm 的结节状软组织密度影,平扫和增强 CT 值分别为 35 HU、91 HU,边界尚清晰,相邻右上牙槽骨尖骨质吸收。右侧颌下、双侧颈部见多发淋巴结影,短径小于 1 cm。

MRI 增强(2017-11-8):右侧颊部局部隆起,见一大小约 2.8 cm×2.5 cm×2.8 cm 的结节状软组织密度影,T1WI 低信号,T2WI 及 T2WI 抑脂高信号,边界尚清晰,增强明显较均匀强化(图 32-2)。相邻右上牙槽骨见 1.2 cm×0.7 cm 小结节状强化灶。双侧颌下、颈部淋巴结不大。

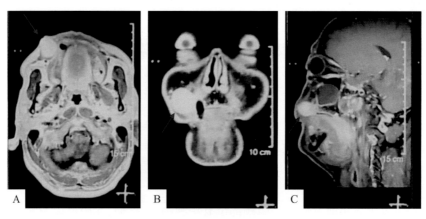

图 32-2 患者颌面部增强 MRI

A. 横断位;B. 冠状位;C. 矢状位

B 超(2017-11-29):右面颊部皮下见一大小约 28 mm×21 mm×29 mm 包块,无包膜,欠清晰,不规则,低回声,质硬,血流丰富(图 32-3)。

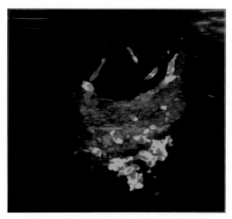

图 32-3 患者颌面部肿物超声影像

右面部皮下肿物待查，梭形细胞肿瘤？表皮样囊肿？

治疗及转归

手术在皮肤梭形细胞肿瘤 MDT 合作下完成，包括皮肤科、口腔颌面肿瘤外科、整复外科、病理科、放射影像科、超声科等。于颊部肿瘤边缘外 2 cm 将其完整切除，上至下眼睑，下至下颌骨下缘，前至口角，后至咬肌表面；颊部洞穿，切断面神经颊支及眶下神经血管束、右侧部分口角，保留腮腺导管及下眼睑。骨面未见破坏，磨除部分表面颌骨。双极电刀严密止血。口内创面行邻近瓣修复后直接缝合。制备左侧股前外侧皮瓣，带 3 支穿支血管，大小约 12 cm×8 cm，取瓣区放置负压引流 2 个，拉拢缝合切口，敷料包扎。右侧下颌骨下缘做一 5 cm 伤口，解剖出面动、静脉做吻合血管用；根据缺损外形，修整皮瓣，覆盖口外创面，摆位，缝合固定，皮肤与切缘缝合数针。将皮瓣动脉与面动脉吻合，静脉与面静脉吻合，检查血流正常。逐次分层缝合创面。在颊部放置负压引流管一根。

术后病理显示为隆突性皮肤纤维肉瘤（dermatofibrosarcoma protuberance，DFSP），经典型。全身 PET/CT 及颌颈部淋巴结检查未见转移，术后每半年随访一次超声或增强MRI，随访 4 年无复发。

最后诊断

隆突性皮肤纤维肉瘤，经典型。

讨论与分析

1. 什么是 DFSP

DFSP 是一种起源于真皮或皮下组织的低度恶性软组织肉瘤，是最常见的皮肤肉瘤。DFSP 好发于 25～45 岁的中年人群，性别差异不显著，非洲裔美国人发病率高于白人，儿童病例约占所有 DFSP 患者的 6%。由于肿瘤生长缓慢，实际发病年龄会更加年轻。根据美国国立癌症研究所"监测、流行病学和最终结果（surveillance, epidemiology, and end results, SEER）数据库"统计，DFSP 可发生在身体任何部位，最好发于躯干（40%～50%），其次是四肢（30%～40%）、头颈部（10%～15%）、会阴部（1%）等。根据显微镜下细胞丰富并呈席纹状排列，DFSP 分为常见的经典型、色素型（又称为 Bednar 瘤）、黏液型、萎缩型/斑片型、硬化型、纤维肉瘤样型 DFSP（fibrosarcomatous DFSP，DFSP‐FS），以及少见的颗粒细胞型、肌样分化型、巨细胞型、巨细胞纤维母细胞瘤型 DFSP 等 10 种分型。

2. DFSP 的临床表现是什么

DFSP 的临床表现缺乏特异性，多数患者主诉为皮下缓慢生长的无痛、质硬结节，病史从数月到数年不等。病灶可呈现为蓝紫色或棕褐色，与周围皮肤分界不清。由于肿瘤大多源于真皮层并向皮下组织浸润，故肿块不易推动，肿块大小各异，直径从几厘米到十几厘米不等，少数长期未治疗的肿块可生长至几十厘米。在疾病早期，多数肿块体积较小并且仅局限在真皮层。随着疾病进展，肿瘤常进入加速生长期，此时瘤体生长速度加快，并向深层组织呈伪足样浸润生长，侵犯皮下组织、肌肉甚至骨骼，病灶表面易发生破溃，并可产生局部压迫症状。DFSP虽然术后复发率高,但极少发生区域性淋巴结转移和远处转移,预后良好。若肿块生长迅速,应高度怀疑发生肉瘤样改变。应注意萎缩型DFSP的临床表现与其他亚型不同,其表现为萎缩样或凹陷性斑块,呈圆形、卵圆形或不规则形状,棕褐色或红偏黑紫色。由于DFSP缺乏特异性表现,早期在临床上极易被误诊为瘢痕、瘢痕疙瘩、血管瘤、皮脂腺囊肿、皮肤纤维瘤等疾病,此时则需要根据影像学及病理学检查进一步确诊。

目前尚未有关于DFSP的国际通用分期标准。上海交通大学医学院附属第九人民医院皮肤梭形细胞肿瘤MDT采用的是基于欧洲DFSP多学科共识指南改进后的分期标准(表32-1)。

表32-1 基于欧洲DFSP多学科共识指南改进的分期标准

分　期	标　　　准
Ⅰ期	局部非隆起性病变,包括萎缩、硬化型斑块及微小结节
Ⅱ期	局部隆起性原发病灶
ⅡA期	表浅肿瘤未侵犯至筋膜
ⅡB期	肿瘤侵犯筋膜或继续深部侵犯
Ⅲ期	发生淋巴结转移
Ⅳ期	远处转移

3. DFSP治疗方案都有哪些

外科手术是基础治疗方式。近年来,随着靶向治疗、放射治疗等多种治疗方式的不断发展,对于DFSP患者的术前评估应更加全面。建议在术前综合考虑病灶的大小、部位、浸润范围,以及是否存在重要器官的转移;同时兼顾患者手术的主观意愿、全身状态以及对治疗的反应。

现阶段外科手术方式主要包括局部扩大切除(wide local excision,WLE)和Mohs显微描记手术(Mohs micrographic surgery,MMS)。考虑到DFSP局部浸润的特点,很难在术前精准地确定肿瘤浸润的范围,如果单纯局部切除,术后难免复发。国内外有学者建议,瘤体周围扩大3~5 cm切除,也能将肿瘤彻底切除,但这难免损伤过多的正常组织,尤其在头面部,过多的扩大切除会累及周围的重要器官,对继发创面的二期修复造成极大的困扰。因此,MMS的优势突出,该术式能更加彻底地切除瘤体,通过快速石蜡制片病理检查,发现瘤体四周各组织面是否有肿瘤细胞的残留;如有残留,可在相应范围继续切除瘤体,直至各组织面肿瘤切缘阴性,这样能最大限度地保留正常组织。有研究报道,MMS的DFSP复发率仅为3%,而WLE的切除复发率超过30%。

4. MMS针对DFSP的治疗特点是什么?

传统的MMS不利于观察DFSP肿瘤细胞,主要由于肿瘤组织较大,冰冻包埋制片会大幅延长手术时间,增加术中风险;肿瘤细胞常浸润脂肪组织,冰冻制片不完整,容易造成假阴性结果。因此我们主张采用改良的慢MMS进行切除。为了减少住院周期,术前多种影像学手段的检查尤为重要。在B超、CT、MRI检查的指导下,判断肿瘤大小和侵袭范围,在肿瘤边缘定位下旁开1 cm进行切除,一期继发创面暂不关闭。待获得DFSP肿瘤组织进行石蜡包埋的 Mohs 切缘病理检查结果后,再决定是否进行继发创面的二期修复,如 Mohs 切缘仍有 DFSP 肿瘤细胞残留,可再进行相应区域的病灶组织切除,直至 Mohs 切缘阴性。相对于传统 MMS 方案,慢 MMS 更为精准、安全、有效。

有些部位(如本例的面部)包含重要的器官、血管、神经,长期的创面旷置或应用 VSD、人工真皮敷料等容易造成感染,尤其是面部三角区,面前静脉的瓣膜发育不良,少而薄弱,封闭不全,易形成血栓,影响正常静脉血回流,逆流至眼上静脉,经眶上而通向颅内蝶鞍两侧的海绵窦,继而使血液转向逆行到颅内,造成颅内感染。因此,容易感染的创面不建议采取慢MMS 的方式进行手术,建议一期进行切除并采取创面闭合的修复方式。

5. 针对 DFSP 还有哪些其他方案

甲磺酸伊马替尼(imatinib mesylate,IM)作为一种酪氨酸激酶抑制剂,可以有效阻断血小板源性生长因子(platelet-derived growth factor,PDGF)调控的下游信号通路,达到抑制肿瘤生长的效果。靶向治疗的主要适应证包括:肿瘤过大或浸润过深难以切除;转移性肿瘤;肿瘤位于特殊部位,切除对患者生活质量影响大;用作新辅助治疗。

约有 10% 患者使用 IM 的治疗效果不佳或产生耐药,此时可以尝试使用二线药物舒尼替尼或帕唑帕尼进行治疗。需要注意的是,即使 IM 治疗长期有效的患者,我们也推荐尽早手术移除病灶,并行组织学检测确认治疗效果,防止复发。

DFSP 是放射反应性肿瘤,辅助放射治疗能有效控制肿瘤生长,降低术后复发率。目前DFSP 放射治疗无统一标准,主要治疗手段还是以外科手术为主,放射治疗只在少数情况下用作辅助治疗,主要适用于无法切除以及术后发现切缘有残留病灶的患者。

放射治疗范围应包括肿瘤以及肿瘤边缘 3~5 cm 范围,头颈颌面部按解剖部位及容易侵及方向适当外放,推荐每周进行 5 次放射治疗,每次 2 Gy,总剂量 60~70 Gy。由于 DFSP容易复发,手术切缘不足的患者、Mohs 切缘阳性患者或头面部需要外形容貌或功能保留的患者需要术后辅助放射治疗。需要注意的是,Mohs 切缘阴性患者不应为预防复发而贸然使用放射治疗辅助手段,以减少术后放射治疗引起的不良反应。

6. DFSP 治疗方案的选择依据是什么

针对患者 DFSP 的不同部位、不同分期、不同亚型以及不同需求,可以进行针对性的个体化复合治疗组合。

局部原发的Ⅰ期、Ⅱ期 DFSP 或者复发的Ⅰ期、ⅡA 期 DFSP,可以单纯进行外科 Mohs切除,Mohs 切缘阴性可直接进入随访流程;如果某些部位 Mohs 切缘阳性,但进一步切除会造成明显的器官缺损,影响功能及生活质量,可在术后 1 周内进行放射治疗。如果 DFSP 的分型是纤维肉瘤型等高转移风险的亚型,则在术后进行 3 个月的生物靶向治疗。

局部原发的Ⅲ期、Ⅳ期 DFSP 或者复发的ⅡB 期、Ⅲ期、Ⅳ期 DFSP,局部 Mohs 切缘阴性,也需要进行 3~9 个月的生物靶向治疗,如果 Mohs 切缘阳性,则在术后 1 周内进行放射治疗,并且进行 9 个月的生物靶向治疗。

由于患者体质不耐受或者手术后存在生命风险的高危 DFSP,可以先进行 3~6 个月的生物靶向治疗,缩小肿瘤体积后再创造手术条件。

7. DFSP 术后的随访如何进行

DFSP 是比较罕见的疾病,临床上首先要有丰富的经验和医学基础,如有疑虑时,可考虑加做病理活检辅助诊断,以防和其他疾病混淆,耽误患者最佳诊疗时间。对于肿瘤大小不明时,影像学检查尤为重要。针对该疾病局部极易复发的特点,我们参考国外指南,建议随访10年,前5年至少每半年随访1次,5年后至少每年随访1次。随访应包括对局部瘢痕恢复的评估、肿瘤是否复发和转移的评估等,同时应关注患者心理状态,建立完善的患者健康档案,保证患者生活质量。

专家点评

　　DFSP是发生在皮肤软组织的常见肉瘤,具有"一低三高"的特点:①发病率低,百万人中只有4.2个人得病;②误诊率高,临床罕见及无特异性皮损,与其他疾病如瘢痕疙瘩、血管瘤极易混淆;③复发率高,被误诊为囊肿或脂肪瘤,导致手术的范围不充分;④MMS难度高,这种手术需要多学科的联合才能充分发挥各学科的特长,将肿瘤切除干净,降低复发率。

　　头面部或复发难治性DFSP对于临床医生更具挑战性,往往不同的患者需要不同的治疗方案,同时考虑生物靶向治疗与放疗,方案的制订需要MDT团队紧密协作和配合。2021年出版的《隆突性皮肤纤维肉瘤多学科诊治实施规范》,是在国外专家共识的基础上改良的适合中国国情的专家共识,对于提高我国隆突性皮肤纤维肉瘤的诊治水平具有一定指导意义。

病例提供单位:上海交通大学医学院附属第九人民医院

整理:陈骏

述评:徐慧

参考文献

[1] 陈骏,孙笛,饶娅敏,等.隆突性皮肤纤维肉瘤多学科诊治实施规范——上海交通大学医学院附属第九人民医院专家共识(2020年版)[J].上海交通大学学报(医学版),2021,41(12):1668-1675.

[2] DURACK A, GRAN S, GARDINER MD, et al. A 10-year review of surgical management of dermatofibrosarcoma protuberans [J]. Br J Dermatol 2021,184(4):731-739.

[3] ZHOU X, SUN D, LIU Y, et al. Dermatofibrosarcoma protuberans: our 10-year experience on 80 patients [J]. J Dermatolog Treat, 2020,31(6):554-558.

[4] LI Y, WANG C, YANG K, et al. Clinical features of dermatofibrosarcoma protuberans and risk factors for local recurrence after Mohs micrographic surgery [J]. J Am Acad Dermatol, 2020,82(5):1219-1221.

[5] LOWE GC, ONAJIN O, BAUM CL, et al. A comparison of mohs micrographic surgery and wide local excision for treatment of dermatofibrosarcoma protuberans with long-term follow-up: the Mayo clinic experience [J]. Dermatol Surg, 2017,43(1):98-106.

索引

A

acoustic neuroma 听神经瘤 102

acute generalized exanthematous pustulosis, AGEP 急性泛发性发疹性脓疱病 205

adenocarcinoma 腺癌 88

adenoid cystic carcinoma, ACC 腺样囊性癌 87

aggressive condylar resorption, ACR 侵袭性髁突吸收 178

angiocentric lymphoma 血管中心性淋巴瘤 156

asymmetry 非对称 95

autosomal recessive bestrophinopathy, ARB 常染色体隐性遗传性卵黄样黄斑营养不良 28

B

bacterial density index, BI 细菌密度指数 224

border irregularity 边缘不规则 95

borderline leprosy, BB 中间界线类麻风 224

borderline tuberculoid leprosy, BT 界线类偏结核样型麻风 224

borderlin lepromatous leprosy, BL 界线类偏瘤型麻风 224

burning mouth syndrome, BMS 灼口综合征 137

C

carcinoma ex pleomorphic adenoma, CXPA 癌在多形性腺瘤中 88

Churg-Strauss syndrome, CSS Churg-Strauss 综合征 217

circular tumor DNA, ctDNA 循环血肿瘤 DNA 95

color variation 颜色改变 95

cone-rod dystrophy, CRD 视锥视杆细胞营养不良 44

conjunctiva melanoma, CM 结膜黑色素瘤 94

continuous renal replacement therapy, CRRT 连续性肾脏替代治疗 204

cutaneous T cull lymphoma, CTCL 皮肤 T 细胞淋巴瘤 229

cytomegalovirus, CMV 巨细胞病毒 50

D

dentin dysplasia, DD 牙本质发育不良 162

dentinogenesis imperfecta, DGI 牙本质发育不全 162

dentin phosphoprotein, DPP 牙本质磷蛋白 163

dentin sialophosphoprotein, DSPP 牙本质涎磷蛋白 161

dentin sialoprotein, DSP 牙本质涎蛋白 163

dermatofibrosarcoma protuberance, DFSP 隆突性皮肤纤维肉瘤 235

diameter 直径 95

dystrophic epidermolysis bullosa, DEB 营养不良型 EB 55

E

electromyography, EMG 肌电图 223

eletroneurography, EnoG 面神经电图 112

elevation 隆起 95

eosinophi-derived neurotoxin，ENT 嗜酸性粒细胞神经毒素 217

eosinophile cationic protein，ECP 嗜酸性粒细胞阳离子蛋白 217

eosinophile peroxidase，EPO 嗜酸性粒细胞过氧化物酶 217

eosinophilic granulomatosis with polyangiitis，EGPA 嗜酸性肉芽肿性多血管炎 216

epidermolysis bullosa simplex，EBS 单纯型 EB 55

extranodal NK/T cell lymphoma，nasal type，ENKTL 结外鼻型 NK/T 细胞淋巴瘤 156

F

fibrosarcomatous DFSP，DFSP－FS 纤维肉瘤样型 DFSP 235

fine needle aspiration biopsy，FNAB 细针穿刺活检 14

fundus fluorescein angiography，FFA 眼底荧光素血管造影 13

G

generalized pustular psoriasis，GPP 泛发性脓疱性银屑病 207

glomus jugulare tumor 颈静脉球体瘤 121

I

imatinib mesylate，IM 甲磺酸伊马替尼 237

indeterminate leprosy，I 未定类麻风 224

inherited epidermolysis bullosa，IEB 遗传性大疱性表皮松解症 55

insulin-like growth factor 1 receptor，IGF－1R 胰岛素样生长因子 1 受体 70

international intraocular retinoblastoma classification，IIRC 眼内期 RB 国际分期 3

inverted Schneiderian papilloma 内翻型施奈德乳头状瘤 134

J

junctional epidermolysis bullosa，JEB 交界型 EB 55

L

lepromatous leprosy，LL 瘤型麻风 224

M

malignant mixed tumor，MMT 恶性混合瘤 88

matrix metalloprote-inase，MMP 基质金属蛋白酶 179

metachronous bilateral retinoblastoma，MBRB 双眼异时性 RB 7

minor allele frequency，MAF 最小等位基因频率 163

mitochondrial encephalopathy，lactic acidosis，and stroke-like episodes 线粒体脑肌病伴高乳酸血症和脑卒中样发作 127

motor unit potential，MUP 运动单位电位 223

mucoepidermoid carcinoma 黏液表皮样癌 88

multidisciplinary team，MDT 多学科团队 71

mycosis fungoides，MF 蕈样肉芽肿 229

N

nerve conduction velocity，NCV 神经传导速度 223

neurofibromatosis type Ⅱ，NF2 神经纤维瘤病 2 型 108

normal pooled plasma，NPP 正常混合血浆 209

nuclear factor κB receptor activator ligand，RANKL 核因子 κB 配体 179

O

oropharyngeal sequamous cell carcinoma，OP-SCC 口咽鳞状细胞癌 191

osteoclastogenesis inhibitory factor，OPG 骨保护素 179

osteogenesis imperfeeta，OI 成骨不全 162

P

patient plasma，PP 患者血浆 209

platelet-derived growth factor，PDGF 血小板源性生长因子 237

pleomorphic adenocarcinoma，PA 多形性腺癌

88

pleomorphic adenoma，PA　多形性腺瘤　87

primary congenital glaucoma，PCG　原发性先天性青光眼　81

pseudotumors　假瘤　21

R

retinal nerve fiber layer，RNFL　视网膜神经纤维层　79

retinal pigment epithelium，RPE　视网膜色素上皮　28

retinoblastoma，RB　视网膜母细胞瘤　1

S

Schneiderian papilloma　施奈德乳头状瘤　133

Schwannoma　雪旺细胞瘤　36

sensory nerve action potential，SNAP　感觉神经动作电位　223

small integrin-binding ligand N-linked glycoproteins family，SIBLING　小整合素结合配体 N 端联结糖蛋白家族　162

spinocerebellar ataxia，SCA　脊髓小脑性共济失调　44

spinocerebellar ataxia type 7，SCA7　脊髓小脑性共济失调 7 型　44

Sturge-Weber syndrome，SWS　Sturge-Weber 综合征　75

surveillance，epidemiology，and end results，SEER　监测、流行病学和最终结果　235

systemic lupus erythematosus，SLE　系统性红斑狼疮　50

T

temporary balloon occlusion，TBO　临时球囊阻断　119

the European Group on Graves' Orbitopathy，EUGOGO　欧洲 Graves 眼眶病专家组　69

thyroid imaging reporting and data system，TI-RADS　甲状腺影像报告和数据系统　67

thyrotropin receptor，TSHR　促甲状腺激素受体　70

tuberculoid leprosy，TT　结核样型麻风　224

U

ultrasound biomicroscopy，UBM　超声生物显微镜　13

uveal melanoma，UM　葡萄膜黑色素瘤　13

V

vestibular schwannoma，VS　前庭神经鞘膜瘤　102

W

wide local excision，WLE　局部扩大切除　236